高职高专"十三五"规划教材

万春艳　耿秀美　主　编
李艳玲　高　娟　副主编

药学服务技术

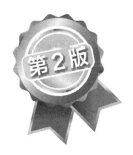

第2版

化学工业出版社

·北京·

内容提要

本书对接国家教学标准，依据职业岗位需求，以提高病人生活质量为目的，以合理药物治疗为中心，详细介绍了药学服务与咨询、常见疾病的用药指导、特殊人群的用药指导及处方调配与处方分析。强调实用性、适用性和开放性，突出应用能力的培养。

本书对知识难点和重点进行多样化的微课制作，通过扫描教材上相应处的二维码获得相关的教学资源。配套多种形式的经典案例、检测训练题和技能训练题，方便开展教学和自我提升。

本书适合高等职业院校、成教学院、高等专科学院药学及相关专业学生使用，也可以作为医药行业从业人员培训和自学用书。

图书在版编目（CIP）数据

药学服务技术/万春艳，耿秀美主编. —2 版. —北京：化
学工业出版社，2020.6
高职高专"十三五"规划教材
ISBN 978-7-122-36501-9

Ⅰ. ①药…　Ⅱ. ①万…②耿…　Ⅲ. ①药物学-高等职业
教育-教材　Ⅳ. ①R9

中国版本图书馆 CIP 数据核字（2020）第 046874 号

责任编辑：窦　臻　李　瑾　　　　　　　　　
责任校对：王　静　　　　　　　　　　　　装帧设计：关　飞

出版发行：化学工业出版社（北京市东城区青年湖南街 13 号　邮政编码 100011）
印　　刷：北京京华铭诚工贸有限公司
装　　订：三河市振勇印装有限公司
787mm×1092mm　1/16　印张 18　字数 477 千字　2021 年 1 月北京第 2 版第 1 次印刷

购书咨询：010-64518888　　　　　　　　售后服务：010-64518899
网　　址：http://www.cip.com.cn
凡购买本书，如有缺损质量问题，本社销售中心负责调换。

定　　价：49.00 元

前　言

　　本教材以提高病人生活质量为目的，以合理药物治疗为中心，以高等职业教育人才培养规格为立足点，以职业岗位需求为依据，整合药学、临床医学、护理学知识，参考执业药师考试大纲，设计了药学服务与咨询、常见疾病的用药指导、特殊人群的用药指导及处方调配与处方分析四个模块，理论与实践并重，突出应用能力培养。

　　本版教材具有以下特点:

　　1. 校企合作，"双元开发"

　　由具有丰富医药知识和药学服务实践经验的企业专家共同担任主编，由多年从事药学服务课程教学和科研的教师组成编写团队。 本书的内容和配套资源融入了他们在长期教学和专业实践中积累的经验。

　　2. 教材思政，培育人格

　　注重健全职业人格的培育，增加职业道德修养内容，通过"文化与素养"栏目，以格言、小故事的形式，给学生启迪、阳光和振奋; 设置"职业核心能力与道德素质测评表"，通过问题的设计和分析，引导学生培养正确的善恶研判观，强化遵守法律法规和职业道德的意识。

　　3. 数纸融合，资源丰富

　　运用现代信息技术，嵌入大量多媒体资源，对难点和重点进行多样化的微课制作，通过扫描教材上相应处的二维码获得相关的教学资源，实现了纸媒教材与富媒体教材资源的充分融合。

　　4. 衔接 1 和 X，书证融通

　　适应"1+ X"证书制度试点工作需要，将职业技能等级标准有关内容及要求有机融入教材内容，结合执业药师考试的需要，教材内容和技能训练项目的设置涵盖了相关考试内容，做到书证、教考融合。

　　5. 形式新颖，内容精炼

　　精选典型案例、设计"稳扎稳打"栏目（检测训练题）和"学以致用"栏目（技能训练题）用以检测学习效果、培养实践和创新能力，体现实用性、适用性和开放性。 此外还设置了"用药贴士""拓展方舟""小试牛刀"等特色栏目。

　　本教材编写的具体分工为: 扬州市职业大学万春艳负责模块一、模块四编写，无锡星洲百姓人家药店连锁有限公司耿秀美负责模块三项目一至项目四编写，扬州市职业大学李艳玲负责模块二项目一至项目八编写，黑龙江农业经济职业学院高娟负责模块二项目九至项目十二编写，复旦大学附属浦东医院饶玉良负责模块三项目五至项目八编写，黑龙江农垦科技职业学院徐瑞东负责模块二项目十三至项目十六编写，牡丹江珍祥大药房刘嘉负责模块二项目十七至项目二十编写。刘振华、刘杼杭、李晶莹、耿文亮、万秀英也参加了部分内容的编写。

在编写过程中参考了相关书籍、网站的文献资料，在此向文献作者一并表示感谢！个别资料由于转载等原因无法列明出处，深表歉意！

本书适合高等职业院校、成教学院、高等专科学院药学及相关专业学生使用，也可以作为医药行业从业人员培训和自学用书。

由于编者各自工作繁忙，加之水平的限制，书中难免存在疏漏和不足，恳请各位专家和读者批评指正，我们一定在今后的修订中加以改进。

编者

2020 年 3 月

第一版前言

药学服务是一门新兴学科，是指药师应用药学专业知识向公众提供直接一致的、负责任的、与药物应用有关的服务，以提高药物治疗的安全性、有效性与经济性，实现合理用药。

随着我国医疗、医药、医保改革的不断深入，国家药品监督体制的健全，药学人员的职责已发生了较大的变化。药房药店开展包括用药交待与指导、取药前后的药物咨询等药学服务显得尤为重要。药学服务的主要实施内容包含患者用药相关的全部需求，因此现代药学服务的具体工作，除传统的处方调剂工作以外，还包括参与并实施临床药物治疗、治疗药物监测（TDM）、进行药物利用研究与评价、开展药学信息服务、药品不良反应监测与报告以及健康教育等。医疗机构的药学人员，由以前的制剂生产和处方调配为主要工作，转向为患者提供包括临床应用在内的全程化服务。药学服务要求药学人员利用自己的专业知识和技术来尽量保证对患者的药物治疗能获得满意的结果，并且尽量降低总的医疗费用。不仅要求有一个合适的工作场所和工具以及信息技术的支持，还要求药学人员具有良好的教育背景、广泛的知识、高超的交流能力以及丰富的实践经验。在培养上，除了有药学专业的知识外，还应增加更多更全面的医学专业知识。药学服务对许多药学人员来说是一项新的课题，需要进行全面的人员培训和科学探讨。

本教材重新整合了药学知识，将药学、临床学、护理学有机地结合起来，缩短了药师与患者的距离，保证人民用药安全、合理、有效。针对药学专业的培养目标，围绕社会需求，以职业能力分析为依据，本着理论知识必需、够用，注重实践技能培养的原则确定本书内容，力图使理论与实际相结合。本书内容包括药学服务与咨询、常见疾病的用药指导、特殊人群的用药指导、处方调配与处方分析、常用医疗器械的使用五个模块，精选典型案例，设计了实训方案，基本涵盖了药学专业学生所需药学服务的知识与技能。本书采用模块化设计，根据药房和临床需要设计了若干项目，是一本应用性很强的教材。

本书既可作为高职高专院校医药类学生学习用的教材，也可以作为药师培训教材，解释有关药学服务的诸多问题；又为医院临床药师、药店执业药师在面对消费者问病、选药和用药全过程的咨询中提供参考。

本书由扬州环境资源职业技术学院万春艳任主编，黑龙江农业经济职业学院高娟、黑龙江农垦职业学院刘振华、扬州环境资源职业技术学院钱小妹任副主编，黑龙江农垦职业学院王云庆任主审。编写分工如下：万春艳编写模块一及负责全书的统稿，高娟编写模块二项目一～项目十二，黑龙江中医药大学佳木斯学院王加志编写模块二项目十三～项目二十，刘振华编写模块三，黑龙江农垦职业学院张茹编写模块四，黑龙江农垦科技职业学院徐瑞东编写模块五，钱小妹参与了本书重印的主要修订工作。

本书自出版以来深受广大教师、学生和药学工作者的喜爱，为了提升教材质量，更好地满足教学和自学需要，我们对本书进行了全面修改和完善。由于药学服务技术涉及学科多，知识面广，专业性强，正处于不断发展和完善的过程中，本教材还会有许多需要改进的地方，敬请广大读者批评指正。

编者

二○一二年六月

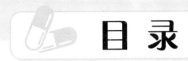

目 录

模块四　处方调配与处方分析 / 223

参考答案 / 272

参考文献 / 279

模块一

药学服务与咨询

知识目标：

了解药学服务的对象、目的及内容；

熟悉国家有关药品管理法规的主要内容；

掌握药学服务的基本知识、工作方法与沟通技巧。

技能目标：

能够正确使用药品说明书，对消费者进行用药指导；

能够收集并记录药品不良反应信息；

能够正确与患者沟通，指导患者合理用药。

职业核心能力目标：

能够有计划进行自我学习，有适合自己的学习方式和方法；

能够运用多种途径和方法获取信息，善于与人交流、与人合作，能正确解决问题；

能够关注行业新技术、新方法，具有革新创新意识；

能够辨析是非，具有良好的行为习惯和职业道德素质。

开宗明义

项目一 认知药学服务

▶重点难点

药学服务对象、内容

一、必备知识

（一）药学服务的对象

药学服务就是药学人员利用药学专业知识和工具，向社会公众（包括医护人员、患者及其家属、其他关心用药的群体等）提供与药物使用相关的各类服务。

药学服务的对象是广大公众，包括患者及家属、医护人员和卫生工作者、药品消费者和健康人群。其中尤为重要的人群包括：①用药周期长的慢性病患者，或需长期或终生用药者；②病情和用药复杂，患有多种疾病，需同时合并应用多种药品者；③特殊人群，如特殊体质者、肝肾功能不全者、过敏体质者、小儿、老年人、妊娠及哺乳期妇女、血液透析者及听障、视障人士等；④用药效果不佳，需要重新选择药品或调整用药方案、剂量、方法者；⑤用药后易出现明显的药品不良反应者；⑥应用特殊剂型、特殊给药途径者，药物治疗窗窄需做监测者。

（二）药学服务的目的

随着医疗、医药、医保改革的不断深入、国家药品监督体制的健全，药学人员的职责已发生了较大的变化。对于医疗机构的药学人员，由以前的制剂生产和处方调配为主要工作，转向为患者提供包括临床应用在内的全程化服务。药学服务对许多药学人员来说是一项新的课题，需要进行全面的人员培训和科学探讨，并在硬件上给予一定的配套建设。目的是使患者得到安全、有效、经济、合法的治疗药物，达到身心全面康复的目的，实现人类生活质量的改善和提高。

1. 提供安全的治疗药物

药学人员应提供合格的、优质的药品，不论是在内在质量还是外在包装上。这就要求在采购时严格按法律法规要求，从合法的渠道获得药品；在药品的贮存过程中应有一个适宜的放置环境，减少药品的变质；在提供给患者时，应保证药品在该次治疗期间处于安全的有效期内。另一方面，药学人员应对所提供的药品可能具有的不良反应有比较清晰的了解和掌握，特别是药品的严重不良反应更应熟知。在此基础上，药学人员应向患者详细说明药品的正确使用方法和可能引起的不良反应特别是严重不良反应，尽量避免药品不良反应对人体可能造成的损害。同时还要加强药品不良反应监测，发现任何可能存在的不良反应。

2. 提供有效的治疗药物

药学人员应该对所提供的药品的适应证、作用原理、作用途径、作用特点、作用强弱、使用方法、配伍禁忌、不良反应等性能均有全面的了解。同时，药学人员必须接受医学知识的培训，掌握一定的临床医学知识。门诊或药店的药学人员应对患者的病症作简要了解，善于发现医生处方中的不合理用药，并提出改进意见；临床药学人员应能向医生提供全面的药品信息和用药方案，帮助医生正确、合理地使用药品。也要求药学人员积极深入临床，开展治疗药物监测，开展处方分析，进行新制剂和新剂型的研究。

3. 提供经济的治疗药物

由于医疗、医药、医保体制改革的滞后，过快上涨的医药费用已给个人、国家和社会带来了很大的经济负担。一方面卫生资源严重不足；另一方面卫生资源严重浪费。这就要求药学人员掌握药物经济学研究的方法和步骤，能够对所有备选治疗（包括药物治疗和非药物治疗）方案进行最小成本、成本-效益、成本-效果、成本-效用等方面的综合分析，向患者提供既经济又能提高生活生存质量的疾病治疗方案。从而大大降低疾病治疗的总费用，使整个社会的卫生资源得到有效、合理的分配和利用。

4. 提供合法的治疗药物

由于疾病治疗具有一定的复杂性和限制性，医药行业存在较高的风险，药学人员提供药品的手段和程序均应是合法的。这可以从很大程度上消除可能发生的医疗事故和医疗纠纷，大大提高医疗服务和药学服务的水准。要求药学人员在国家有关法律法规的基础上，建立一套贯穿药品采购、贮存、调配全过程的切合本部门实际的、高效的、合理的、合法的管理制度和操作规范。

（三）药学服务的内容

药学服务的主要实施内容包含患者用药相关的全部需求，因此现代药学服务的具体工作，除传统的处方调剂工作以外，还包括参与并实施临床药物治疗、治疗药物监测（TDM）、进行药物利用研究与评价、开展药学信息服务、药品不良反应监测与报告以及健康教育等。

▶ 技能点 ◀

认知药学服务
的内容

1. 处方调剂

药学服务要求药师直接面向患者，对患者的药物治疗负责。现代药学服务要求药学工作从以调剂为主向以临床为主转移，从保证药品供应向药学技术服务转移。提供正确的处方审核、调配、复核和发药并提供用药指导是对药物治疗最基础的保证，也是药师所有工作中最重要的内容，是联系、沟通医、药、患最重要的纽带。值得注意的是随着药师工作的转型，调剂工作要由"具体操作经验服务型"向"药学知识技术服务型"转变。

2. 参与临床药物治疗

药学服务要求药师在药物治疗全过程中为患者争取最好的结果，为患者提供全程化的药学服务。这也就要求药师积极参与药物治疗过程，运用其药物知识和专业特长，以及所掌握的最新药物信息和药物检测手段，结合临床实际，参与制订用药方案。药师应与临床医师和护士一起，把医学、药学、护理学有机地结合在一起，以疾病为纲，运用药物治疗学的知识，结合疾病的病因和临床发展过程，研究治疗实践中药物合理应用的策略和技巧，制订和实施合理的个体化药物治疗方案，选好药和用好药，以获得最佳的治疗效果、承受最低的治疗风险，与医师共同承担医疗责任。

3. 治疗药物监测（TMD）

在药物动力学原理指导下，应用现代先进的分析技术进行治疗药物监测，在治疗药物监测指导下，根据患者的具体情况监测患者用药全过程，分析药物动力学参数，与临床医师一起制订和调整个体化用药方案。TMD 是药物治疗发展的必然趋势，也是药师参与临床药物治疗、提供药学服务的重要方式和途径。

4. 药物利用研究和评价

药物利用研究和评价是对全社会的药品市场、供给、处方及其使用进行研究，重点研究药物引起的医药、社会和经济后果以及各种药物和非药物因素对药物利用的影响。其目的就是用药合理化，包括从医疗方面评价药物的治疗效果以及从社会、经济等方面评价其合理性，以期获得最大的社会效益和经济效益。

5. 药品不良反应监测和报告

药品不良反应是一个关系到人民生命与健康的全局性问题。药品不良反应监测和报告是把分散的不良反应病例资料汇集起来，并进行因果关系的分析和评价。其目的是及时发现、正确认识不良反应，采取相应的防治措施，减少药源性疾病的发生，并保证不良反应信息渠道畅通和准确，保证科学决策，发挥药品不良反监测工作的"预警"作用。

6. 药学信息服务

及时掌握大量和最新药学信息是提供药学服务、保证药物治疗合理性的基础，提供信息服务是药学服务的关键。药师应经常收集整理国内外药物治疗方面的研究进展和经验总结等药学信息，包括各类药品不良反应、合理用药、药物相互作用、药物疗效、药物研究和评价信息，以便针对药物治疗工作中的问题，提供药学信息服务。通过开展用药咨询、提供药学信息服务，可以促进医药合作，保证患者用药的安全、有效和经济。

7. 参与健康教育

健康教育是指医务人员通过有计划、有目的的教育活动，向人们介绍健康知识，进行健康指导，促使人们自觉地实行有益于健康的行为和生活方式，消除或减轻影响健康的危险因素，预防疾病，促进健康，提高生命质量。药师开展药学服务，既为患者个人服务，又为整个社会的健康教育服务。在为患者的疾病提供药物治疗的同时，还要为患者及社区居民的健康提供服务。通过开展健康知识讲座、提供科普教育材料以及提供药学咨询等方式，讲授相应的自我保健知识，重点宣传合理用药的基本常识，目的是普及合理用药的理念和基本知识，提高用药依从性。

（四）现代药学服务观

实施现代药学服务的核心目的是满足患者及社会的需要。在所有的现代治疗手段中，只有药物治疗基本上是自我管理的，尤其是自我治疗的药物使用过程。在使用非处方药时，药师提供关于药品的所有信息和用药建议，此时患者则需要依据药师的建议，使药品的疗效最大化和避免不良反应发生。使用处方药的治疗过程就更是患者、医生和药师及其他卫生保健工作者的合作过程。近年来，国际上很多药师已经采取了更多地以患者为中心的药学服务模式，以保证患者在治疗时疗效与经济两方面兼顾。

1. 个体患者与社区的差异服务

药学服务过程中，患者是药师工作的直接受益者。药学服务是药师提供药物治疗时的态度、行为、承诺、关心、道德、功能、知识、责任和技术的总和，作为医疗保健服务的提供者，药师需要与其他专业人员一道参与疾病预防和健康促进活动，其作用分为两部分，一是与个体患者相关，二是与社区相关。

（1）为患者提供个体化药学服务　通过药师指导，患者可以安全、经济地使用药物，获得积极的治疗效果，实现健康改善，而药师在给患者提供药学服务的同时也可同期记录治疗的相关信息，这些信息对个体化的药物治疗十分必要。对患者实施个体化药学服务首先要耐心倾听患者描述病情，听取患者自我诊断病症，通过评估决定是否干预或与其他医疗保健专业人员合作。然后启动或修改相应的药物或非药物治疗计划，制备和供应药物（选择药品、判定处方、调配、包装和标签），并与患者确定所用药物的相关问题（副作用、相互作用、不适当使用等），然后与开处方者和患者确定治疗目标。另外，还要持续监测治疗结果，采取适当随访形式进行跟踪服务。

（2）对社区的药学服务　国外的社区药房基本全面负责非住院患者的药品供应工作，所以其药学服务工作的范围更加广泛，包括：参与药品政策（包括药品法规）的制定；参与制定配方的指导原则和标准；与其他医疗保健专业人员合作，制定治疗指导原则；设计并监管药品的采购与分销体系，包括药品的贮存和处置；在药房工作中配制合格药物；建立药物与毒物信息系统，如药物与毒物信息中心；开展研究工作，如药物治疗研究、药房工作研究、卫生经济学研究，并将这些研究成文，以改进药学服务；教育并培训参加药学服务的其他工作人员；参与促进健康的教育活动，如合理用药、戒烟、免疫、防止药物滥用、计划生育、预防艾滋病（AIDS）等；制定和验证药学服务程序。

2. 药学服务培训专业化

目前，许多国家已经针对药学服务制定了相应的指导原则。有些国家还专门建立了药学服务研究中心，促进药学服务信息传播，鼓励药师与其他专业人员积极合作。

欧洲的教育机构为药师提供了药学服务所需的技术评估课程和药学教学课程，并适当开设了基础学科、药物学、生物医学、临床学、社会经济学和行为科学等课程；引入以患者为导向的与服务相关的课程，如沟通技巧；发展相关的教学方法，整合有关药学、医学和其他卫生保健的教学与培训；开展药师注册前期培训，培训内容以获得药学服务能力为目标进行设计；开展研究生教育，培养有关药学服务的研究者和工作者。

3. 维系与患者的合作关系

会议提出，药学服务是一个合作过程，目的在于鉴别和解决与药物和健康相关的问题，为达到该目标，需要在患者和药师间建立长期的药学合作关系：药师应在患者同意的情况下收集、整理、记录、监测和维护与患者有关的药学信息，并评估与患者病症相关的医学信息，在使用处方药的情况下，与患者和开处方者共同制订治疗计划。在药师与患者间建立并维持专业药学合作关系，需要做到以下几点。

（1）患者与药师间关系的基础应当是照顾、信任，以及开放式对话和共同决策。在这种关系中，首先要把患者利益放在首位，用知识和技能为患者提供药学服务，使患者同意提供个人信息，表达自己的意愿并参与制订治疗计划。

（2）收集有关药物和病情的信息，由于这些信息将成为形成药物治疗计划的基础，所以必须精确和尽可能完整。另外，还要注意患者信息的适时更新。

（3）在患者积极参与下制订药物治疗计划。药师应致力于在治疗的复杂性、费用和患者的依从性之间达成平衡。应向患者告知治疗计划的主要部分，包括患者自己的责任。该治疗计划记录在患者病历中，需要时可告知其他专业人员。

（4）药师应为付出这些额外服务获得相应的报酬。

4. 药学服务必须严谨

为达到良好的效果，在药学服务实施过程中必须遵循一系列原则，才能确保药学服务工作的严谨。在患者信息收集方面，药师应与患者在私密性房间内进行交流，患者的资料需要保密，仅当取得患者同意后或按法律要求才能提供给他人。

在信息评估和计划制订方面，药师和其他医疗保健服务提供者应与患者合作，选择最合适的治疗措施，以确保药物治疗的安全性、有效性、经济性，最大限度减少有害健康的因素。药师还应在患者记录中记载治疗计划和每个阶段希望达到的治疗结果。

在实施药物治疗计划时，药师要使患者充分理解治疗计划，确保患者掌握所有必需的治疗方法，并注意监测计划实施情况，以确保获得最好的治疗效果。药师应定期评价治疗的进展情况，并与预期治疗结果相比较，如有需要应向其他专业人员征求意见。如果进展良好，应鼓励患者继续合作；如果没有达到预期结果，应及时修改计划。

治疗结束后，当已获得预期治疗结果后，药师还需制订随访计划，以确保患者继续处于健康状态。

二、学以致用

参观社会药房，了解药师工作环境和内容，观看药师对患者的用药指导，学习药房工作规范，培养药学服务观念，为患者提供即时药学信息咨询。

项目二 培养药师必备的素质

一、必备知识

▶重点难点◀

药师职业行为准则、仪态规范。

（一）药师的职业道德

药师是指依法经过资格认定，并在国家药品监督管理局注册或登记的药学技术人员，包括执业药师、从业药师和药师。由于药师最终的服务对象是患者，而且调剂人员还直接为患者提供服务，他们的道德行为对患者治疗、康复有直接影响，药师与患者关系中，药师是主体，是强者；而患者是客体，是弱者；两者关系中的道德要求重点应放在药师方面，对药师应提出更高的道德要求，所以必须规范药师职业道德准则。药师职业道德指药学从业人员在依法开展药学服务活动时必须遵循的道德标准。药师应以专业知识、技能和良知，尽心、尽职、尽责为患者及公众提供药品和药学服务，确保药品质量和药学服务质量，科学指导用药，保证公众用药安全、有效、经济、合理。

1. 药师职业道德的义务和权利

药师的职业道德义务就是对患者有高度责任心和为药学事业献身的精神。在执业过程中与医护人员相互理解、相互信任，将患者及公众的身体健康和生命安全放在首位，坚决做到尊重患者、进德修业、珍视声誉，依法独立执业，严格遵守药品管理的法律、法规，依法提供安全、有效、经济、合理的药品和药学服务，确保药品质量和药学服务质量，科学指导用药。药师有权按执业医师处方调配药品，有权拒绝错误处方。

2. 药学服务领域的道德责任

（1）药品流通领域的道德责任　树立正确的经营道德观：首先是服务人民，其次是按照《中华人民共和国药品管理法》（以下简称《药品管理法》）等药事法规办事，最后是正确处理社会效益和经济效益的关系。

① 采购供应的道德要求：确保药品质量是采购供应的灵魂与核心；要及时准确、廉洁奉公。

② 安全储运的道德要求：严谨准确、安全迅速、文明装卸、认真负责。

③ 药品销售服务中的道德要求：认真负责、主动热情、服务周到、实事求是、讲究信誉、依法销售。

④ 药品广告宣传中的道德要求：坚持实事求是、严肃认真和对国家、社会、患者负责的态度，准确传播药品信息。

（2）药品调剂配发中的道德责任　保证患者用药过程安全、有效、经济是调剂配发人员的基本工作责任。处方调配和药品销售中，还要求做到严肃、认真、负责，给患者提供合理用药的正确指导，收集药品不良反应信息。

3. 药师职业行为准则

（1）维护患者生命利益　药师应以维护患者和公众的用药安全、有效、经济、合理及健康利益为最高行为准则。在没有执业医师并且患者生命安全存在危险，急需紧急救护的特殊情况下，药师应紧急提供处方药品或其他必要的服务。

（2）依法守德　药师应遵守社会公德和国家法律、法规，具有社会责任意识，关心公众利益及公共事务。药师应自觉遵守药师注册、继续教育、执业等方面和其他与执业活动相关的职业道德规范和药事法规，并积极参与、推进药师职业道德和国家药品管理法律法规的不断完善。药师绝不能同意在可能妨碍或损害自己正常专业判断力和执业技能，从而使自己服务质量下降甚至使自己的工作违法或不道德的工作条件下工作。

（3）终身学习　药师应自觉地不断学习，以完善和扩展自己执业所需的知识与技能，并正确、有效地运用这些知识和技能，不断提高自己的药学专业素质和道德素质，使自己的专业判断力和执业技能达到最佳水平，不断增强全面履行职责和正确行使权利的能力。

▶ 想一想 ◀
药师为什么要秉持"终身学习"的理念?

（4）尊重患者　药师应真诚地理解、尊重、同情患者，给他们提供科学、全面、温情的服务。药师在执业过程中，除非确有正当合法的理由，不得拒绝为购药者调配处方或提供药学服务。

（5）保证药品质量　药师应该保证药品购进渠道、贮存条件合法，保证购进、贮存和向公众提供的药品的质量，遵守国家和行业的价格规则，不应调剂、推销、分发质量差的或暴利价格药品及保健产品给患者。"

（6）正确指导　药师应了解所有药品的性质、功能主治和适应证、作用原理、不良反应、配伍禁忌、用法和用量、贮存条件及其他注意事项，了解疾病和治病所应恰当使用的药品及用药方法，合理用药，向患者提供专业、真实、准确、全面的信息，确保药学服务质量。对于病因不明或用药后可能掩盖病情、延误治疗或加重病情的患者，药师应及时提出寻求医师诊断、治疗的建议。

（7）珍惜声誉　药师应维护其职业的高尚品质和荣誉，不得从事破坏药师职业声誉、损害药师职业形象等降低公众对药师信任度的任何活动。同时，应能毫不畏惧、毫不偏袒地揭露本行业中非法的和不道德的行为。

药师在任何时候都只能为自己的服务索取正当、公正、合理的报酬。不得与药商、医疗机构或医师勾结进行危害公众用药安全、有效、经济、合理的售药活动。

药师不能在专业服务的性质、费用和价值方面欺骗患者，不得以牟取自身利益或所在执业单位及其他单位的利益为目的，利用自己的职业声誉和影响以任何形式向公众进行误导性或欺骗性的药品及药学服务活动，也不能同意他人利用自己的执业许可证明或名义进行任何非法的或不道德的活动。

（8）诚实公正　药师在起草、签署药学技术业务文件、法律文件或者受有关机关询问或委托鉴定时，不得做出或认可虚假的陈述。

（9）慎言守密　药师必须严守在执业过程中记录或知晓的他人的个人秘密，不得泄露。除非因患者切身利益的需要或法律另有规定，不得在未取得患者同意的情况下公开这些记录和秘密给任何人。

（10）公平竞争　药师不得采取不公平、不正当的竞争手段，不得故意贬低其他药师或其他药品零售单位、使用单位的药品质量、药学服务质量；不得诋毁其他药师或其他药品零售单位、使用单位的名誉或职业形象与人格；不得贬低其他医药企业的药品质量，诋毁其他医药企业的名誉。

◎ 文化与素养

蔡康永吃"粉丝"

著名主持人蔡康永小的时候，他到一个富贵人家吃饭。餐桌上，他第一次吃到鱼翅，忍不住拉着妈妈问："这是什么呀？怎么这么好吃啊？"女主人微微笑道："这是粉丝，喜欢就多吃点哦。"

长大成名后，蔡康永又去了许多饭局。他发现，主人们总是喜欢夸耀食材之罕有，价格之昂贵，以此作为炫耀自己财富身份的契机。

走过了千山万水的蔡康永，在那个时刻，才终于明白小时候餐桌上萍水相逢的女主人的温柔用心。

心理学家说，所谓的高情商，首先需要你有同理心。所谓推己及人，站在别人的角度，体察他的所思所想，设身处地替别人着想，并根据他的情绪做出合理反应。

子曰："己欲立而立人，己欲达而达人。"

（二）药学服务的礼仪

患者在求医问药过程中，不仅希望能够药到病除，同时也希望能有一个温馨良好的交流环境。药师与患者之间，患者处于弱势。基于这样的事实，药师可以参照布吉林3A原则——接受对方、尊重对方、肯定对方，药师要从内心深处认识到尊重他人的重要性，只有这样，关于礼仪的一切行为才会自然流露，在与患者沟通中才能做到更好。

▶ 技能点 ◀

文明有礼、规范服务

1. 药学服务人员的一般礼仪要求

（1）精神饱满　精神饱满是药学服务人员应具备的最基本的素质。只有热心本职工作，正确认识和理解本行业工作的意义，不断提高和增强专业水平，才能在工作中时刻保持这种良好的精神状态。

（2）热情耐心　药学服务人员必须以热情耐心的态度接待服务对象，尤其当服务对象比较挑剔或有较多困难的时候，一定要注意保持耐心、冷静。

（3）体态标准　无论是行走、站立还是坐着，药学服务人员都应按照体态的标准严格要求自己。

2. 药学服务人员的仪容和服饰规范

药学服务人员不可化浓妆、喷气味浓烈的香水，还应避免佩戴过多和较大的首饰。一般应有统一的、简洁大方的服务制服。

某大型医药企业对员工工作期间的服饰规范：员工必须穿黑色低帮皮鞋，不穿露脚趾、脚跟的凉鞋、拖鞋以及高跟鞋及靴子，鞋跟不能超过5cm。

3. 药学服务人员的仪态规范

待客接物落落大方，顾客进门2m以内必须主动招呼，使用礼貌用语。面带微笑，语调平和；举止庄重大方，不卑不亢。

某大型医药企业对其连锁药店员工工作期间的礼仪规定：员工在店内必须站立服务，手臂自然下垂，双手交叠放于腹前；不在营业场所内伸懒腰、打哈欠、颤脚、背手、叉腰、插兜、搭肩、挽手；不倚靠在货架及设备上；不在营业场所就餐、吃零食、嚼口香糖；必须在三次铃声内接起电话，用语规范；收银员不可一边接电话，一边收银，遇重要电话可寻求其他同事的帮助。

以下是几个常用的待客接物的仪态规范。

（1）握手

① 握手的顺序：握手一般遵循"尊者决定"的原则。在长辈与晚辈、上级与下级之间，应是前者先伸手；在男士与女士之间，应是女士先伸手；在主宾之间，应主人先伸手，客人再伸手相握。但客人辞行时，应是客人先伸手，主人才能握手告别。在平辈朋友之间，谁先伸手，谁有礼；当别人不按惯例已经伸出手时，应立即回握，拒绝握手是不礼貌的。

② 握手的方法：双方在介绍之后，互致问候时，待走到一步左右的距离时，双方自然伸出右手，手掌略向前下方伸直，拇指与手掌分开并前指，其余四指自然并拢，用手掌和五指与对方相握并上下摇动。握手时应注意上身略向前倾并面带微笑，正视对方眼睛以示尊重；左手应当空着，并贴着大腿外侧自然下垂，以示专

一，用力适当，不能过轻或过重；边握手边致意，如说："您好""见到您很高兴"等。握手的时间不宜过短或过长，一般以 3～5s 为宜；男性与女性握手时，男方只需轻握一下女方的四指即可。

（2）鞠躬

① 立正站好，保持身体端正，距受礼者 2～3 步。

② 鞠躬时双手放在身体两侧或在体前搭好（右手搭在左手上），面带微笑，以腰部为轴，头肩、上身顺势向前倾斜 15°～90°，前倾幅度越大表示对受礼者越尊敬，目光随身体向下，同时问候"您好""欢迎您光临"等。

③ 鞠躬礼毕起身时，双目应有礼貌地注视对方。

④ 鞠躬礼前应先将帽子摘下再施礼，口里不得吃东西或抽烟，通常受礼者应以与施礼者的上体前倾幅度大致相同的鞠躬还礼，但上级或长者还礼时，不必以鞠躬还礼，可以欠身点头或握手还礼。

（3）递物与接物　递物与接物是人们工作、生活、社交活动中常常用到的一种礼仪行为，虽然这一过程十分短暂，但也能体现一个人的礼仪教养。

① 递接名片：一般情况下是地位低的人先向地位高的人递名片，男士先向女士递名片。递送名片时，应面带微笑，正视对方，将名片的正面朝着对方，恭敬地用双手的拇指和食指分别捏住名片上端的两角送到对方胸前。如果是坐着，应起身或欠身递送，递送时应说"我叫某某，这是我的名片，请多关照"之类的客气话。

接受他人名片时，应起身或欠身，面带微笑，恭敬地用双手的拇指和食指接住名片的下方两角，并轻声说"谢谢"，或"久仰大名"等，接过名片后，应十分郑重地把名片读一遍，不懂之处可当即请教，随后将对方的名片妥善放置，千万不能随手一放。

② 递接其他物品：递交任何物品时都应恭敬地双手递上。若递笔、剪刀之类尖硬物品时，需将尖头朝向自己，而不能指向对方。接受物品时，一般情况下，凡是对方双手恭敬地递过来的物品，都应双手接过，同时点头致意或道谢。

（三）工作方法与沟通技巧

1. 工作方法

规范的药学服务，科学的实施步骤，有利于保证服务的质量，保证患者得到连续、统一、规范的服务，有利于患者理解和掌握药师提供的信息。

（1）确定患者的疾病及咨询的问题　患者咨询内容一般是药物疗效、安全性、用法用量、贮存、疗程、价格等问题。先分析患者实际需求，再用清晰明白的语言给予解答。如患者咨询最多的是"这药有副作用吗"，他所期望的回答不仅是一个"无"或"有"字，而是想知道有什么不良反应、严重程度、怎样能够减轻该不良反应等。如询问"这药如何服用"，这一问题就包括用法用量、服用时间、注意事项等内容。针对高血压病、高脂血症、糖尿病等慢性病患者，必须明确告知服药时间直接影响疗效，不能随意停药，讲解一些常识，提高患者依从性。充分评估患者真正的需求，才能给予适当的回答。

（2）确定药学咨询的目标　药学服务要达到的目标是解决患者疑难，帮助患者正确地服用药物，正确对待药品不良反应，提高患者依从性，使药品发挥应有的疗效。确定目标后在咨询时随时注意侧重点，对重点问题可反复强调，避免面面俱到，确保患者能够准确记住关键问题。

（3）及时充实药学信息服务的内涵

① 药物的适应证：帮助患者正确地认识药物，一般要说明为何需要服用该药、针对患者的何种疾病或何种症状、何时能出现预期疗效以及正确服用该药的重要性，需要服用若干疗程的药物必须明确指出。针对有多种药理作用的药物，要主次分明地回答。针对使用较广泛的药物如抗生素，应告知患者避免频繁更换。

▶ 技能点 ◀

正确解读药品不良反应

② 正确对待药物不良反应：帮助患者了解药物的药理作用和不良反应的关系，提醒患者可能出现的不良反应，不良反应可能持续的时间及严重程度，采取何种措施可减少不良反应发生的概率和程度。对于不良反应发生率较频繁的药物应明确提醒患者或采取一定的措施，如使用加替沙星，应明确提醒患者有血糖异常的可能性，注射剂最好在医院内使用，老年患者应随时监测血糖；对于有些药物可改变尿液、大便颜色，口腔气味，或干扰检验结果，也应提前告知患者，避免患者恐慌。对于对不良反应顾虑较多的患者，则需要强调药物不良反应的发生是一个统计学概率事件，是整个群体的反应，对于个人发生率很低，相对来说治疗更重要。

随着国家对药品说明书的规范要求，不良反应一项内容也较全面，有些患者对此并不理解，如果没有专业人员给予解释有时难免引起纠纷。例如某院儿科一名患者使用更昔洛韦注射液治疗呼吸道感染，常规治疗 3 天后，其家长见到说明书内容："常见的不良反应为骨髓抑制；中枢神经系统症状，如精神异常等。"为此家长与主治医师及院方交涉，提出不知情，要求赔偿并写下保证书：如果患者出现以上症状，院方需承担法律责任。为此医务科请咨询药师调解纠纷。通过药师对药品不良反应的有关知识及药品说明书中不良反应的收集原则向患者家属进行详细地说明、讲解，最终打消了患者家属的疑虑，平息了纠纷。这一案例说明，药师的工作是全方位的，拓宽业务范围，提高业务素质是每一位药师所面临的挑战。对于药品不良反应，药师应提醒患者一旦发生时不要惊慌，可采取相应措施并及时咨询医师或药师。

▶ 议一议 ◀

如何提高患者用药依从性？

③ 用药指导：帮助患者正确地服用药物，掌握用药技巧，增加依从性，保证药物发挥应有的疗效。应详细说明如何服用该药，何时服用效果最好，用药期间饮食要注意哪些问题，如何贮存该药品，该药的疗程，完成整个疗程的重要性，适当提示不遵守医嘱服用的后果等。实际工作中常遇到咨询药品用法的问题，有些患者常会想当然地将药品改制成易服的形状。如将胶囊内容物倒出服用、糖衣片研碎服用、咀嚼片直接咽下、缓释片掰开或嚼碎服用、口服液体制剂（一般医院内制剂情况较多）没有配置量杯等这些情况都会影响治疗效果，甚至带来不可避免的不良反应。因此药师应考虑到各个方面，及时提醒患者。有些药品服用时间很重要，如饭前服用有利吸收、饭后服用避免不良反应、多种药品有些可一起服用、有些药品必须相隔几个小时服用避免相互作用等。针对老年人药品服用种类多、记性差的特点，可以提示患者利用闹钟、手机等给予提醒。

④ 药品安全性：孕妇用药是常遇到的咨询问题。这就要根据患者孕龄，避免不适当的药品治疗，同时向患者宣传孕产期也不能谈药色变，疾病得不到合理的治

疗同样会给胎儿带来危害。

⑤ 确认咨询效果：判断患者对咨询内容明白接受，常询问"还有什么问题"；评估患者掌握程度，须以开放式、引导式或转述的方式进行。从患者叙述中了解患者是否掌握，再适当加以纠正。

⑥ 治疗监测：这一步主要针对慢性病患者的药物治疗及医院内新药的疗效监测，其重点在治疗的安全性和有效性。在这方面患者咨询最多的是该药是否继续使用，回答此问题应判断是否有效，如果有效而且疾病痊愈，则停止治疗。对一些不能立即停药或需逐渐减量的应予以说明。如果有效，但未完成治疗，则询问想停药的原因。如果是患者认为服药麻烦并无不良反应，则说服患者坚持使用。若有不良反应，则考虑调整剂量或更换药品。如果无效，且疾病未痊愈，首先判断药物显效时间，再确认患者的自我判断标准是否可靠、患者用药是否正确、药物选择是否适宜、诊断是否正确，确认是否需复诊、复诊医师需要何信息。

⑦ 药物经济性：目前药物品种繁多，同品种价格相差较大。有些患者由于药价偏高，划价时放弃取药，或不能坚持用药，从而延误治疗时间，使病情加重。药师应根据其临床诊断，对比疗效，为患者推荐同等疗效、价格偏低的药物，使患者得到第一时间的治疗。

2. 沟通技巧

药患沟通是指药师与患者之间进行的信息交流，包括信息的传输与反馈两方面的循环过程。良好的药患沟通可以保证药学服务工作的顺利进行，提高药学服务质量。通过认真地聆听，深入了解患者的心理及病情，能更有针对性地帮助患者解决问题。

（1）掌握谈话技巧

① 相互尊重，平等交流。地位平等、相互尊重是良好沟通的基础。药患沟通必须建立在平等、信任、相互尊重的基础上，即对患者诚信、尊重、同情、耐心、关怀，药师不能因为患者有病而歧视患者，也不能将患者的隐私随便告诉其他不相关的人，应为患者保密，充分体现"以人为本"的药学服务理念。

▶ 技能点 ◀
运用谈话技巧
与患者沟通

② 对待患者要亲切热情，同时注意语言规范化、逻辑性，把握深浅度。沟通是信息交流的过程，而表达就是发送信息的过程。首先，在与患者交流时，要选用适当的称呼和礼貌的语言，体现出对患者的尊重，使患者感到温暖。药师对待患者要不分性别、年龄、职业、性格，同样亲切热情。通过药师热情的服务，消除陌生感，密切药患关系，为实施药学服务打下良好的基础。药师在交谈中应尽量使用大众化的语言，少用专业性术语，否则患者不知所云，沟通效果必然大打折扣。要尽量使用确定性的语言。如果药师吞吞吐吐或频繁使用诸如"可能""大概""也许""应该有效"等不确定的言辞，会使患者对药师的权威和治疗效果产生疑虑，其用药依从性就会大大降低。对病情的解释应与医师的意见一致，以免使患者产生不信任和疑惑；同时，对患者的谈话内容应注意保密，解释某些检查的异常结果或不治之症的药物治疗时要用保护性语言。在药患沟通中，药师语言可以引起患者情绪和情感反应，而这往往伴有一系列生理病理改变，安慰性语言能达到帮助治疗疾病的目的。

③ 善于利用语言的心理治疗作用：药师对他人应真诚，对工作应认真负责，

应自信开朗。药师在交流中所表现的自信可以增强患者对药物治疗的信心。碰到疑问时，向患者多问一问，并及时与医务人员及有关科室联系解决，把差错事故消灭在萌芽状态，确保患者合理用药。

（2）学会聆听　聆听是药师必须掌握的一种技巧。药师应冷静耐心地聆听患者的陈述，要表现出应有的同情心，一方面使患者感觉受到尊重，从心理上亲近药师，从而达到配合药师、接受药师的用药指导、提高用药依从性的目的；另一方面，通过聆听，药师可以清楚地了解患者用药中出现的困惑和存在的问题，为制订个体化用药方案创造条件。和患者沟通时，药师可站在或坐在患者身旁，保持适当距离，避免分散注意力的小动作。同时应注意，在交谈过程中不要轻易打断患者谈话内容或强行改变话题，可适时回应谈话内容，把话题引向预定方向，顺利转换发言者和倾听者的角色，以达到有效沟通的目的。

（3）运用非语言沟通技巧　非语言沟通包括通过面部表情、肢体语言甚至着装进行信息交流等。非语言沟通具有较强的表现力和吸引力，可跨越语言不通的障碍，所以往往比语言更富有感染力。药师在药学服务实践中适当运用非语言沟通技巧，可以增加药患间的有效沟通，提高合理用药的水平。

▶ 技能点 ◀

运用非语言沟通技巧与患者沟通

① 面部表情：面部表情是非语言沟通中最丰富的内容。药师应时常意识到自己展示在他人特别是患者面前的表情，并尽可能地控制一些会给患者造成伤害的表情，如不喜欢、厌恶等；同时，善于观察对方的非语言信息，鼓励对方用语言表达出来。沟通时，药师坐在沟通对象面前，保持眼睛和对方的眼睛在同一水平，此时最能体现出彼此平等关系和对他人的尊重。此外，通过目光的接触，药师还可以密切观察对方的非语言表示，以便及时调整沟通方式。

② 规范药师的工作仪表：药师应重视和关注个人形象，着装整洁，佩戴胸卡（胸卡的内容应清晰可见），言行举止得体，以增强与患者的亲和力。

以上各点简单总结为：一个要求，两个技巧，三个掌握，四个留意，四个避免。内容包括：

① 一个要求：即对患者诚信、尊重、同情、耐心、关怀。

② 两个技巧：一是倾听，二是表达。

③ 三个掌握：掌握患者的病情、药物治疗结果；掌握医药费用情况；掌握患者社会心理因素。

④ 四个留意：留意沟通对象的情绪变化；留意沟通对象的感受；留意沟通对象对疾病的认识程度和对交流的期望值；留意自己的情绪反应，学会自我控制。

⑤ 四个避免：避免强求沟通对象立即接受；避免语言过激；避免过多使用医学术语；避免刻意改变和压抑对方情绪。

药师在实际工作中除应掌握一定的沟通技巧外，还应掌握一定的社会学、心理学、伦理学、交流学等知识。药师要不断提高自身的业务水平，不断学习，更新知识，扩大自己的知识面，才能应对不同患者的各种问题。

（四）书写药历

书写药历是药师进行规范化药学服务的具体体现。药历是药师为用药的患者建立的药品使用个人档案，是药师以药物治疗为中心，发现、分析和解决药物相关问题的技术档案，也是开展个体化药物治疗的重要依据。其源于病历，但又有别于病

▶ 技能点 ◀

认知药历

历。药历由药师填写，作为动态、连续、客观、全程掌握用药情况的记录，主要记录使用药品的名称、剂量、用法、时间、用药过程中出现的问题和结果等，不仅让患者了解自己的用药情况，更重要的是可以让药师了解这些情况，帮助患者正确、安全地用药。应注意的是，药历的内容应该完整、清晰、易懂，不用判断性的语句。

1. 药历的作用

① 记录历次所购药品名称、剂量等基本信息，避免重复购买和使用。
② 记录消费者对药物的不良反应和禁忌，做到安全用药。
③ 可为药学服务提供理论依据。
④ 普及疾病常识和用药知识，解决用药隐患。
⑤ 介绍最新药品的 CCMI（中国消费者用药信息），提高消费者安全用药观念。

2. 药历的主要内容和格式

在实际工作中，药师建立药历的目的和用途不同，对药历记录的内容和详略程度会有所差异。

（1）基本情况　包括患者姓名、性别、年龄、出生年月、职业、体重或体重指数、婚姻状况、病案号或病区病床号、医疗保险和费用情况、生活习惯和联系方式。

（2）病历摘要　既往病史、体格检查、临床诊断、非药物治疗情况、既往用药史、药物过敏史、主要实验室检查数据、出院或转归。

（3）用药记录　药品名称、规格、剂量、给药途径、起始时间、停药时间、联合用药、不良反应或药品短缺品种记录。

（4）用药评价　用药问题与指导、药学监护计划、药学干预内容、TDM 数据、对药物治疗的建设性意见、结果评价。

参考示例：住院患者药历表格（表 1-1）。

表 1-1　住院患者药历

基本情况

病区-病床号	病案号	姓名	性别	出生年月	医保情况

诊断

用药记录

起始时间	停药时间	药品名称	规格	剂量	用法

用药评价

1. 用药问题

2. 药学干预

3. 结果评价

（五）投诉应对

在药学服务过程中，经常会遇到接待和处理患者投诉的问题。正确、及时、妥善地处理患者的投诉，可改善药师的服务，增进患者对药师的信任。

1. 投诉的类型

患者用药投诉通常包括以下几种类型。

（1）服务态度和质量　门诊药房和药店是药学服务工作的窗口，药师的工作承受着来自于各方面的压力。由于药房调剂往往是患者就医过程中接受的最后服务程序，因此，药房调剂服务质量的优劣直接影响着药物治疗的安全性和有效性，影响着患者的心情。

（2）药品数量　此类投诉占相当大的比例。药师通过加强核对可减少此类投诉。

（3）药品质量　投诉往往由于患者取药后发现与过去用的药外观上有差异，从而怀疑药品的质量存在问题。对确属药品质量有问题的，应立即予以退换。对包装改变或更换品牌等导致患者疑问的，应耐心细致地予以解释，使患者恢复对药物治疗的信心。

（4）退药　要求退药投诉的原因比较复杂，既有患者方面的，也有医院和医师方面的。由于患者认为药品不适合自己使用，或由于医师对药物的作用、不良反应、适应证、禁忌证、规格、剂量、用法等信息不够了解，从而处方不当，都会造成退药。因此对投诉应依据相关退药管理办法处理，对患者的特殊要求给予充分尊重，同时也应规范医师的处方行为，从根源上减少此类投诉的发生。

（5）用药后发生严重不良反应　对这类投诉应会同临床医师共同应对，原则上应先处理不良反应，减轻对患者的伤害。

（6）价格异议　医疗单位和药店应严格执行国家药品价格政策。如因国家药品价格调整而涨价，应认真耐心地向患者解释。确因价格或收费有误的，应查明原因并退还多收费用。

2. 投诉的处理

（1）选择合适的地点　接待患者的地点宜选择办公室、会议室等场所，以利于谈话和沟通。如果刚刚接受服务后便发生投诉，则应尽快将患者带离现场，以缓和患者的情绪，转移其注意力，不使事件对其他服务对象造成影响。

（2）选择合适的人员　无论是即时或事后患者的投诉，均不宜由当事人来接待患者。一般性的投诉，可由当事人的主管或同事接待。事件比较复杂或患者反映的问题比较严重，则应由店长、经理或科主任亲自接待。接待投诉的人须有亲和力，善于沟通，并有一定的经验。

（3）接待时的举止行为　心理学家总结出这样一条公式：情感表达＝55％动作表情＋38％语调＋7％语言。接待患者投诉时，接待者的举止行为至关重要，第一是尊重、第二是微笑。

① 尊重：接待者的行为、举止、语言要从一切细节上使投诉者感到自己是受到尊重的，这一做法可以收到事半功倍的效果；反之，如果投诉者感到自己不被尊重，则再多的工作往往也是徒劳的。

② 微笑：微笑可以迅速拉近人与人之间的距离，消除隔阂，化解投诉者的怨气。

尊重和微笑可以使投诉过程从抱怨、谈判变为倾诉和协商，特别有利于投诉问题的解决。

③ 行为举止：接待者应举止大方，行为端庄，以取得患者的信任。接待时，应该向患者让座，先请患者坐下，自己后坐下，并注意坐姿要端正。必要时可为患者倒上一杯水或沏上一杯茶，以缓解患者的情绪，拉近双方的距离。

（4）适当的方式和语言　很多情况下的患者投诉，是因为患者对服务方的制度、程序或其他制约条件不够了解，导致对服务不满意。处理这类投诉时，要通过适当的语言使患者站在医院、药店或药师的立场上，理解、体谅服务工作，换位思考的方式可使双方在一个共同的基础上达成谅解。

（5）证据原则（强调有形证据）　在工作中应注意保存有形的证据，如处方、清单、病历、药历或电脑存储的相关信息，确凿的证据有利于处理好患者的投诉。

二、同步案例

（一）抛砖引玉

1. 药师向患者主动提供用药咨询

药师：您好，我是咨询处的药师，想占用一点时间跟您谈谈如何合理使用这种药物（手指患者手中的药物）。您了解这种药吗？

患者：医生说我血压高，吃这种药可以降低血压。

药师：是的，这是一种长效降血压药，每天清晨服用 1 次，可维持 24 小时的降压作用。但有些患者在用药期间可能会发生不良反应，常见的不良反应有头痛、脚踝水肿以及呼吸道感染等。如果您在服药期间发生这些不良反应，或有其他异常情况出现，应当马上向医师或药师咨询。另外，由于药物与药物之间会发生相互作用，所以请告诉我您还在服用哪些药，包括您在药店购买的非处方药……（药品说明，侧重于安全性和有效性内容）

药师：这是一份有关该药合理使用的宣传资料，上面提到的内容都是患者在用药中经常遇到的问题。请您带回去好好阅读一下，我相信对您的用药会有所帮助。（利用书面材料）

药师：您还有什么其他问题吗？（进一步问询和聆听）

患者：我有一个问题，服用这个药一定要在清晨吗？我能在睡前服吗？

药师：医学研究表明，血压在清晨呈现持续上升趋势，上午 6～10 时达到高峰；然后逐渐下降，到下午 3 时左右再次升高，随着夜幕降临，血压再次降低，入睡后呈持续下降趋势，午夜后至睡醒前这段时间，血压又有少许波动，但总的趋势是低平的。晚上用药，会使夜间血压下降得更为明显，严重时可诱发脑梗死。所以，我们一般不主张在睡前服用降血压药。长效降血压药每日只服用 1 次，宜清晨醒后即服。经研究发现，这种服法能使白天的血压得到良好的控制，又不使夜间的血压过度下降，从而达到稳定 24 小时血压的目的。

药师：最后我想强调一下，降血压药也叫"维持药"。意思是您要坚持服药，不能随便停药，即使在您感觉良好，认为不需要用药的时候，也要坚持用药，只有这样才能使血压长期稳定、达标。（结束谈话，强调用药的依从性）

2. 患者主动向药师咨询

患者：药师您好！我肚子痛，还拉肚子，请问应该买点什么药？

药师：您好！这种症状有多长时间了？

患者：昨天晚上开始。

药师：您昨天吃了什么东西？

患者：昨晚在外面吃了麻辣烫，半夜就开始肚子痛了。

药师：有没有其他人同您一起去吃，他们有没有出现您现在的情况？

患者：我和两个朋友一起吃的，但他们没事。

药师：肚子具体哪个部位痛？上腹部还是下腹部？

患者：肚脐周围疼痛。

药师：什么性质的腹痛？痛的时候能不能忍受？

患者：刚开始是一阵一阵的隐痛，后来就痛得越来越厉害了，痛得我直冒冷汗，而且痛的时候就要上卫生间。

药师：便后有什么感觉？肛门有没有灼热感？便后疼痛能不能缓解？

患者：便后感觉肚了舒服了一些，肛门没有灼热感。

药师：您间隔多长时间去一次卫生间？

患者：时间不定，肚子痛时，就想去。

药师：从昨晚到现在，您去了几次卫生间？

患者：大概7～8次吧。

药师：每次大便量多不多？主要呈什么颜色？

患者：刚开始是呈黄色糊状，后来是稀水样便。

药师：便中有没有夹杂食物残渣？

患者：有一些。

药师：有没有呕吐现象？

患者：有，痛得厉害时就想呕吐，但是吐不出来。

药师：有没有发热或怕冷的现象？

患者：没有。

药师：哦，有没有服用过什么药？

患者：没有。

药师：去医院检查过吗？

患者：没有，我以前也有过这样的情况，只要饮食稍不注意，就会出现拉肚子。

药师：这可能是急性肠炎，您以前有什么药物过敏史？

患者：没有。

药师：您有没有其他疾病，比如心脏病、高血压病、糖尿病等？

患者：我有高血压，不过，一直在吃药。

药师：好的，您可以服用盐酸洛哌丁胺胶囊，可治疗急性腹泻，其止泻作用强而迅速，一次2粒，一天2次。同时服用丁溴东莨菪碱胶囊，可以缓解腹痛，一次1片，一天3次。疼痛缓解后可以减少用量，或停止用药。

患者：用药过程中需要注意什么吗？

药师：盐酸洛哌丁胺副作用少，按说明书服用，一般很少出现不良反应；丁溴东莨菪碱服用时注意，疼痛缓解后可停用，服用过程中可能出现口干、心悸、皮肤潮红、视物模糊、眩晕、头痛、恶心、呕吐、排尿困难等症状，一旦出现这些症状应该停止服用，停药后不良反应症状也会自然缓解。另外，用药期间不要吃辛辣刺激食物，可以吃流食，比如白米粥等，有利于疾病康复。

患者：这么多不良反应啊，有没有中成药？

药师：中成药对于急性胃肠疾病的疗效不如西药快，您可以在服用西药症状得到缓解后，改用中成药。您刚才说如果饮食不当就容易引起胃肠病，从中医角度讲，您这是脾虚，我推荐您服用保和丸，每次1丸，每日3次，这种药可以提高您的脾胃功能。

患者：好的，谢谢！那我还是买西药吧。

药师：服药期间注意休息，用药两天，如果症状没有缓解，请及时到医院就诊。

患者：好的，谢谢！

药师：祝您早日康复！

（二）小试牛刀

应用所学药学知识，针对感冒病例设计药学服务的内容，与患者之间建立良好的沟通。

文化与素养

曾国藩与窃贼

曾国藩是中国历史上最有影响的人物之一，然而他小时候的天赋却不高。有一天在家读书，对一篇文章重复不知道多少遍了，还在朗读，因为他还没有背下来。这天晚上他家来了一个贼，潜伏在他的屋檐下，想等读书人睡觉之后捞点好处。可是等啊等，就是不见他睡觉，仍旧翻来覆去地读那篇文章。这个贼大怒，跳出来说："这种水平还读什么书？"然后将那篇文章背诵一遍，扬长而去！

这个贼是很聪明，至少比曾先生要聪明，但是他只能成为贼，而曾先生却成为毛泽东主席都钦佩的人：近代最有大本夫源的人。

天道酬勤，成功和劳动是成正比的，有一分劳动就有一分收获，日积月累，从少到多，奇迹就可以创造出来。没有人能只依靠天分成功，勤奋将天分变为天才。

项目三 正确使用药品说明书

一、必备知识

重点难点

解读药品说明书

药品说明书是指导怎样使用药物的依据之一，具有法律效力。在使用药物之前正确解读说明书是安全合理用药的前提。我国《药品管理法》规定，药品包装盒内必须有说明书，进口药必须有中英文对照的说明书。药品说明书必须注明药品名称、主要成分、适用证或功能主治、用法用量、不良反应、禁忌证、注意事项、规格、有效期、贮存要求、批准文号以及生产企业地址、电话。一般药品说明书有两种形式，一种是直接印制在药品包装盒或瓶签上；另一种是单独印制附于包装盒内。

1. 药品名称

正规的药品说明书都有药品通用名、商品名、英文名、化学名等，使用者一般只要弄清楚药品的正名（即通用名），就能避免重复用药。因为一种药品只有一个通用名，商品名可以有若干个。药品的名称通常可分为商品名和通用名，通用名是国家标准规定的名称，是世界通用的，从任何教科书或文章上看到的应该是同一个名称，一般以英文和译文表示；商品名则是生产厂家为它的产品取的名称。因此，通用名相同的药品，可有很多个商品名，不同的商品名，意味着不同厂家的产品。如头孢噻肟钠粉针剂的商品名有凯福隆、泰可欣、新亚雅太、赛福隆等。目前，卫生部规定处方只能用通用名，或国家规定的商品名。

2. 主要成分

有些药品为单一成分，有些为复合成分（复方）。西药以单方居多，其主要成分在大多数情况下与通用名相同。中成药则复方产品居多，如感冒清的主要成分为板蓝根、岗梅根、穿心莲、盐酸吗啉胍等。

3. 适应证或功能主治

适应证也称为作用与用途，是指某一药物主要适宜于哪些病症的治疗。适应证一般列出该药能够治疗的病症或是疾病类别，如感染性疾病、自主神经功能紊乱等。此项在中成药的说明书中用"功能主治"表示。

○ 用药贴士

服药时需多饮水的药物

平喘药：氨茶碱类

利胆药：熊去氧胆酸

双膦酸盐：阿仑膦酸钠、帕屈膦酸钠

抗痛风药：苯溴马隆、别嘌醇

磺胺类药物

蛋白酶抑制剂：雷托那韦、茚地那韦、奈非那韦

抗尿结石药：日本消石素

电解质：口服补液盐粉

氨基糖苷类抗生素

4. 用法

用法通常是指给药的次数、间隔时间及给药途径。通常指口服、含服、肌内注射、静脉注射、皮下注射和外用、喷雾、肛用等。药品的用法都是经过很多科学研究得到的实际数据而确定的，所以一定要按用法服用。注意以下几个概念，有助于

正确理解有关用法的说明。

（1）服药间隔　说明书上常标明每天 1 次、每天 2 次或每天 3 次等。每天 3 次：表示每 8h 服药 1 次；每天 2 次：表示每 12h 服 1 次。必须严格按要求按时服用，这样可避免药物在血液中的浓度出现较大波动，获得最佳的治疗效果和减少药物的不良反应。每天 1 次：服药时间根据具体病情而定。如高血压患者的血压通常在上午开始上升较明显，后半夜到早晨比较低，所以上午服降压药比较好。显然镇静安眠药在睡前服效果最好。按点准时服药才能最大限度发挥药效。

（2）饭前或饭后服用　药品饭前还是饭后服用主要考虑如下几点：

① 药物的用途。如果是治疗消化系统疾病的应该在饭前或空腹时服用，可以直接与胃黏膜接触，利于吸收。

② 药物的化学性质。如果药物是碱性，遇到胃酸可能降低药物作用，这样的药物应该在饭后服用。

③ 对胃的刺激性。凡是对胃黏膜有刺激的药物都应该在饭后服用。

a. 饭前或空腹服：一般是指在饭前 10～30min 服用。服用后能充分吸收，迅速发挥作用。如止泻药、胃黏膜保护药宜饭前或空腹服用，可使药物充分覆盖在胃肠黏膜表面，发挥最大药效。另外胃肠动力药、降血糖药宜饭前 30min 服用，这样患者吃饭时体内药物浓度最高，药效最强。

饭前服的药物：包括可增加食欲，抑制胃酸过多，治疗消化不良的药物，如碳酸氢钠、苏打镁钙散、复方碳酸氢钠片、大黄苏打片、胃蛋白酶、胰酶、乳酶生；使药较快通过胃入小肠，遇碱性肠液分解出鞣酸，起止泻作用的收敛药如鞣酸蛋白；使药充分作用于胃壁的胃壁保护药如氢氧化铝、三硅酸镁；因胃内食物少而便于发挥吸附胃肠道有害物质及气体作用的药如药用炭；使药物保持有效浓度，发挥作用快的阿托品、颠茄、东莨菪碱；止吐药硫乙拉嗪；内服局麻药苯佐卡因；使药物通过胃时不致过分稀释的利胆药如硫酸镁、胆盐；驱虫药甲紫；使药物吸收较快的头孢氨苄、人参酊、鹿茸精、五味子酊。此外，利福平应在饭前 1h 服，不宜与其他食品或饮料同服，以免影响疗效。

b. 饭后服：一般指饭后 15～30min 服用。大部分药物均可饭后服。因很多药物服用后可能对胃肠道有刺激作用，引起胃肠道的不良反应，饭后服药时胃中有食物，可减轻药物对胃的刺激性。

饭后服的药物：包括避免对胃产生刺激（恶心、呕吐、腹部不适，腹痛腹泻、食欲缺乏）的水杨酸钠、保泰松、吲哚美辛、盐酸奎宁、硫酸亚铁、金属卤化物（如碘化钾、氯化铵、溴化钠）、水合氯醛、亚砷酸钾溶液、醋酸钾、乌洛托品、黄连素、洋地黄、红霉素、麦迪霉素、复方新诺明、呋喃妥因、呋喃唑酮、异烟肼、苄达明、吡罗昔康、布洛芬、苯妥英钠、桂利嗪、氨茶碱、硫糖铝、苯丙醇、氨苯蝶啶、苯海拉明等。

c. 饭中服：助消化药（如酵母片），含有胰酶、胃蛋白酶等消化酶的药物在吃饭时服用可及时发挥作用，帮助消化。

（3）掰开服　随着药物制剂学的不断发展，临床上出现了很多新的剂型如缓释片、控释片。特别需要注意的是这些剂型的药物不能掰开服用，因为此类剂型的药有一个完整特殊结构，只有在此结构完整时药物才能起缓释、控释作用，一旦掰开则破坏了片剂的特殊结构，使药物的释放速度达不到缓慢释放和控制释放的效果。但如果说明书上有可以掰开服用的字样，则药片上可能有可掰开的划痕，服用时可在划痕处掰开，另外如果是缓释胶囊则可以掰开服用，因为胶囊壳不具备控制药物释放速度的作用，缓释药物在胶囊内的小颗粒内。

（4）忌口　服药时最好用白开水送服。不能用茶、牛奶、酒及某些饮料（葡萄汁、柚汁）来送服药品。因为茶、牛奶、酒及某些饮料可能与药物在胃肠道内或血液中发生化学或物理反应或影响体内药物代谢酶的正常功能，从而使药物疗效降低或毒性增加，使药物治疗达不到应有的效果。服药时一定要注意忌口。比如牛奶中含钙，与四环素类药物同服可使其发生反应，降低疗效。

○ 拓展方舟

用药注意事项

1. 缓、控释制剂的使用

看清说明书，ER（控释）/SR（缓释）。

应整片或整丸吞服，严禁嚼碎和击碎分次服用。

每日仅用 1～2 次。

有的缓控释制剂经过特殊工艺制造，可以沿药物的刻度线（Half 线）掰开使用，不会破坏结构的完整性。

2. 肠溶制剂的使用

整片吞服，不可掰开、嚼碎、研磨等。

餐前空腹服用。

不宜与抗酸药及抑酸药同时服用。

某些肠溶制剂有特殊用法：阿司匹林肠溶片，急性心梗的患者第一时间嚼碎服用，能够快速吸收起效。

3. 滴丸剂的使用

多用于急重病例。

少量温开水送服或直接舌下含服。

注意服用方法，剂量不宜过大。

保存中不宜受热。

4. 泡腾片的使用

100～150ml 凉开水或温水浸泡，气泡消失后再用。

严禁直接服用或口含。

不应让幼儿自行服用。

药液中有不溶物、沉淀、絮状物时不宜服用。

5. 用量

用量通常注明每次几片，每天几次；有时标明的是每次多少毫克（克）或每日多少克（毫克），分几次服，这时，就要根据药品的规格计算出药粒（片、包、支）数。药物用量应根据年龄不同而区别，说明书上的用量大都为成人剂量，一般 18 岁以上使用成人剂量，60 岁以上老人通常用成人剂量的 3/4，小儿用药量比成人的

▶ 技能点 ◀

确定不同人群药品用量

小，可根据年龄按成人剂量折算，也可按体重或按体表面积计算用药量。注意用量可使药物在血液中或组织部位达到治疗疾病有效的浓度，又不致引起不良反应。特别要重视的是老年人和儿童，因为其生理病理状态与成人大不相同，药物的用量要有相应的减量。要清楚用量，首先应知道规格，药品规格是指以每片、每包或每支为单位的制剂内含有效成分的量，如安乃近每片为 0.5g；复方制剂有的只标主要成分，如复方阿司匹林（APC 片）只标明含阿司匹林等 0.42g；有的则标明所有成分含量，如康泰克每粒含盐酸苯丙醇胺 50mg、氨苯那敏 4mg 等。

如维生素 C 片，其规格为 100mg×100 粒，表示每粒药物中含维生素 C 100mg，这瓶总共有 100 粒药物。托恩口服液的规格是 2.0g：100ml，表示这瓶口服液总共有 100ml，而这 100ml 中含主要成分布洛芬 2.0g。药物用量常注明一天几次，每次多少量。如：每天 3 次，每次 5mg，如果规格为每片 20mg，那么每次用量为 1/4 片，每天 3 次，一天的总用量为 3/4 片。如果规格为 2.5mg，则每次用量为 2 片，一天总用量为 6 片。

6. 不良反应

▶ 议一议 ◀

药品说明书中不良反应记载越少越安全吗？

药品不良反应是指合格药品在正常用法用量的情况下，出现对人体有害或意外的反应。读药品说明书时应重视药品不良反应。药品说明书上所列的不良反应不是每个人都会发生，出现药品不良反应与很多因素有关，如身体状况、年龄、遗传因素、饮酒等。正常情况下药厂会把可能发生的药品不良反应都写在说明书上，哪怕很少见的情况也不例外，真正没有不良反应的药品几乎为零。人们常有认识上的误区是：药品说明书上列出的药品不良反应越少越安全。其实不然，相反，不良反应列出越详细对患者越有利，一旦出现不适，患者或医生可立即对照说明书上所列的已知不良反应，采取停药和对症处理，就可消除不适。但如果是药品引起的不良反应，而说明书没有写出来，就可能导致医生诊断时走弯路，给患者带来身体上的痛苦和加重经济上的负担，甚至更严重的后果。

7. 药物的相互作用

患者在就诊时医生常会开几种药，特别是多病老人，可能看过几个科的医生，每科的医生都会开出相应的药物，但患者取药后服用时很可能会出现一次将几种药同时服用的情况，这是不合理的。因为很多药物联合使用时药物之间可能发生相互作用。有的是已知的相互作用，但很多是未知的，联合用药后可能对患者身体造成损害，使用时要特别注意。

8. 注意事项

注意事项主要是对服药和服药期间的相关要求。例如诺氟沙星（氟哌酸）宜空腹服，并多饮水，服药期间避免过度暴露于阳光下；服速效伤风胶囊时，避免高空作业及驾驶工作等。注意事项还包括对自身疾病不利的地方，以及忌用的食品和药品。对说明书上列出的慎用、忌用和禁用对象，应仔细对照，权衡利弊后小心使用。

药品说明书中的"慎用"指谨慎用药，提醒服药的人服用本药时要小心谨慎。在服用之后，要密切注意有无不良反应出现，发现问题及时停药。"慎用"不是不能使用。比如哌甲酯（利他林）对大脑有兴奋作用，高血压病、癫痫患者应慎用。药物慎用的对象多见于老年人、小儿、孕妇及心、肝、肾等功能低下者。

"忌用"比"慎用"进了一步，已达到不适宜使用或应避免使用的程度。标明"忌用"的药品，说明其不良反应比较明确，发生不良后果的可能性很大，但人有个体差异而不能一概而论，故用"忌用"一词以示警告。比如患有白细胞减少症的患者要忌用苯唑西林钠，因为该药可减少白细胞。患有耳蜗、前庭和肾功能障碍者忌用庆大霉素，就应尽量避免使用。

"禁用"就是禁止使用，是对用药的最严厉警告。凡属禁用范围的人群一定要严格遵照说明书不用该药。如有青霉素药物过敏史及皮试阳性的患者绝对禁用该类药物。青光眼患者绝对不能使用阿托品。

9. 有效期

药品有效期是指该药品被批准的使用期限，表示该药品在规定的贮存条件下能够保证质量的期限。药品的有效期应以药品包装说明上标明的有效期为准。对规定有有效期的药品，应严格按照规定的贮藏条件加以保管，尽可能在有效期内使用完。为了保证其质量，在有效期内使用时，要随时注意检查药品的性状，一旦发现有不正常现象，如出现变色、发霉、异味、吸潮等，即使在有效期内，也要停止使用。已过了有效期的药品，一律不能再用。药品的有效期是按照年、月、日的顺序标注，年份用四位数字表示，月、日用两位数表示。其具体标注格式为"有效期至××××年××月"或者"有效期至××××年××月××日"。有效期若标注到日，应当为起算日期对应年月日的前一天，若标注到月，应当为起算月份对应年月的前一月。例某药品生产日期是 2020 年 2 月 3 日，有效期 3 年，则有效期应标为："有效期至：2023 年 1 月"，或"有效期至：2023 年 2 月 2 日"。

10. 药品贮存

药品的贮存保管中，影响药品质量的因素主要有 5 个方面：空气（氧和二氧化碳）、光线、湿度、温度和时间。贮存方法有：

① 密闭密封隔绝空气：主要是选择适当的容器，如纸盒、塑料袋、玻璃瓶并进行密闭、密封或熔封，以防止空气、水分的入侵。

② 干燥阴凉避光：干燥指相对湿度为 50%～70%。阴凉系指温度不超过 20℃。对遇光易变色的、沉淀的药品要求避光，一般选择棕色玻璃容器或黑色包裹的无色玻璃容器或其他不透光的容器包装。如己烯雌酚、氯氮䓬等。

③ 低温冷藏防冻：抗生素、生物制品、脏器制品在高温下易变质，生物制品冻结后也能失去活性，乳剂受冻后易破坏分层。冷藏系指 2～10℃，一般采用冰箱保存，如血清、疫苗、类毒素、球蛋白、白蛋白等药品。但这类药品也要防冻，因为疫苗等冻结后会变性；氢氧化铝、乳白鱼肝油等药品冻结后易分层。

▶ 技能点 ◀
合理贮存药品

二、小试牛刀

患者在药店购买了多潘立酮分散片，依据药品说明书（图 1-1），使用恰当的沟通方式向其本人或家属交代清楚以下内容：

（1）药品名称（商品名、通用名），理想的使用方法（给药途径、剂量、给药时间等）和疗效。

（2）服药期间的注意事项，不良反应及其预防，药物治疗的自我监测方法，潜在的药物与药物、药物与食物之间的相互作用或其他治疗禁忌证等。

多潘立酮分散片说明书

请仔细阅读说明书并按说明使用或在药师指导下购买和使用。

【药品名称】
通用名称：多潘立酮分散片
商品名称：邦能
英文名称：Domperidone Dispersible Tablets
汉语拼音：Duopanlitong Fensanpian
【成　　分】本品每片含多潘立酮10毫克。辅料为：淀粉、微晶纤维素、乳糖、羧甲基淀粉钠、阿司帕坦、硬脂酸镁。
【性　　状】本品为白色片。
【作用类别】本品为胃肠促动力药类非处方药品。
【适 应 证】用于消化不良、腹胀、嗳气、恶心、呕吐、腹部胀痛。
【规　　格】10毫克
【用法用量】口服。
成人一次1片，一日3次，饭前15～30分钟服。
【不良反应】
1. 偶见轻度腹部痉挛、口干、皮疹、头痛、腹泻、神经过敏、倦怠、嗜睡、头晕等。
2. 有时导致血清泌乳素水平升高、溢乳、男子乳房女性化等，但停药后即可恢复正常。
【禁　　忌】嗜铬细胞瘤、乳癌、机械性肠梗阻、胃肠出血等疾病患者禁用。
【注意事项】
1. 孕妇慎用，哺乳期妇女使用本品期间应停止哺乳。
2. 建议儿童使用多潘立酮混悬液。
3. 心脏病患者(心律失常)以及接受化疗的肿瘤患者应用时需慎重，有可能加重心律紊乱。
4. 如服用过量或出现严重不良反应，应立即就医。
5. 对本品过敏者禁用，过敏体质者慎用。
6. 本品性状发生改变时禁止使用。
7. 请将本品放在儿童不能接触的地方。
8. 如正在使用其他药品，使用本品前请咨询医师或药师。
【药物相互作用】
1. 不宜与唑类抗真菌药如酮康唑、伊曲康唑，大环内酯类抗生素如红霉素，HIV蛋白酶抑制剂类抗艾滋病药物及奈法唑酮等合用。
2. 抗胆碱能药品如痛痉平、溴丙胺太林、山莨菪碱、颠茄片等会减弱本品的作用，不宜与本品同服。
3. 抗酸药和抑制胃酸分泌的药物可降低本品的生物利用度，不宜与本品同服。
4. 本品与地高辛合用时会使后者的吸收减少。
5. 如与其他药物同时使用可能会发生药物相互作用，详情请咨询医师或药师。
【药理作用】
本品直接作用于胃肠壁，可增加胃肠道的蠕动和张力，促进胃排空，增加胃窦和十二指肠运动，协调幽门的收缩，同时也能增强食道的蠕动和食道下端括约肌的张力，抑制恶心、呕吐。本品不易透过血脑屏障。
【贮　　藏】遮光、密封保存。
【包　　装】双铝包装，每板装6片，每盒装5板。
【有 效 期】36个月。
【执行标准】国家食品药品监督管理局标准WS$_1$-(X-015)-2009Z-2011
【批准文号】国药准字H20031268
【说明书修订日期】2011年12月30日
【生产企业】
企业名称：江西××××有限公司
生产地址：江西省××市×××大道××××号
邮政编码：(略)
电话号码：(略)
　　　　　(座机拨打)(略)
传真号码：(略)
网　　址：(略)
如有问题可与生产企业联系。

图1-1　多潘立酮分散片说明书

项目四　收集和上报药品不良反应

一、必备知识

▶ 重点难点 ◀

药品不良反应
概念、分类、
报告。

（一）药品不良反应概念及分类

药品不良反应（ADR）是指合格药品在正常用法用量下出现的与用药目的无关的或意外的有害反应。通常按其与药理作用有无关联而分为两类：A型药品不良反应和 B 型药品不良反应。A 型药品不良反应又称为剂量相关的不良反应。该反应为药理作用增强所致，常和剂量有关，可以预测，发生率高而死亡率低，如苯二氮䓬类引起的瞌睡、抗凝血药所致出血等。B 型药品不良反应又称剂量不相关的不良反应。它是一种与正常药理作用无关的异常反应，一般和剂量无关联，难于预测，发生率低而死亡率高，如青霉素引起的过敏性休克。在药物不良反应中，副作用、毒性反应、过度作用属 A 型不良反应。首剂效应、撤药反应、继发反应等，由于与药理作用有关也属 A 型反应范畴。药物变态反应和特异质反应属 B 型不良反应。

新的 ADR 分类方法把 ADR 分为以下 9 类。

① A 类（扩大反应）：药物对人体呈剂量相关的反应，它可根据药物或赋形剂的药理学和作用模式来预知，停药或减量可以部分或完全改善。

② B 类（bugs 反应）：由药物促进某些微生物生长引起的 ADR，这类反应可以预测，它与 A 类反应的区别在于 B 类反应主要针对微生物，但应注意，药物致免疫抑制而产生的感染不属于 B 类反应，如抗生素引起的腹泻等。

③ C 类（化学反应）：该类反应取决于赋形物或药物的化学性质，化学刺激是其基本形式，这类反应的严重程度主要取决于药物浓度，如静脉炎、注射部位局部疼痛外渗反应等可随已了解药物的化学特性进行预测。

④ D 类（给药反应）：反应由给药方式引起，它不依赖于成分的化学物理性质。给药方式不同会出现不同的 ADR，改变给药方式，ADR 消失。如注射剂中的微粒引起的血管栓塞。

⑤ E 类（撤药反应）：它是生理依赖的表现，只发生在停药或剂量减少后，再次用药症状改善。常见的引起撤药反应的药物有阿片类、苯二氮䓬类、三环类抗抑郁药、β-受体阻滞药、可乐定、尼古丁等。

⑥ F 类（家族性反应）：仅发生在由遗传因子决定的代谢障碍的敏感个体中，此类反应必须与人体对某种药物代谢能力的正常差异而引起的 ADR 相鉴别，如葡萄糖-6-磷酸脱氢酶缺陷引起的镰状细胞性贫血是 F 类反应，而 CYP2D6 缺乏引起的反应则为 A 类反应。

⑦ G 类（基因毒性反应）：能引起人类基因损伤的 ADR，如致畸、致癌等。

⑧ H 类（过敏反应）：该类反应不是药理学可预测的，且与剂量无关，必须停药，如过敏性皮疹、光敏性皮炎等。

⑨ U 类（未分类反应）：指机制不明的反应，如药源性味觉障碍等。

目前 WHO 药品不良反应分为以下三种类型。

（1）A 类不良反应

① 可以预测。

② 与常规药理作用有关。

③ 反应的发生与剂量有关。

④ 发生率高，死亡率低。

⑤ 包括副作用、毒性反应、后遗效应、继发反应等。

（2）B 类不良反应

① 难以预测，常规毒理学不能发现。

② 与常规的药理作用无关。

③ 反应的发生与剂量无关：a. 对不同的个体来说剂量与不良反应的发生无关；b. 对同一敏感个体来说药物的量与反应强度相关。

④ 发生率低，死亡率高。

⑤ 可分为药物异常性和患者异常性。

特应性（idiosyncrasy），即一个人所具有的特性，特有的易感性，奇特的反应。

（3）C类不良反应

① 背景发生率高。

② 非特异性（指药物）。

③ 用药与反应发生没有明确的时间关系。

④ 潜伏期较长。如妊娠期服用己烯雌酚，子代女婴至青春期后患阴道腺癌。

⑤ 反应不可重现，如某些基因突变致癌、致畸胎的发生。有些机制不清，尚在探讨中。

（二）药师在药品不良反应监测中的任务

我国已建立了药品不良反应的监控机构、组织原则及相关法律，为进一步完善我国的不良反应监控机制和措施，药师对于药品不良反应应该做好以下工作。

1. 药师应指导患者能正确对待药品不良反应

任何药物都有不良反应，药师应指导患者最大限度地保护自己，要按临床医师或药师的指导用药，在使用药物前，应仔细阅读药品说明书，对其中的不良反应要仔细阅读，如遇到不懂的问题或出现了药物不良反应，需及时请教药师。

2. 药师应做好对药品不良反应的呈报工作

加强药师、医生及患者的交流，收集、筛选不良反应病例，参与用药决策，行使合理用药指导权及药品管理监督权。同时，建立用药跟踪制度，让用药者与药师合作，使药师获得药品的最终治疗结果、不良反应及个体差异等相关信息，为合理用药提供更有价值的资料。药师应结合现有的逐级、定期报告制度，对药品不良反应进行及时地报告，做到决不漏报。

3. 药师应做好对药品不良反应信息的反馈工作

反馈是监控的重要环节。为了更好地提高公众警惕性，药师应加大信息反馈力度，在向社会不定期公告药品不良反应信息的基础上，提高反馈速度，增加反馈渠道，以确保公众能通过多种方式及时、准确地掌握不良反应信息，最大限度地降低不良反应造成的危害。

4. 药师应做好药品不良反应信息的宣传工作

药师应及时学习和借鉴国外的先进经验，进行药物不良反应知识的讲座、相关法律法规的研讨、典型病历的分析及监测人员之间的交流。把及时收集、编发的药物不良反应信息进行分析，向医生和公众宣传，帮助医师和公众及时了解新药、特殊药品及各种药品的不良反应信息，同时，还应通过各种途径向公众普及有关不良反应的常识，提高公众对不良反应的认识及警惕性。

（三）药品不良反应报告程序和要求

为加强上市药品的安全监管，保障人体用药安全有效，根据《中华人民共和国药品管理法》的有关规定，国家药品监督管理局会同卫生部组织制定了《药品不良反应报告和监测管理办法》，于 2004 年 3 月发布实施。随同该管理办法印发的还有新一版的"药品不良反应/事件报告表"，见表 1-2。

表 1-2 药品不良反应/事件报告表（样表）

制表单位：国家药品监督管理局

药 品 不 良 反 应 / 事 件 报 告 表

新的□ 严重□一般□　医疗卫生机构□ 生产企业经营企业□　个人□编码□□□□□□□□□□□□□□□□□

单位名称：　　　　　部门：　　　电话：　　　　　　　　报告日期：　　年　　月　　日

患者姓名	性别:男□女□	出生日期：　年　月　日	民族	体重（kg）	联系方式
家族药品不良反应/事件:有□无□不详□			既往药品不良反应/事件情况:有□　无□ 不详□		
不良反应/事件名称：		不良反应/事件发生时间：　年　月　日	病历号/门诊号(企业填写医院名称)		
不良反应/事件过程描述(包括症状、体征、临床检验等)及处理情况：					

	商品名称	通用名称(含剂型,监测期内品种用*注明)	生产厂家	批号	用法用量	用药起止时间	用药原因
怀疑药品							
并用药品							

不良反应/事件的结果:治愈□　好转□　有后遗症□ 表现：　　死亡□ 直接死因：　死亡时间：　年　月　日

原患疾病：

对原患疾病的影响:不明显□　病程延长□　病情加重□　导致后遗症□　表现：　　　导致死亡□

国内有无类似不良反应(包括文献报道):有□　无□　不详□

国外有无类似不良反应(包括文献报道):有□无□不详□

关联性评价	报告人：　　肯定□ 很可能□　可能□　可能无关□　待评价□　无法评价□　签名：
	报告单位：　　肯定□ 很可能□　可能□　可能无关□　待评价□　无法评价□　签名：
	省级药品不良反应监测机构:肯定□ 很可能□　可能□　可能无关□　待评价□　无法评价□　签名：
	国家药品不良反应监测中心:肯定□ 很可能□　可能□　可能无关□　待评价□　无法评价□　签名：

报告人职业(医疗机构):医生□　药师□　护士□　其他□　报告人职务职称(企业)：报告人签名：

◇不良反应/事件分析

1. 用药与不良反应/事件的出现有无合理的时间关系？　　　　　　　　　有□　无□

2. 反应是否符合该药已知的不良反应类型？　　　　　　　　是□　否□　不明□

3. 停药或减量后，反应/事件是否消失或减轻？　　是□　否□　不明□　未停药或未减量□

4. 再次使用可疑药品后是否再次出现同样反应/事件？　　是□　否□　不明□　未再使用□

5. 反应/事件是否可用并用药的作用、患者病情的进展、其他治疗的影响来解释？　　是□否□不明□

◇严重药品不良反应/事件是指有下列情形之一者：

① 引起死亡　　　　　　　　　　　　　　　　　　　　　□

② 致畸、致癌或出生缺陷　　　　　　　　　　　　　　　□

③ 对生命有危险并能够导致人体永久的或显著的伤残　　　□

④ 对器官功能产生永久损伤　　　　　　　　　　　　　　□

⑤ 导致住院或住院时间延长　　　　　　　　　　　　　　□

◇ 编码规则：

省（自治区、直辖市）	市（地区）	县（区）	单位	年代	流水号
□□	□□	□□	□□□□	□□□□	□□□□□

注：省（自治区、直辖市）、市（地区）、县（区）编码按中华人民共和国行政区划代码填写。

　　　单位编码第一位如下填写：医疗机构 1、军队医院 2、计生机构 3、生产企业 4、经营企业 5。

　　　个人报告单位编码一栏填写 6000

◇ 注：通用名称一栏，首次获准进口 5 年内的进口品种用＊注明

新的、严重的药品不良反应/事件病例报告要求

药品生产企业报告要求：

1. 填报"药品不良反应/事件报告表"；

2. 产品质量检验报告；

3. 药品说明书（进口药品还须报送国外药品说明书）；

4. 产品注册、再注册时间，是否在监测期内（进口药是否为首次获准进口 5 年内）；

5. 产品状态（是否是国家基本药物、国家非处方药、国家医疗保险药品、中药保护品种）；

6. 国内上年度的销售量和销售范围；

7. 境外使用情况（包括注册国家、注册时间）；

8. 变更情况（药品成分或处方、质量标准、生产工艺、说明书变更情况）；

9. 国内外临床安全性研究及有关文献报道情况；

10. 除第 1、2 项以外，其他项目一年之内如无变更，可以免报。

（1）药品不良反应实行逐级、定期报告制度。严重或罕见的药品不良反应须随时报告，必要时可以越级报告。

（2）药品不良反应的报告范围：上市 5 年以内的药品和列为国家重点监测的药品，报告该药品引起的所有可疑不良反应；上市 5 年以上的药品，主要报告该药品引起的严重、罕见或新的不良反应。

（3）各级医、药、护、技专业人员应把药品不良反应监测当成日常工作的一部分，发现问题及时向所在单位药品不良反应监测机构报告。

（4）药品生产经营企业和医疗预防保健机构必须严格监测本单位生产、经营、使用的药品的不良反应发生情况。一经发现可疑不良反应，需进行详细记录、调查，按要求填写并按规定报告。（药品不良反应报告表或相应计算机软件由国家药品监督管理局统一编制）

（5）药品生产企业应对本企业上市 5 年以内的药品的安全有效问题进行密切追踪，并随时收集所有可疑不良反应病例，按季度向省药品不良反应监测中心集中报

告，对其中严重、罕见或新的药品不良反应病例，须用有效方式快速报告，最迟不超过 15 个工作日。

（6）药品经营企业、医疗预防保健机构应随时收集本单位经营、使用的药品发生的不良反应情况，每季度向省药品不良反应监测中心集中报告。

技能点
填写"药品不良反应/事件报告表"。

（7）医疗预防保健机构发现严重、罕见或新的不良反应病例和在外单位使用药物发生不良反应后来本单位就诊的病例，应先经医护人员诊治和处理，并在 15 个工作日内向省药品不良反应监测中心报告。

（8）防疫药品、普查普治用药品、预防用生物制品出现的不良反应群体或个体病例，须随时向所在地卫生厅（局）、药品监督管理局、药品不良反应监测中心报告，并于 10 个工作日内向国家卫生健康委员会、国家药品监督管理局、国家药品不良反应监测中心报告。

（9）个人发现药品引起的可疑不良反应，应向省药品不良反应监测中心或省药品监督管理局报告。

（10）省药品不良反应监测专业机构收到严重、罕见或新的不良反应病例报告，须进行调查、分析并提出关联性评价意见，于 72h 内向国家药品不良反应监测中心报告，同时抄报省药品监督管理局和卫生厅。

"药品不良反应/事件报告表"填写方法

（11）其他药品不良反应病例由省药品不良反应监测中心按季度向国家药品不良反应监测中心集中报告。

（四）"药品不良反应/事件报告表"填写方法

"药品不良反应/事件报告表"是药品安全性监测工作的重要档案资料，需要永久保存，务必用钢笔或签字笔填写。填写的内容和字迹要清楚、整洁；不得用不规范的符号、代号，不通用的缩写和草体签名。选择项划"√"，叙述项应准确、简明。

1. 新的□严重□一般□

新的药品不良反应是指药品说明书中未载明的不良反应。严重的药品不良反应是指因服用药品引起以下损害情形之一的反应：

① 引起死亡。
② 致癌、致畸、致出生缺陷。
③ 对生命有危险并能够导致人体永久的或显著的伤残。
④ 对器官功能产生永久损伤。
⑤ 导致住院或住院时间延长。

2. 单位名称

写发现并报告不良反应的单位名称，要求填写单位全称，如不可填"人民医院"，应填写"安庆市第一人民医院""安庆市医药（站）股份有限公司"等。

3. 部门

部门应填写标准全称或通用简称，如"普通外科二病房"或"普外二"。

4. 电话

电话号码应填写报告部门电话，注意填写区号，如"0556-67164979"。

5. 报告日期

填写报告日期应规范，如"2020 年 3 月 17 日"。

6. 患者姓名

不能为"小李""小王"，应填写患者全名。

7. 性别

在相应方框填入"√"。在填写选择项时应规范使用"√"，不应使用"×"等其他标志，避免理解偏差。

8. 出生日期

出生年份应填写 4 位，如"1997 年 5 月 17 日"。

9. 民族

应正确填写，如"回族"。

10. 体重

注意以千克为单位。

11. 联系方式

特殊情况下，有利于不良反应情况查访，需填写详细地址。

12. 家族药品不良反应/事件

选择正确选项。

13. 既往药品不良反应/事件情况

根据情况选择正确选项。

14. 不良反应/事件名称

应填写不良反应/事件中最主要的表现。例如，不良反应表现：患者从×年×月×日开始使用某药，1.0g，1 次/日，静脉滴注，×日患者胸腹部出现斑丘疹，有瘙痒感。继续使用后丘疹面积增大。不良反应名称可填写"瘙痒、斑丘疹"。对于临床医生来说，不良反应/事件名称相当于病历中的主诉，为患者感受最主要的病痛或最明显的症状和体征。

15. 病历号/门诊号

应认真填写病历号（门诊号）以便于对病历详细资料的查找，如 367070。

16. 不良反应/事件过程描述（包括症状、体征、临床检验等）及处理情况

应包括如下内容：

① 不良反应的发生时间：应准确描述不良反应/事件发生的确切时间。

② 不良反应的表现：不良反应的表现要求摘要描述，与可疑不良反应有关的临床检查结果要尽可能明确填写。在填写不良反应的表现时要尽可能明确、具体，如为过敏性皮疹，要填写皮疹的类型、性质、部位、面积大小等；如为心律失常，要填写何种心律失常；如为上消化道出血，有呕血者需估计呕血量的多少等。与可疑不良反应有关的临床检验结果要尽可能明确填写，如怀疑某药引起血小板减少症，应填写患者用药前的血小板计数情况及用药后的变化情况；如怀疑某药引起药

物性肝损害，应填写用药前后的肝功能变化，同时要填写肝炎病毒学检验结果，所有检查要注明检查日期。

③ 不良反应处理情况：填写本次临床上发现的可疑不良反应的处理情况，主要是针对不良反应而采取的医疗措施，包括为分析因果关系而采取的措施和相应结果，如补做皮肤试验的情况。

17. 怀疑药品

这一栏主要填写填表人认为可能引起不良反应的药品，如认为两种药品均可能，可将两种药品的情况同时填上。药品名称要填写完整，不可以用简称。可以使用商品名、通用名或别名，但不可填不通用的简称，如"氨苄""先V"等。

18. 并用药品

并用药品主要填写可能与不良反应有关的药品，明显与不良反应无关的，不必填写。其他项目与怀疑药品相同。

19. 通用名称（含剂型，监测期内品种用＊注明）

准确填写剂型，如片剂、注射剂等，注射剂应详细填写粉针剂还是注射液。

20. 生产厂家

生产厂家要求填写全名（包括所在省、市），不可填简称如"上五""白云"等。

21. 批号

填写产品批号，如"200327"。

22. 用法用量

给药途径应填"口服""肌注"等，不可填"p.o.""i.m."等。如系静脉给药，需注明是静脉滴注还是静脉推注等。对于规定要缓慢静脉注射的药品应在报告表"其他"栏内注明是否缓慢注射。

23. 用药起止时间

用药起止时间是指药品同一剂量的起止时间，用药过程中改变剂量应另行填写或在其他栏中注明。起止时间均需填写×月×日。如某种药品只用1次或只用1天，可具体填写。

24. 用药原因

用药原因应尽可能具体填写，如原患高血压性心脏病的患者，合并肺部感染而注射氨苄青霉素引起不良反应，此栏应填肺部感染。

25. 不良反应/事件的结果

不良反应/事件的结果是指本次药品不良反应经采取相应的医疗措施后的结果，不是指原患疾病的后果。例如患者的不良反应已经痊愈，后来又死于原患疾病或与不良反应无关的并发症，此栏仍应填"治愈"。如留有后遗症也是指不良反应所引起的后遗症，注明为何种后遗症。如死亡应指出死亡的直接死亡原因。

26. 原患疾病

即病历中的诊断，注意不要使用简写，如急性淋巴细胞性白血病，不能写"ALL"。

27. 对原患疾病影响

指发生的不良反应对原患疾病有没有影响。如有影响，有哪些影响，是使病情加重还是病程延长，甚至导致死亡，应根据实际情况选择。

28. 不良反应/事件分析

药品与不良反应/事件之间的因果关系评价是很复杂的，国际上也有很多分析方法，我国使用的分析方法主要有以下 5 条原则：

① 用药与不良反应/事件的出现有无合理的时间关系？

② 反应是否符合该药已知的不良反应类型？

③ 停药或减量后，反应/事件是否消失或减轻？

④ 再次使用可疑药品是否再次出现同样反应/事件？

⑤ 反应/事件是否可用并用药的作用、患者病情的进展、其他治疗的影响来解释？

这一栏由填表人根据实际情况来选择正确选项。

29. 关联性评价

根据以上 5 条原则，将因果关系分为肯定、很可能、可能、可能无关、待评价五级。

30. 最后一栏

"报告人职业（医疗机构）"栏直接在相应处打"√"；对药品生产经营企业而言，填写企业报告人的职务职称；最后报告人应签名。

31. 编码

各报告人不会填写，也不得填写，由 ADR 中心负责解决。

报告人为个人时，应由受理报告的机构（ADR 中心、药品监督管理局）当场指导其正确填写。其他栏目应填写报告者认为有必要说明的情况。

二、同步案例

（一）抛砖引玉

表 1-3 为一个药品不良反应/事件报告表的填报示例。

（二）小试牛刀

一位顾客在药店选用了某药厂生产的藿香正气水，服用 3h 后就出现了全身皮肤过敏，顾客到药店询问，药学人员仔细阅读了药品说明书，在药物主要成分中写明含有乙醇，但在药品注意事项中并未提示对酒精过敏者须慎用，结果造成这位曾对酒精过敏的顾客服用后出现严重的皮肤过敏症状。

分析本案例，填报"药品不良反应/事件报告表"。

表1-3 药品不良反应/事件报告表（示例）

严重的

医疗卫生机构		编码：
单位名称：××市第一人民医院	部门：临床药学	电话：0315-270××××
报告日期：2018年10月17日	省中心接收时间：　年　月　日	

患者姓名：王××	性别：男	出生日期：1957年10月3日	民族：汉族	体重(kg)：60	联系方式：0315-270××××

家族药品不良反应：无	既往药品不良反应情况：无

不良反应名称：寒战、高热、血压升高	不良反应发生时间：2018年10月13日	医院名称：××市第一人民医院 病历号/门诊号：94169

不良反应过程描述(包括症状、体征、临床检验等)及处理情况：

患者主因反复咳喘3年，加重一周于2018年10月13日入院，诊断为慢性阻塞性肺疾病急性加重期，给予0.9%盐水100ml+哌拉西林钠/他唑巴坦钠3.375g 2次/日静脉点滴，盐酸氨溴索注射液30mg 2次/日入壶，桉柠蒎胶囊及舒弗美口服。13日16:55，输注第二组0.9%盐水100ml+哌拉西林钠/他唑巴坦钠3.375g大约15min，患者突然出现周身寒战、面色苍白，诉胸闷，喉间可闻及痰鸣音，心电监护示血压升高，立即停用哌拉西林钠/他唑巴坦钠静脉点滴，给予吸氧，静脉点滴5%葡萄糖盐水500ml，甲强龙40mg入壶；17:15心电监护血压195/174mmHg，心率104次/分钟，血氧饱和度降至67%，体温37.5℃，予硝酸甘油控制血压；17:35患者精神差，反应迟钝，SPO_2仍低，再次给予甲强龙40mg入壶；17:50改用面罩吸氧，应用地塞米松、苯海拉明；18:05患者体温38.9℃，血压171/98mmHg，给予阿尼利定2ml肌内注射，将硝酸甘油加量控制血压，呋塞米20mg入壶减轻心脏负荷；21:00患者体温37.4℃；14日0:00患者体温36.8℃，神志清醒。

	商品名称	通用名称(含剂型,上市五年内品种用*注明)	生产厂家	批号	用法用量	用药起止时间	用药原因
怀疑药品	*凯伦	*注射用哌拉西林钠/他唑巴坦钠 剂型：粉针剂	海南通用三洋药业有限公司	180802	3.375g/2次/1日 静脉滴注	开始：2018-10-13 结束：2018-10-13	*抗感染
并用药品	*伊诺舒	*盐酸氨溴索注射液 剂型：注射剂	天津药物研究院药业有限责任公司	180581	30mg/2次/1日 静脉注射	开始：2018-10-13 结束：2018-10-13	*止咳化痰

不良反应的结果：治愈
原患疾病：*慢性阻塞性肺疾病急性加重期
对原患疾病的影响：病情加重

国内有无类似不良反应(包括文献报道)：不详	国外有无类似不良反应(包括文献报道)：不详

关联性评价	报告人： 可能 签名：薛× 报告单位： 可能 签名：王×× 省级药品不良反应监测机构： 签名： 简要评价： 国家药品不良反应监测中心： 签名：
不良反应分析	1. 用药与不良反应的出现有无合理的时间关系？　有 2. 反应是否符合该药已知的不良反应类型？　否 3. 停药或减量后，反应是否消失或减轻？　是 4. 再次使用可疑药品后是否再次出现同样反应？　未再使用 5. 反应是否可用并用药的作用、患者病情的进展、其他治疗的影响来解释？　是

严重药品不良反应是指有下列情形之一者：
1. 引起死亡　否
2. 致畸、致癌或出生缺陷　否
3. 对生命有危险并能够导致人体永久的或显著的伤残　否
4. 对器官功能产生永久损伤　否
5. 导致住院或住院时间延长　是

备 注	

报告人职业：医生　报告人职务/职称：　　　　　　　　　　　　　　报告人签名：薛×

一、单项选择

1. 填写药历的是（　　　）

A. 医生　　　　　　　　　B. 护士　　　　　　　　　C. 患者

D. 药师　　　　　　　　　E. 患者家属

2. 药学服务的重要人群不包括（　　　）

A. 患有高血压和糖尿病的患者　　B. 需应用吸入性激素的患者

C. 血肌酐＞300μmol/L 者　　　　D. 青壮年，平素健康、患普通感冒者

E. 用 2SHRZ/4HR 方案，规律抗结核治疗 1 个月，低热、乏力、盗汗等症未缓解者

3. 关于沟通的技巧正确的是（　　　）

A. 在患者表述时，对表述不清的问题应随时打断予以询问

B. 尽量用封闭式提问，以获得患者的准确回答

C. 交谈时，为提高效率，可一边听患者谈，一边查阅相关文献

D. 患者交代越多、谈话时间越长，效果越好

E. 对特殊人群应特别详细提示服用药物的方法

4. 药学服务的最基本要素是（　　　）

A. 药学知识　　　　　　　B. 调配　　　　　　　　　C. 用药指导

D. 与药物有关的服务　　　E. 药物信息的提供

5. 药学服务的目标是（　　　）

A. 改善药品质量　　　　　　　　B. 为医生提供合理用药信息

C. 改善和提高患者身心健康　　　D. 指导护士合理用药

E. 增加患者用药依从性

6. 需要在服药时多饮水的药物不包括（　　　）

A. 降糖药　　　　　　　　B. 平喘药　　　　　　　　C. 抗痛风药

D. 氨基糖苷类抗生素　　　E. 利胆药

7. 下列有关药物使用方法叙述正确的是（　　　）

A. 肠溶胶囊可以将胶囊拆开服用　　B. 缓释片剂可以鼻饲给药

C. 泡腾片剂可以直接服用或口含　　D. 渗透泵片可以嚼服

E. 透皮贴剂不宜贴在皮肤的褶皱处、四肢下端或紧身衣服下

8. 下列有关剂型的使用不正确的是（　　　）

A. 滴丸剂多用于病情急重者，如冠心病、心绞痛等

B. 滴丸剂在保存中不宜受热

C. 泡腾片剂可迅速崩解和释放药物

D. 泡腾片剂可以直接服用或口含

E. 泡腾片剂宜用凉开水或温水浸泡，待完全溶解或气泡消失后再饮用

9. 下面对于处方调剂的叙述不正确的是（　　　）

A. 是药师直接面向患者的工作岗位

B. 现代的药学工作以临床为主，处方调剂不需要重视

C. 调剂工作要由"具体操作经验服务型"向"药学知识技术服务型"转变

D. 正确的处方审核、调配、复核和发药并提供用药指导是对药物治疗最基础的保证

E. 是联系和沟通医、药、患之间的重要纽带

10. 下面对药学服务叙述不正确的是（   ）

A. 是社会发展和药学技术进步的结果　　B. 体现"以人为本"的宗旨

C. 反映了现代药学服务模式和健康的新观念

D. 是时代赋予药师的使命　　　　　　E. 是加快药品研发的新阶段

二、多项选择

1. 药学服务的具体工作包括（   ）

A. 处方审核　　　　　　B. 处方调剂　　　　　C. 参与临床药物治疗

D. 治疗药物监测　　　　E. 参与健康教育

2. 药学服务的效果体现在（   ）

A. 改善病情或症状　　　B. 减少和降低发病率、并发症、死亡率等

C. 预防药品不良反应发生　　　　　　　D. 节约治疗费用

E. 帮助公众提高健康意识

3. 沟通的意义在于（   ）

A. 使患者获得有关用药的指导，同时获取患者的信息、问题

B. 解决患者在药物治疗过程中的问题

C. 使药师的服务更贴近患者，患者对治疗的满意度增加

D. 确立药师的价值感，提高公众对药师的认知度

E. 沟通有助于减少药疗事件的发生

4. 对患者提供咨询服务时需要特别关注的问题表述错误的是（   ）

A. 尽可能不要使用任何医学术语　　　　B. 应多使用数字

C. 对用药依从性不好的患者应提供书面材料　D. 应保护患者隐私

E. 应有效利用资源，用较少的时间回答问题

5. 药学服务中的投诉应对正确的是（   ）

A. 应尽可能在现场解决患者投诉的问题　　B. 应由当事人来接待患者

C. 接待患者投诉时，应保持严肃的态度　　D. 应采用换位思考

E. 工作中应注意保存证据以应对患者的投诉

6. 药学服务中的投诉类型包括（   ）

A. 服务态度和质量　　　B. 药品数量和质量　　C. 退药

D. 用药后发生严重不良反应　　　　　　E. 价格异议

7. 药历的 SOAP 格式包括（   ）

A. 主诉信息　　　　　　B. 体检信息　　　　　C. 评价

D. 诊疗的介绍　　　　　E. 用药方案

8. 下述所列情况，需要药师对患者给予"用药提示"的是（   ）

A. 合并用药较多　　　　　　　　　　　B. 患者依从性不好

C. 所用药物常规日剂量较大　　　　　　D. 给患者发放临近有效期的药品

E. 所用的药品近期发现严重或罕见不良反应

9. 提供药学服务应具备的素质包括（　　　）

A. 具备较高的交流沟通能力

B. 具备临床医学基础知识

C. 具备开展药学服务工作的实践经验和能力

D. 具有药学与中药学专业的教育背景

E. 具备与药学服务相关的药事管理与法规知识以及高尚的职业道德

10. 除熟练掌握药学专业基础知识与技能之外，从事药学服务的药师应具备的素质是（　　　）

A. 药历书写能力
B. 熟练的外语口语能力

C. 较强的审核处方能力
D. 较强的交流沟通能力

E. 一定的投诉应对能力和技巧

学习评价

专业能力测评表

（在□中打√，A具备，B基本具备，C未具备）

专业能力	评价标准	评价结果
认知药学服务	1. 熟知药学服务的对象	□A　□B　□C
	2. 熟悉药学服务的目的	□A　□B　□C
	3. 熟悉药学服务的内容	□A　□B　□C
认知药师必备的素质	1. 熟知药师职业道德的义务、权利和职业行为准则	□A　□B　□C
	2. 熟悉药学服务领域的道德责任	□A　□B　□C
	3. 能运用正确方法与患者沟通	□A　□B　□C
正确使用药品说明书	1. 熟悉药品说明书的主要内容	□A　□B　□C
	2. 能正确解读药品说明书	□A　□B　□C
	3. 能依据药品说明书对消费者进行用药指导	□A　□B　□C
药品不良反应报告	1. 熟悉药品不良反应管理要求	□A　□B　□C
	2. 能进行药品不良反应的收集	□A　□B　□C
	3. 能填写药品不良反应/事件报告表	□A　□B　□C

职业核心能力与道德素质测评表

（在□中打√，A良好，B一般，C较差）

职业核心能力与道德素质	评价标准	评价结果
自我学习	1. 有学习计划	□A　□B　□C
	2. 会管理时间	□A　□B　□C
	3. 关注相关课程知识的关联	□A　□B　□C
	4. 有适合自己的学习方式和方法	□A　□B　□C
与人交流	1. 会选择交流的时机、方式	□A　□B　□C
	2. 能把握交流的主题	□A　□B　□C
	3. 能准确理解对方的意思，会表达自己的观点	□A　□B　□C
与人合作	1. 善于寻找和把握合作的契机	□A　□B　□C
	2. 明白各自在合作中的作用和优势	□A　□B　□C
	3. 会换位思考，能接受不同的意见和观点	□A　□B　□C
	4. 能控制自己的情绪	□A　□B　□C

职业核心能力与道德素质	评价标准	评价结果
信息处理	1. 有多种获取信息的途径和方法	□A □B □C
	2. 会进行信息的梳理、筛选、分析	□A □B □C
	3. 能使用多媒体手段展示信息	□A □B □C
解决问题	1. 能纵观全局,抓住问题的关键	□A □B □C
	2. 能做出解决问题的方案,并组织实施	□A □B □C
	3. 分析问题解决的效果,及时改进不足之处	□A □B □C
革新创新	1. 关注新技术、新方法以及课程领域内的问题	□A □B □C
	2. 能提出创新的想法和见解	□A □B □C
	3. 改进方案实施效果好	□A □B □C
职业道德素质	1. 熟悉相关法规、行业公约、职业道德标准等	□A □B □C
	2. 能辨析是非,有良好行为习惯	□A □B □C
	3. 自我控制能力强	□A □B □C

模块二
常见疾病的用药指导

知识目标：

了解常见疾病的基本知识；

熟悉常见疾病的治疗原则；

掌握常见疾病的药物治疗和辅助治疗。

技能目标：

能对常见疾病进行判断，并根据患者的病情推荐药品，提供正确的用药指导；

能熟练运用药学服务技巧及药学服务礼仪为患者进行药学服务，并遵守职业道德；

能对慢性病的康复给予科学用药指导，预防患者因长期用药出现药品不良反应危害。

职业核心能力目标：

能够有计划进行自我学习，有适合自己的学习方式和方法；

能够运用多种途径和方法获取信息，善于与人交流、与人合作，能正确解决问题；

能够关注行业新技术、新方法，具有革新创新意识；

能够辨析是非，具有良好的行为习惯和职业道德素质。

项目一　急性上呼吸道感染的用药指导

开宗明义

▶ 重点难点 ◀

急性上呼吸道感染临床表现、治疗药物、用药注意事项。

一、必备知识

急性上呼吸道感染是鼻、鼻咽或咽喉部急性炎症的总称，俗称"伤风"，简称上感，主要是病毒感染引起，常见病毒有鼻病毒、腺病毒、冠状病毒、柯萨奇病毒、副流感病毒等；细菌感染可伴发或继病毒感染之后发生，常见细菌为溶血性链球菌、流感嗜血杆菌、肺炎球菌和葡萄球菌等。

（一）急性上呼吸道感染分类

1. 急性鼻炎（也称感冒）

（1）普通感冒 起病急，由多种病毒感染而致，鼻病毒最为常见。病毒主要通过接触和飞沫传播，经鼻、口、眼黏膜进入体内，在鼻咽腔内增殖。潜伏期 1～2 天，为自限性疾病，一般 1 周左右自愈。

（2）流行性感冒 由流感病毒（甲、乙、丙及变异型等）引起的急性呼吸道传染病。主要通过含有病毒的飞沫传播，人与人之间的接触或与被污染物品的接触也可以传播。传染性强，传播迅速，极易造成大流行，往往在短时间内使很多人患病。流感潜伏期为数小时至 4 天，并发症比较多。

2. 病毒性咽、喉炎

主要由病毒引起，也可伴发或继发细菌感染。分为急性和慢性，急性咽喉炎反复发作可转为慢性。

3. 疱疹性咽峡炎

常为柯萨奇病毒 A 引起，夏季好发，病程约 1 周，儿童多见，偶见于成人。

4. 咽、结膜热

常为柯萨奇病毒、腺病毒等引起，常发生在夏季，多与游泳有关，儿童多见。病程约 4～6 日。

5. 细菌性咽-扁桃体炎

起病急，常见为溶血性链球菌感染，其次为流感嗜血杆菌、肺炎球菌和葡萄球菌等引起，是诱发风湿热、急性肾炎等疾病的重要原因之一。

（二）临床表现

1. 急性鼻炎（也称感冒）

（1）普通感冒 以鼻部卡他症状为主要表现，疾病初起时患者有咽干、咽痒或烧灼感，发病同时或数小时后，可有喷嚏、鼻塞、流清水样鼻涕，2～3 天后变稠。一般无发热及全身症状，或仅有低热、不适、轻度畏寒和头痛。检查可见鼻腔黏膜充血、水肿、有分泌物，咽部轻度充血。如无并发症，一般经 5～7 天痊愈。

▶ 注 意 ◀

接种流感疫苗对普通感冒的预防效果不明显。

（2）流行性感冒 流感又分为单纯型、肺炎型、中毒型和胃肠型等，典型流感的临床特点是急起高热、显著乏力、全身肌肉酸痛，而鼻塞、流涕和喷嚏等上呼吸卡他症状相对较轻。肺炎型流感实质上就是并发了流感病毒性肺炎，多见于老人、儿童和原有心肺疾病的病人，病死率高；中毒型流感以高热、休克、呼吸衰竭为主要表现，临床较少见，但病死率高；胃肠型流感则以呕吐、腹痛、腹泻为主要特征，儿童多见，2～3 天即可恢复。

2. 病毒性咽、喉炎

临床特征为咽部发痒和灼热感，伴声嘶、说话困难、咳嗽、无痰或少量黏液痰，有发热和乏力。体检可见咽、喉部明显充血和水肿、颌下淋巴结肿大且触痛。

3. 疱疹性咽峡炎

有明显咽痛和发热，体检可见咽充血，软腭、腭垂、咽及扁桃体表面有灰白色疱疹和浅表溃疡，周围有红晕。

4. 咽、结膜热

表现为发热、咽痛、畏光、流泪，检查可见咽和结合膜明显充血。

5. 细菌性咽-扁桃体炎

起病迅速，咽痛明显，畏寒、发热，体温可达 39℃ 以上。检查可见咽部明显充血，扁桃体充血肿大，表面有黄色点状渗出物，颌下淋巴结肿大、压痛，肺部无异常体征。

急性上呼吸道感染可并发急性鼻窦炎、中耳炎、急性气管支气管炎，部分病人可并发病毒性心肌炎、急性肾炎、风湿性关节炎等。

（三）治疗

1. 治疗原则

上呼吸道病毒感染多为自限性，不治可自愈，症状轻者发病期间注意休息，多喝水，注意保暖，提高机体免疫力即可。由于病毒感染没有特效药，由病毒引起的一般上呼吸道感染主要是对症治疗，但对于重症者可适当使用抗病毒药物治疗；如为细菌感染，则首选抗菌药物治疗。

2. 对症治疗药物

▶ 技能点 ◀

问病荐药

（1）解热镇痛药　上呼吸道感染常伴有发热，头痛、关节痛、肌肉痛，解热镇痛药可退热、缓解头痛和全身痛，常用阿司匹林、对乙酰氨基酚、双氯芬酸等。

（2）鼻黏膜血管收缩药　感冒常有鼻塞症状，为减轻鼻窦、鼻腔黏膜血管充血，解除鼻塞症状，保持咽鼓管和窦口通畅，可使用伪麻黄碱。

（3）抗组胺药　其阻断 H_1 受体的作用可抑制鼻黏膜因变态反应引起的卡他性炎症，减少打喷嚏、流清鼻涕和鼻塞等症状，本类药物中，有些品种有镇静作用，如氯苯那敏（扑尔敏）和苯海拉明等，易产生嗜睡不良反应。

（4）中枢兴奋药　有些治疗感冒的复方制剂中含有咖啡因，咖啡因可收缩脑膜血管，缓解因发热引起的头痛，其兴奋中枢神经的作用可以拮抗抗组胺药引起的嗜睡作用。

（5）人工牛黄　具有解热、镇惊作用。

（6）减鼻充血药　代表药物：0.5％麻黄碱、0.05％羟甲唑啉、0.1％塞洛唑啉。不宜长期使用。如果使用频率过高或疗程过长，可损伤鼻黏膜，导致药物性鼻炎，长期鼻塞为主要症状者，减鼻充血药并非适宜选择。

冠心病、高血压、甲状腺功能亢进、糖尿病、鼻腔干燥者、闭角型青光眼者、儿童、运动员等慎用麻黄碱。

3. 对因治疗药物

（1）抗病毒药

① 神经氨酸酶抑制剂：神经氨酸酶是流感病毒颗粒表面一种由蛋白质构成的酶，是病毒复制和扩散最关键的酶。病毒神经氨酸酶抑制剂是继金刚烷胺和流感疫

苗后的一类全新作用机制的流感防治药，能选择性地抑制呼吸道病毒表面神经氨酸酶的活性，阻止子代病毒颗粒在人体细胞的复制和释放，有效地预防感冒和缓解症状，在感冒初期48h应用，可明显缩短流感的持续时间。

扎那米韦：根据流感病毒NA与唾液酸的复合物结构，通过计算机分子模拟设计而成，结构中的胍基与流感病毒NA活性部位的氨基酸通过氢键、静电力及范德华力的作用，与酶紧密结合，作用强度及选择性均较高。扎那米韦对B型流感病毒也有一定程度的结合。

奥司米韦：是GS4071的乙酯型前药，其亲脂性的3-戊氧基侧链与流感病毒NA活性部位的疏水性口袋有较强的亲和力，阻断了流感病毒NA对病毒感染细胞表面的唾液酸残基的裂解，从而抑制了病毒颗粒从感染细胞的释放，因而是一种选择性高的流感病毒NA抑制剂。

磷酸奥司他韦（达菲）：为罗氏制药独家生产的抗流感药物，2001年10月在我国上市。口服后经肝脏和肠道酯酶迅速催化转化为活性代谢物奥司他韦羧酸，奥司他韦羧酸与神经氨酸的过渡态相似，能竞争性地与流感病毒神经氨酸酶活性位点结合，是一种强效的高选择性的流感病毒NA抑制剂，主要通过干扰病毒从被感染的宿主细胞释放，减少甲型或乙型流感病毒的传播。

帕拉米韦：2013年4月5日国家食品药品监督管理总局批准了抗流感新药帕拉米韦氯化钠注射液，现有临床试验数据证明其对甲型和乙型流感有效。帕拉米韦分子上多个基团分别作用于流感病毒NA分子的多个活性位点，强烈抑制神经氨酸酶的活性，阻止子代的病毒颗粒在宿主细胞的复制和释放，从而有效地预防流感和缓解流感症状。

② 金刚烷胺：是最早用于抑制流感病毒的抗病毒药，美国于亚洲感冒流行的1966年批准其作为预防药，并于1976年在预防药的基础上确认其为治疗药。该药对成年患者的疗效及安全性已得到广泛认同。但治疗剂量与产生副作用的剂量很接近，对高龄者及有慢性心肺疾病或肾脏疾病者的剂量和给药计划很难确定，因此尚未在临床上推广应用。在日本，金刚烷胺一直作为帕金森病的治疗药，直到1998年才被批准用于流感病毒A型感染性疾病的治疗。

③ 金刚乙胺：为金刚烷胺的衍生物，作用与金刚烷胺类似。抗甲型流感病毒的作用比金刚烷胺强4～10倍，且抗病毒谱广、毒性低。半衰期为24～36h。当血药浓度达1mg/L时，多数甲型流感病毒被抑制。可用于成人甲型流感的防治以及儿童甲型流感的预防。常用量为200mg/d，分1～2次口服，疗程同金刚烷胺。不推荐用于儿童甲型流感的治疗。甲型流感病毒可对此药产生交叉耐药性。耐药病毒的传播主要为预防用药失败所造成。金刚烷胺、金刚乙胺对禽流感病毒疗效不如奥司他韦。

（2）抗菌药　引起上呼吸道感染的细菌多为革兰阳性（G^+）菌，故首选青霉素类抗生素，若病人对青霉素类药物过敏，可改用大环内酯类抗生素，如罗红霉素，或用一些广谱抗生素，如喹诺酮类等。

4. 常用复方抗感冒药

感冒是上呼吸道感染中最常见的类型，由于感冒发病急促，症状复杂多样，迄今尚无一种药物能解决所有问题，因此，一般多采用复方制剂。表2-1列出了常用复方抗感冒药及其主要成分。

▶ 想一想 ◀
常用复方抗感冒药中解热镇痛成分为何绝大多数是对乙酰氨基酚？

表 2-1 常用复方抗感冒药及其主要成分

药品名称	解热镇痛药	缩血管药	镇咳药	中枢兴奋药	抗组胺	抗病毒	其他
泰诺片(酚麻美敏片)	对乙酰氨基酚	伪麻黄碱	右美沙芬		氯苯那敏		
白加黑日片(氨酚伪麻美芬片)	对乙酰氨基酚	伪麻黄碱	右美沙芬				
白加黑夜片(氨麻苯美片)	对乙酰氨基酚	伪麻黄碱	右美沙芬		苯海拉明		
雷蒙欣片(氨酚伪麻片)	对乙酰氨基酚	伪麻黄碱	右美沙芬		氯苯那敏		
达诺日片(氨酚美伪麻片)	对乙酰氨基酚	伪麻黄碱	右美沙芬				
达诺夜片(苯酚伪麻片)	对乙酰氨基酚	伪麻黄碱			苯海拉明		
复方氨酚葡锌(康必得)	对乙酰氨基酚		二氧丙嗪			板蓝根	葡萄糖酸锌
泰克胶囊(复方氨酚烷胺)	对乙酰氨基酚					金刚烷胺	人工牛黄
仁和可立克(复方氨酚烷胺胶囊)	对乙酰氨基酚			咖啡因	氯苯那敏	金刚烷胺	人工牛黄
快克胶囊(复方氨酚烷胺胶囊)	对乙酰氨基酚			咖啡因	氯苯那敏	金刚烷胺	人工牛黄
必利康(复方氨酚烷胺胶囊)	对乙酰氨基酚			咖啡因	氯苯那敏	金刚烷胺	人工牛黄
快克(复方氨酚烷胺胶囊)	对乙酰氨基酚			咖啡因	氯苯那敏	金刚烷胺	人工牛黄
感康片(复方氨酚烷胺片)	对乙酰氨基酚			咖啡因	氯苯那敏	金刚烷胺	人工牛黄
速效伤风胶囊(氨咖黄敏胶囊)	对乙酰氨基酚			咖啡因	氯苯那敏		人工牛黄
新速效感片(朴感灵片)	对乙酰氨基酚			咖啡因	氯苯那敏	金刚烷胺	人工牛黄
海王感冒剂	对乙酰氨基酚			咖啡因	氯苯那敏		人工牛黄
克感敏颗粒(酚氨咖敏颗粒)	对乙酰氨基酚	氨基比林		咖啡因	氯苯那敏		
海王银得菲(双扑伪麻片)	对乙酰氨基酚	伪麻黄碱			氯苯那敏		
感立克片(复方氨酚烷胺片)	对乙酰氨基酚				氯苯那敏	金刚烷胺	人工牛黄
轻克胶囊(复方氨酚烷胺胶囊)	对乙酰氨基酚				氯苯那敏	金刚烷胺	人工牛黄
丽珠感乐片(特酚伪麻片)	对乙酰氨基酚	伪麻黄碱			特非那定		
感冒清片(感冒清片)	对乙酰氨基酚				氯苯那敏	吗啉胍 大青叶	
感冒清胶囊(感冒清胶囊)	对乙酰氨基酚				氯苯那敏	吗啉胍	

药品名称	解热镇痛药	缩血管药	镇咳药	中枢兴奋药	抗组胺	抗病毒	其他
塞普胶囊（双扑伪麻胶囊）	对乙酰氨基酚	伪麻黄碱			氯苯那敏		
臣功再欣（复方锌布颗粒剂）	布洛芬				氯苯那敏		葡萄糖酸锌
爱菲乐(布洛伪麻片)	布洛芬	伪麻黄碱					
雅克(布洛伪麻片)	布洛芬	伪麻黄碱					
诺合片(诺合片)	布洛芬	伪麻黄碱					
感冒通片（氯芬黄敏片）	双氯芬酸				氯苯那敏		人工牛黄
新康泰克片（复方盐酸伪麻黄碱缓释胶囊）		伪麻黄碱			氯苯那敏		
乐菲(扑尔伪麻片)		伪麻黄碱			氯苯那敏		

注："（ ）"内的药名为通用名。

5. 感冒选药原则

感冒药要结合感冒的症状、进程和感冒药的组成进行选择。

（1）感冒早期　一般为起病的 1～2 天，大多有程度不同的过敏症状，症状有喷嚏、鼻塞、鼻流清涕、咽痒、鼻咽部不适、身冷、轻度恶寒或恶风。此期治疗原则重点是抗过敏，故以服用含有抗过敏药物的感冒药为主，如新康泰克（扑尔伪麻片）。

▶ 技能点 ◀
抗生素药物的选用

（2）发作期　起病后 2～4 天为发作期，症见发热、恶寒、体温升高；咽痛、头痛，全身关节或肌肉酸痛；轻度咳嗽、咯白黏痰。此时可选用含对乙酰氨基酚、布洛芬、双氯芬酸等解热镇痛药物；对于伴有轻度咳嗽的患者，可选用含有右美沙芬等止咳成分的药物。

（3）感染期　若发作期症状不能控制则易使病变范围扩大、病情加重，发生如咽炎、喉炎、扁桃体炎及支气管炎等呼吸系统疾病。此期除对症治疗外，还应使用抗生素或抗病毒药物治疗。另外，若除感冒症状外，还有恶心、呕吐、食欲缺乏、轻度腹泻（除外各型痢疾）者，属胃肠型感冒，可加服藿香正气水（或丸、胶囊）。若感冒迁延月余不愈，应做系统检查，以防他变。流行性感冒一般症状重，并发感染多，严重的可造成死亡。治疗流行性感冒则以清热解毒、抗病毒、抗感染为主。

（四）用药注意事项

（1）首先要明确抗生素对各类病毒均无作用。但病毒与细菌感染密切相关，当感冒时，病毒在咽喉部繁殖引起发炎，咽喉部细胞失去抵抗力，细菌会乘机繁殖，并发细菌感染（如化脓性扁桃体炎、咽炎、支气管炎和肺炎），表现为高热不退、呼吸急促、咽痛及全身疼痛、咳嗽、咯痰等症状。此时，往往要服用抗生素（如氨苄西林、头孢氨苄、红霉素、阿奇霉素）。抗生素可通过杀灭或抑制细菌生长而起到抗感染作用。但联合应用抗生素的指征应严格控制，必须凭执业医师处方或在医师指导下应用。

▶ 技能点 ◀
用药指导

（2）鉴于治疗感冒药的成分复杂，患者用药前应仔细阅读药品说明书，对服用含有抗过敏药制剂者，不宜从事驾车、高空作业或操作精密仪器等工作；伴有心脏病、高血压病、甲状腺功能亢进、肺气肿、青光眼、前列腺增生者需慎用含有鼻黏膜血管收缩药（盐酸伪麻黄碱）的制剂；妊娠初期及哺乳期妇女禁用含有右美沙芬的制剂；服用含有解热镇痛药制剂时应禁酒，同时注意：老年人及有肝肾功能不全、血小板减少症、有出血倾向、上消化道出血和（或）穿孔病史者，应慎用或禁用。

（3）适度发热可提高机体免疫功能、增强抗病能力。因此，发热病人只有体温高于38.5℃时，才能使用退热药，尤其是老人和儿童；更不能在病因不明的情况下一发热就使用退热药，否则容易导致误诊、漏诊。只要体温不超过38.5℃，让患者好好休息，多喝开水，适当补充维生素便可。

（4）解热镇痛药是通过出汗达到退热目的，因此，用药后要病人注意补充水分，尤其是老人和小儿更要注意，防止大量出汗导致病人虚脱。

（5）感冒药连续服用不得超过7日，服用剂量不能超过推荐的剂量，在连续服用1周后症状仍未缓解或消失，或出现体温超过38.3℃持续3天或发生39.4℃以上的高热；痰量极多、痰带绿色或含血丝；吞咽极度困难等情况应去医院向医师咨询。

（6）大多数感冒药成分相仿，不宜多种感冒药合用，避免因重复用药导致用量过多，增加药物不良反应，损害健康。

（五）生活指导

▶ 技能点 ◀
生活指导

感冒期间注意休息，多饮白开水、橙汁水或热姜糖水，并避免过度疲劳和受凉。平时应多到室外活动，增强身体的御寒能力，依据气候变化增减衣服，常开窗户，注意室内通风和清洁，勤晒被褥。流感流行期间，室内可用文火慢熬食醋，熏蒸2h，隔日1次，进行空气消毒。常做深呼吸换气。为有效预防感冒应经常洗手，特别在寒冷的冬季更要如此，并避免与患感冒的人接触。

二、同步案例

（一）抛砖引玉

1. 病例描述

患者，男，32岁，公司职员，主诉头痛、发热、咽痛、流黄鼻涕、咯黄痰2天。患者发病前两天因天气突然转凉，未及时添加衣服，感到浑身发冷，而后出现发热、流清鼻涕、鼻塞症状，自己服用感冒药，但症状未能得到有效控制，这两天症状越发严重。

2. 病例分析

患者在受凉后出现发热、流清鼻涕、鼻塞的症状，可初步诊断为普通感冒，自行服药后症状非但没有改善，反而出现了头痛、发热、流黄涕、咳黄痰的症状，提示呼吸道合并了细菌感染。

3. 用药指导

针对发热症状可选用解热镇痛药，如对乙酰氨基酚片或复方阿司匹林片等；针对病因可使用抗病毒口服液和抗生素类药物如青霉素V钾等。

患者，男，30 岁，司机，主诉近 2 日鼻塞很严重，流清水样鼻涕，恶寒，不发热，喉咙干、痒，但不痛，无咳嗽症状。问病后得知患者曾在两天前去大江游泳，当时觉得江水较凉，游了一会儿即上岸。次日清晨开始打喷嚏，鼻塞，流涕，咽痒。今来我店买药，请分析本案例，为患者制订用药方案，并进行用药指导，同时提出预防同样情况再发生的建议。

小试牛刀提示

文化与素养

华 佗

华佗（公元 145—208）在他年轻的时候十分努力求学，更喜欢研究医学和养生之道。战乱年代，他不忍心袖手旁观百姓的疾苦，便立志从医。他研究了大量医学典籍，同时广泛搜集民间医方，掌握了广博的医学知识和高超的医疗技术。华佗擅长外科手术，能够成功地进行诸如腹腔肿物摘除、胃肠吻合等大手术。他还发明了麻沸散，用酒冲服，对病人施行全身麻醉。这种麻醉剂，要比西方早 1600 多年，可惜后来失传了。

在内科诊断方面，华佗也是以高明的医术辨证施治，对因下药。有两个人都患头痛、发烧。仔细诊断后，他给一个人开了泻下药，给另一个人开了发汗药，并解释说，两人中一个患的是外实也就是感冒，另一个是内实也就是伤食，得病的原因不同，所以开的药也不一样。两个人服药后，病很快都好了。

华佗一生坚持在民间行医。他医术高超，医德高尚，享有很高的声望，被称为"神医"。后来曹操请他看久治不愈的"头风眩"，华佗只一针就手到病除。于是，曹操强迫他做了侍医。华佗一心只想为更广泛的人民群众治病，便借口妻子有病，请假回家，且屡次催促而不返。曹操派人发现是假，就把他逮捕下狱，后又将他杀掉。

在狱中，华佗曾整理编写了三卷医书《青囊经》，打算交给狱吏。狱吏怕受牵累，不敢接受。华佗于极度悲愤之中把书稿烧毁了。他的弟子曾把他的行医经验辑录成书，但也只有书名散见于一些史籍和医书中，而内容却大都亡佚了。尽管这样，华佗仍以自己的突出业绩，在中国医学史上留下了光辉的一页。

三、稳扎稳打

（一）单项选择

1. 下列关于解热药的使用叙述错误的是（　　）

A. 退热属对症治疗，可能会掩盖病情

B. 应严格掌握用量，避免滥用，老年人应减量

C. 多数宜在餐后服用　　D. 解热镇痛药大多有交叉过敏反应

E. 阿司匹林无致畸作用，但由于可导致出血，故不宜在妊娠的最后 2 周使用

2. 驾驶机、车、船及高空作业人员在工作时间内禁用含有（　　）成分的抗感

冒药

    A. 盐酸金刚烷胺　　　　　B. 对乙酰氨基酚　　　　　C. 阿司匹林

    D. 马来酸氯苯那敏　　　E. 盐酸伪麻黄碱

  3. 有心功能不全史的患者应慎用布洛芬，因为用药后可能发生（　　　）

    A. 过敏反应　　　　　　　B. 重度肝损伤　　　　　　C. 急性肾衰竭

    D. 尿潴留和水肿　　　　E. 电解质平衡失调

  4. 属于病毒神经氨酸酶抑制剂的抗流感病毒药是（　　　）

    A. 更昔洛韦　　　　　　　B. 拉米夫定　　　　　　　C. 利巴韦林

    D. 恩替卡韦　　　　　　E. 奥司他韦

  5. 下列不是抗流感病毒药物的是（　　　）

    A. 金刚烷胺　　　　　　　B. 拉米夫定　　　　　　　C. 扎那米韦

    D. 金刚乙胺　　　　　　E. 奥司他韦

  6. 病毒神经氨酸酶抑制剂（扎那米韦、奥司他韦）使用的最佳时间是（　　　）

    A. 在流感症状初始时　　B. 在流感症状严重时　　C. 在流感症状严重 24h 内

    D. 在流感症状初始 48h 内　E. 在流感症状初始 72h 内

  7. 局部用药治疗鼻塞的处方药是（　　　）

    A. 麻黄碱滴鼻液　　　　B. 羟甲唑啉鼻喷雾剂　　　C. 布地奈德鼻喷雾剂

    D. 复方萘甲唑啉鼻喷雾剂　E. 复方薄荷脑鼻用吸入剂

  8. 患前列腺增生症的老年患者服用抗过敏药后，可引起的严重不良反应是
（　　　）

    A. 急性尿潴留　　　　　　B. 严重高血压　　　　　　C. 慢性荨麻疹

    D. 急性胰腺炎　　　　　E. 血管性水肿

  9. 某患者需长期使用华法林抗凝，2 天前受凉感冒，应避免使用含有哪种成分
的抗感冒药（　　　）

    A. 对乙酰氨基酚　　　　　B. 双氯芬酸钠　　　　　　C. 布洛芬

    D. 苯海拉明　　　　　　E. 乙酰水杨酸

  10. 布洛芬缓释胶囊用于止痛和用于解热不得超过的时间分别为（　　　）

    A. 3 天、5 天　　　　　　B. 5 天、3 天　　　　　　C. 7 天、5 天

    D. 5 天、7 天　　　　　E. 7 天、3 天

（二）配伍选择

  1. 感冒药的组方中

  A. 解除鼻塞症状　　B. 减少打喷嚏和鼻腔溢液　　C. 增加解热镇痛药的疗效、
对抗嗜睡作用　　D. 退热、缓解头痛和全身痛　　E. 改善体液局部循环，促进药物对
病灶的渗透和扩散

  （1）双氯芬酸的作用是（　　　）　　　　　（2）伪麻黄碱的作用是（　　　）

  （3）氯苯那敏的作用是（　　　）　　　　　（4）咖啡因的作用是（　　　）

  2. 下列发热的指标是

  A. 39℃　　B. 37.6℃　　C. 37.3℃　　D. 37℃　　E. 37.2℃

（1）口腔温度超过（　　　）　　　　　（2）腋下温度超过（　　　）

3. 关于感冒的药物治疗

A. 金刚烷胺或金刚乙胺　B. 阿司匹林　C. 含右美沙芬的制剂　D. 扎那米韦吸入或口服奥司他韦　E. 萘甲唑啉

（1）在流感症状初始 48h 内可使用病毒神经氨酸酶抑制剂（　　　）

（2）感冒伴有咳嗽者可选用（　　　）

（3）对无合并症的流感病毒 A 感染早期可选用（　　　）

4. A. 布洛芬　B. 贝诺酯　C. 阿司匹林　D. 吲哚美辛　E. 对乙酰氨基酚

（1）解热且具有抑制血小板凝聚作用、增加出血危险的是（　　　）

（2）为两种解热镇痛药结合的化合物，对于胃肠道的刺激较小的是（　　　）

（3）非甾体抗炎药中镇痛作用较强、对胃肠道的刺激最低的是（　　　）

5. A. 组方含抗过敏药　B. 组方含伪麻黄碱　C. 组方含维生素 C　D. 组方含抗病毒药　E. 组方含解热镇痛药

（1）从事驾驶、高空作业等工作者不宜服用的是（　　　）

（2）伴有心脏病、甲亢、青光眼者慎用（　　　）

（3）老年人、肝肾功能不全者、有出血倾向者慎用或禁用的是（　　　）

（三）多项选择

1. 下列药物属于流感病毒神经氨酸酶抑制剂的是（　　　）

A. 金刚烷胺　　　　　　B. 金刚乙胺　　　　　　C. 奥塞米韦

D. 奥司他韦　　　　　　E. 扎那米韦

2. 下列关于解热药的使用叙述正确的是（　　　）

A. 对乙酰氨基酚对于孕妇是绝对安全的

B. 布洛芬用于晚期妊娠可使孕期延长

C. 不宜同时使用两种以上解热镇痛药

D. 使用解热镇痛药时不宜饮酒

E. 使用解热药的同时应注意饮水及补充电解质

3. 对乙酰氨基酚用于退热的药物应用特点有（　　　）

A. 成人一日安全用量不宜超过 2g　　　B. 每隔 4~6h 重复用药一次

C. 大剂量对肝脏有损害　　　　　　　　D. 可作为退热药的首选

E. 尤其适宜老年人和儿童服用

4. 慎用或禁用伪麻黄碱的人员有（　　　）

A. 儿童　　　　　　　　B. 癫痫患者　　　　　　C. 感冒患者

D. 高血压患者　　　　　E. 妊娠以及哺乳期妇女

5. 下列哪些是感冒的临床表现（　　　）

A. 发病急骤，局部和全身症状表现较重

B. 可有畏寒、疲乏、无力、腹胀、便秘等全身症状

C. 可有鼻甲黏膜充血、流鼻涕、水肿等症状

D. 打喷嚏　　　　　　　E. 继发感染时，白细胞会增多

6. 感冒的病原体包括（　　　）

A. 鼻病毒　　　　　　B. 腺病毒　　　　　　C. 柯萨奇病毒、冠状病毒

D. 副流感病毒　　　　E. 流感病毒

7. 12 岁以下儿童患感冒、发热，如果需要降低体温，可选用的药物有（　　　）

A. 对乙酰氨基酚　　　B. 布洛芬　　　　　　C. 尼美舒利

D. 塞来昔布　　　　　E. 氯丙嗪

8. 治疗鼻黏膜肿胀的非处方药有（　　　）

A. 口服伪麻黄素　　　B. 呋喃西林/麻黄素滴鼻剂

C. 羟甲唑啉滴鼻剂　　D. 赛洛唑啉滴鼻剂　　E. 氯苯那敏

9. 就儿童退热选用解热镇痛药的有关事宜，WHO 的建议是（　　　）

A. 两个月内婴儿禁止使用任何退热药

B. 儿童体温达到 38℃，可以适当服用退烧药

C. 儿童体温达到 39℃，可以适当服用退烧药

D. 儿童体温达到 39℃，经物理降温无效时，可以适当服用退烧药

E. 儿童退热最好选用含布洛芬的混悬液或含对乙酰氨基酚的滴剂

10. 伪麻黄碱的禁忌证有（　　　）

A. 膀胱颈梗阻　　　　B. 良性前列腺增生　　C. 甲状腺功能低下

D. 闭角型青光眼　　　E. 萎缩性鼻炎

四、学以致用

1. 患者，男，30 岁，因气候突变，感到头痛、鼻塞，体温 37.2℃，自认为感冒，服用阿司匹林 1 片，30min 后突感不适，呼吸困难，大汗。

（1）产生这些症状的原因是（　　　）

A. 阿司匹林过量　　　B. 冷空气刺激呼吸道

C. 阿司匹林用量过少，不能发挥作用

D. 患者服药方法不对，不能迅速起效

E. 阿司匹林抑制 PG 合成，使白三烯增多

（2）阿司匹林的临床适应证不包括（　　　）

A. 风湿病　　　　　　B. 胃出血　　　　　　C. 大剂量用于解热镇痛

D. 预防血栓形成　　　E. 不稳定型心绞痛

（3）阿司匹林用于降温的作用机制是（　　　）

A. 抑制炎症部位前列腺素合成

B. 对抗 cAMP 直接引起的作用

C. 抑制外周前列腺素合成

D. 作用于下视丘体温调节中枢扩张外周血管

E. 促进前列腺素合成

2. 患者，女，18 岁，因感冒后身体极度不适到药店咨询购药。患者在 1 周前患感冒，主要表现为乏力、头痛、咽痛、寒战、发热、恶心及呕吐等症状。因未得到充分休息，病情加重，出现刺激性阵咳、脓性黏痰等呼吸道症状，体温 39℃。请根据病例设计药店用药咨询情景。

项目二 复发性口腔溃疡的用药指导

一、必备知识

复发性口腔溃疡又称复发性阿弗他溃疡、复发性口疮，是一种最常见的口腔黏膜疾病，其患病率居口腔黏膜病之首。其特点是以口腔各部位反复发作的溃疡为特征，不伴有其他疾病体征，具有周期性、复发性、自限性特征，溃疡好发于唇、舌、颊、软腭等角化差的部位，灼痛难忍，严重者可以波及咽部黏膜。有些患者随着病程的延长，溃疡面积增大，数目增多，疼痛加重，愈合期延长，间隔期缩短等，严重影响进食和说话。在人群中患病率一般认为超过10%，可以发生于男女老幼，以中青年最多见。

（一）临床表现

溃疡初起为很细的小斑点，伴有灼热不适感，然后逐渐扩大为直径2～3mm或更大的浅溃疡。溃疡微微有些凹陷，表面有一层淡黄色的假膜覆盖，溃疡周围的黏膜由于充血而呈红晕状，灼痛明显。当接触有刺激性的食物时疼痛更加剧烈。复发性口腔溃疡的发作有自限性和周期性，一般的复发性口腔溃疡不经特殊治疗约7～10天可自行愈合，溃疡间歇期长短不等（从几天到数月），此起彼伏，反复发作。

（二）病因

目前病因不明，现代医学认为，复发性口腔溃疡与免疫有着很密切的关系，有的患者表现为免疫缺陷，有的患者则表现为自身免疫反应，其次是与遗传有关系，在临床中，复发性口腔溃疡的发病有明显的家族遗传倾向，即如果父母一方或双方患有复发性口腔溃疡，其子女比一般人更容易患病。另外，复发性口腔溃疡的发作常常还与一些疾病或症状有关，比如消化系统疾病（胃溃疡、十二指肠溃疡）、慢性或迁延性肝炎、结肠炎等。另外，贫血、偏食、消化不良、腹泻、发热、睡眠不足、过度疲劳、精神紧张、工作压力大、月经周期的改变等均对人体免疫力有一定影响。随着多种因素的活跃、交替、重叠等综合作用，也就造成了复发性口腔溃疡的频繁发作。

（三）治疗

1. 治疗原则

因病因不明确，故无特效治疗方法，主要是去除诱因、增强体质、对症治疗，以缓解疼痛、防止感染、促进愈合、提高机体免疫力、防止复发为主要治疗目的。

2. 治疗方法

复发性口腔溃疡以局部治疗为主，必要时辅以全身治疗。

（1）局部治疗　以消炎、止痛、促进溃疡愈合、缩短溃疡期为主要原则。

① 消炎类药物　包括药膜、软膏、含漱液、含片、散剂、超声雾化剂等。常

用的活性成分和制剂有氯己定含漱剂、西地碘含片、甲硝唑口颊片、甲硝唑含漱剂、地塞米松粘贴片、碘甘油等。

② 止痛类药物　0.5％盐酸达克罗宁、1％普鲁卡因、2％利多卡因等。

③ 消毒防腐类药物　用10％硝酸银、50％三氯醋酸、95％乙醇、8％氯化锌等烧灼溃疡，能使蛋白质凝固，形成假膜，促进愈合。

④ 局部封闭　用曲安奈德或醋酸泼尼松龙混悬液加等量的2％利多卡因，每个溃疡面点5～10mg，适于经久不愈或疼痛明显的溃疡。溃疡下局部浸润，每周1～2次。

⑤ 理疗　通过激光、微波治疗，有减少渗出、促进愈合的作用。

（2）全身治疗　以对因治疗、控制症状、减少复发、促进愈合、延长间歇期为主要原则。临床可酌情使用肾上腺皮质激素（如泼尼松）及其他免疫抑制剂、免疫增强剂（如转移因子、左旋咪唑）或中成药（可外敷冰硼散、养阴生肌膜、爽口托疮膜等，有清热泄毒、收敛生肌的作用，用时取药膜贴于疮面，一日2～3次）等。

（3）中医药治疗　可分为局部治疗和全身治疗。

局部治疗：可用养阴生肌散、西瓜霜、冰硼散等。

全身治疗：实火型口疮可用清胃散、导赤散等；虚火型口疮宜用六味地黄丸、杞菊地黄丸等。

（4）预防　寻找诱因，避免刺激，调整情绪。

（四）常用非处方制剂与用法

① 维生素B_2和维生素C　维生素B_2片：规格5mg，10mg。用法用量：口服，一次5～10mg，一日10～35mg；数日后减为补充膳食所需量，每日1～4mg。维生素C片：规格25mg，50mg，100mg。用法用量：口服，一次100～200mg，一日3次。至少服2周。

② 甲硝唑制剂　0.5％甲硝唑含漱剂，早、晚刷牙后含漱，一次15～20ml，一日2～3次，连续5～10日为1个疗程；另甲硝唑口颊片可夹于牙龈与龈颊沟间含服，于三餐后含服，临睡前加含1片，连续4～12日。

③ 复方氯己定含漱剂　其中所含葡萄糖酸氯己定为广谱杀菌药，甲硝唑具有抗厌氧菌作用。用法：早晚刷牙后含漱，一次10～15ml（一瓶盖）。5～10日为1个疗程。

④ 西地碘含片　可直接卤化细菌的体蛋白，杀菌力强，对细菌繁殖体、芽孢和真菌也有较强的杀菌作用。规格：1.5mg。含服一次1～2片，一日3～5次，用于口腔溃疡、白色念珠菌感染性口炎、糜烂型扁平苔藓等。

⑤ 醋酸地塞米松粘贴片　具有很强的抗炎作用，降低毛细血管的通透性，减少炎症的渗出。用量较小而作用直接、持久，可促进溃疡愈合。外用贴敷于溃疡处，每处1片，一日总量不得超过3片，连续使用不得超过1周。

⑥ 双花百合片　具有清热泻火、解毒凉血的作用。用于轻型复发性口腔溃疡心脾积热证，症见口腔黏膜反复溃疡、灼热疼痛、口渴、口臭、舌红苔黄等。规格：0.6g。用法用量：口服，一次4片，一日3次。

（五）用药注意事项

（1）甲硝唑含漱剂用后可有食欲缺乏、口腔异味、恶心、呕吐、腹泻等反应，偶见有头痛、头晕、失眠、抑郁、皮疹、荨麻疹、白细胞减少，停药后可迅速恢复。长期应用可引起念珠菌感染。

（2）氯己定偶可引起接触性皮炎，高浓度溶液有刺激性，含漱剂可使牙齿着色，味觉失调，儿童和青年偶可发生口腔无痛性浅表脱屑损害。

（3）一般牙膏中均含有阴离子表面活性剂，与氯己定可产生配伍禁忌，使用氯己定含漱剂后至少需间隔 30min 后才可刷牙。

（4）西地碘有轻度刺激感，口含后偶见口干、胃部不适、头晕和耳鸣（发生率约 2%），对碘过敏者禁用。

（5）频繁应用地塞米松粘贴片可引起局部组织萎缩，使由皮肤、黏膜等部位侵入的病原菌不能得到控制，引起继发的真菌感染等。另对口腔内有真菌感染者禁用。

（6）治疗口腔溃疡药早期及时使用，可以缩短愈合时间。如果口腔溃疡超过半个月不能自愈，或好发于同一部位，要到医院及时检查和诊治，绝对不能大意。因为此时可能是结核性溃疡或癌性溃疡。

（六）生活指导

药物治疗口腔溃疡的同时要养成良好饮食和生活习惯，对口腔溃疡愈合、防止复发起到举足轻重的作用。

▶ 技能点 ◀

生活指导

（1）平时要注意保护口腔卫生，少吃烟熏、腌制、烧烤、油炸和油腻食物，不吃辛辣刺激食物及热性食品如辣椒、生葱、生姜、大蒜、烟、酒、羊肉等。饮食多样化，多吃蔬菜、水果。

（2）生活起居有规律，保证充足的睡眠。保持大便通畅，防止便秘，这是复发性口腔溃疡治疗过程中不可忽视的一部分。

（3）口腔溃疡也被认为是身体变弱的信号，所以患者在治疗的过程中，应注意身体健康，改善体质加强体育锻炼，提高机体对疾病的抵抗力。

（4）保持心情愉快，戒烟酒，避免过度劳累和紧张。

◎ 用药贴士

氨来呫诺糊剂：适用于治疗免疫系统正常的口腔溃疡，为处方药。规格 0.25g。用法用量：尽可能在口腔溃疡一出现就使用本品，每天 4 次，疗程 3 天。最好于三餐后、睡前做好口腔卫生清洁后用药，挤出少量糊剂于棉棒上，涂在溃疡表面，用药量以覆盖溃疡面为准。

复方甘菊利多卡因凝胶：处方药。用于牙龈或口腔黏膜炎症性疼痛等。用法用量：每日 3 次，每次涂约 0.5cm 凝胶于疼痛或发生炎症的牙龈区，稍加按摩。

二、同步案例

（一）抛砖引玉

1. 病例描述

患者，女，26 岁。口内溃疡伴剧痛 2 天就诊。检查：下唇及舌前部可见小米粒大小的浅表溃疡十余个，溃疡中心微凹，周围红晕，散在分布。双侧颌下淋巴结肿痛。

问诊得知，患者以往类似发作每年均有多次，但溃疡数目较本次少，且不治自愈。

2. 病例分析

该患者患的是复发性口腔溃疡。

因患者溃疡浅表，具有典型的"红、黄、凹、痛、小"口腔溃疡临床特征；数目多达十余个，呈散在分布；具有复发性和自限性等。

3. 推荐用药

局部治疗：以消炎、止痛、促进溃疡愈合为主。临床可选用药膜、软膏、含漱剂或 0.5% 盐酸达克罗宁液等药物进行治疗。

全身治疗：以对因治疗、控制症状、减少复发、促进愈合为主要原则。该病例可酌情使用肾上腺皮质激素进行治疗。

（二）小试牛刀

小试牛刀提示

患者，女，34 岁，口腔内有黄豆粒大小的溃疡，疼痛难忍，不能进食，并有头痛、口干口臭、烦躁等症状。患者自述平时工作压力大，经常失眠且有便秘。这些症状已经反复发作多次，每次溃疡时都是用些口腔溃疡散或多刷牙使溃疡早些愈合。由于经常发病使患者心情特别烦躁，不能安心工作，故来药店购药。请根据患者的情况为其进行用药指导。

三、稳扎稳打

（一）单项选择

1. 以甲硝唑口颊片治疗口腔溃疡，最合理的用药方案是（　　）

A. 三餐后　　　　　　　B. 三餐前　　　　　　　C. 三餐后 1h

D. 三餐前 1h　　　　　　E. 三餐前 10min

2. 可用于治疗口腔溃疡的非处方药是（　　）

A. 10% 硝酸银　　　　　B. 维生素 B_2　　　　　C. 泼尼松

D. 1% 聚维酮碘　　　　　E. 0.1% 伊沙吖啶

3. 治疗口腔溃疡时，贴敷于溃疡处，每处 1 片，一日不得超过 3 片的药物是（　　）

A. 冰硼咽喉散　　　　　B. 甲硝唑口腔粘贴片　　　C. 地塞米松粘贴片

D. 西地碘含片　　　　　E. 达克罗宁溶液

4. 在复发性口腔溃疡的全身治疗中，正确使用肾上腺皮质激素类药物的方法是（　　）

A. 泼尼松 60mg/d，分 3 次口服，控制病情后减量

B. 泼尼松 80～100mg/d，分 3 次口服，控制病情后减量

C. 泼尼松 100～120mg/d，分 3 次口服，控制病情后减量

D. 泼尼松 10～30mg/d，分 3 次口服，控制病情后减量

E. 泼尼松 60～80mg/d，分 3 次口服，控制病情后减量

5. 下面对于复发性口腔溃疡临床特点描述错误的是（　　）

A. 溃疡表现为孤立的、圆形或椭圆形的浅表性溃疡

B. 病程一般为 7～14 天　　　　C. 呈周期性、复发性且有自限性

D. 先出现密集分布的针头大小的小水疱，后破溃形成溃疡

E. 好发于中青年

（二）配伍选择

1. A. 左旋咪唑　B. 西地碘含片　C. 甲硝唑含漱剂　D. 氯己定含漱剂　E. 地塞米松粘帖片

（1）适宜口腔溃疡反复发作患者的是（　　）

（2）长期应用可引起念珠菌感染的是（　　）

（3）频繁应用可使局部组织萎缩的是（　　）

（4）可能致使儿童和青少年口腔浅表脱屑的是（　　）

2. A. 冰硼咽喉散　B. 达克罗宁液　C. 10%硝酸银溶液　D. 甲硝唑颊片　E. 地塞米松粘帖片

（1）一处1片，总量不得超过3片，连续使用不得超过3天的是（　　）

（2）用时取少量，吹敷患处，一日2～3次的是（　　）

（3）涂于溃疡面上，用于进食前止痛的是（　　）

（三）多项选择

1. 下列关于口腔溃疡的药物治疗叙述正确的是（　　）

A. 甲硝唑含漱剂用后可有食欲缺乏、口腔异味等反应，长期应用可引起念珠菌感染

B. 氯己定可引起接触性皮炎

C. 如口腔溃疡超过一个月不能自愈，或好发于同一部位，要及时就医

D. 氯己定可与牙膏中的阳离子表面活性剂产生配伍禁忌，用药后应间隔30min再刷牙

E. 频繁应用地塞米松粘贴片可引起局部组织萎缩，引起继发性的真菌感染

2. 口腔溃疡药物治疗中，属于非处方药的有（　　）

A. 溶菌酶含片　　　　　B. 冰硼咽喉散　　　　　C. 爽口托疮膜

D. 10%硝酸银溶液　　　　　　　　　　　E. 地塞米松粘贴片

3. 治疗口腔溃疡的药物中，属于处方药的是（　　）

A. 泼尼松片　　　　　B. 左旋咪唑片　　　　　C. 10%硝酸银溶液

D. 甲硝唑口腔粘贴片　　　　　　　　　　E. 地塞米松粘贴片

4. 口腔溃疡治疗的用药注意事项与患者教育有（　　）

A. 溃疡数目较多、面积大且频繁发作者适宜应用灼烧法

B. 使用甲硝唑口腔粘贴片治疗期间，不得饮酒或含酒精的饮料

C. 口腔内真菌感染者禁用地塞米松粘贴片

D. 使用氯己定含漱液后至少间隔30 min才可刷牙

E. 保持口腔清洁卫生

5. 关于复发性口腔溃疡特征描述不正确的是（　　）

A. 具有特异性、复发性和自限性　　　B. 具有传染性、周期性和自限性

C. 具有特异性、传染性和复发性　　　D. 具有周期性、复发性和自限性

E. 具有聚集性、特异性和周期性

项目三　慢性咽炎的用药指导

一、必备知识

咽炎是咽部黏膜、黏膜下组织的炎症，常为上呼吸道感染的一部分。依据病程的长短和病理改变性质的不同，分为急性咽炎、慢性咽炎两大类。急性咽炎已在急性上呼吸道感染中介绍，在此不再赘述。

慢性咽炎是咽部黏膜、黏膜下及淋巴组织的弥漫性炎症，常为其他上呼吸道慢性炎症的一部分，是人群中十分常见的一种慢性咽部疾病。

（一）分类及病因

1. 分类

（1）慢性单纯性咽炎　表现为咽黏膜慢性充血，黏膜下结缔组织及黏液腺增生，咽分泌物较多。

（2）慢性肥厚性咽炎（也叫颗粒性咽炎）　表现为咽部黏膜充血肥厚、黏膜下有广泛的结缔组织及淋巴组织增生，咽后壁明显增厚。

（3）慢性萎缩性咽炎　以黏膜萎缩性改变为主，表现为咽部黏膜及黏膜下组织变薄，血管及腺体减少，分泌减少。

2. 病因

（1）局部因素：①急性咽炎反复发作或延误治疗转为慢性；②慢性鼻部炎症、慢性扁桃体炎、龋齿等影响所致。

（2）外界因素：如果生活地域气候寒冷、干燥，工作环境空气被粉尘、化学气体污染，或者咽喉长期受烟酒、辛辣食物的刺激，就易得慢性咽炎。

（3）身体因素：慢性咽炎也可以是某些全身性疾病的局部表现，如贫血、消化不良、大便长期秘结、心脏病、支气管炎、哮喘、肝脏病变、糖尿病及慢性肾炎等。

（4）职业因素：主要多发于嗓音工作者，如教师、演员等。因长期多语言和演唱，可刺激咽部，引起慢性充血而致病。

（二）临床表现

主要症状是咽部不适，干、痒、胀，有黏稠样分泌物不易咳出，很少有咽痛，有异物感，咳之不出，吞之不下，易干呕，总想不断地清理嗓子；有时清晨起床后常会吐出微量的稀痰，可有刺激性咳嗽、声音嘶哑。以上症状尤其在说话稍多、食用刺激性食物后、疲劳或天气变化时加重。慢性咽炎的病程长，一般在 2 个月以上，症状常反复，不易治愈。

（三）治疗

1. 治疗原则

早发现、早预防、早治疗。慢性咽炎一般不需要使用抗生素治疗，因为慢性咽炎多数并非细菌感染。关键是及早发现、及早治疗，消除致病因素，清除上呼吸道其他疾病病灶，增强机体免疫力。

2. 治疗

从解剖学角度而言，咽喉部位几无纤毛覆盖，易于暴露，便于直接用药。因而给药的方法可采用涂搽、喷雾、含服或含漱等。除此之外还要根据咽炎种类不同采取不同的治疗措施。

慢性咽炎治疗目前没有特效的方法，主要从以下几个方面进行治疗。

（1）针对病因，如戒烟戒酒，积极治疗急性咽炎及鼻腔、鼻窦、扁桃体的慢性炎症，改善工作和生活环境，避免粉尘及有害气体的刺激。加强锻炼，增强体质，预防感冒。

（2）咽干、咽痛者可选用一些含片。

① 具有杀菌作用类含片：地喹氯铵含片（泰乐奇口含片）或复方地喹氯铵含片、克菌定含片、度米芬含片等。

② 具有抑菌作用类含片：银黄含化片、含碘片、清咽滴丸、金菊利咽口含片、西瓜霜含片、草珊瑚含片、溶菌酶口含片等。

③ 具有抗病毒作用类含片：利巴韦林口含片等。

也可以使用甲硝唑含漱剂、氯己定含漱剂，以减轻或解除症状。

（3）可选用各种中成药，如万应胶囊、清咽利喉颗粒、一清胶囊、十味龙胆花颗粒。也可选用维生素类药物治疗，如维生素 B、维生素 C 等。

（4）如果患慢性肥厚性咽炎，咽干、咽部异物感明显时，可采用分次激光、冷冻或电灼治疗。

▶ 技能点 ◀

问病荐药

（四）常用药物制剂与用法

① 甲硝唑制剂：0.5%甲硝唑含漱剂，早、晚刷牙后含漱，一次 15～20ml，一日 2～3 次，连续 5～10 日为 1 个疗程。

② 复方氯己定含漱剂：其中所含葡萄糖酸氯己定为广谱杀菌药，甲硝唑具有抗厌氧菌作用。用法：一次 10～15ml（一瓶盖），早晚刷牙后含漱。5～10 日为 1 个疗程。

③ 西地碘含片：可直接卤化细菌的体蛋白，杀菌力强，对细菌繁殖体、芽孢和真菌也有较强的杀菌作用。规格：1.5mg。含服一次 1～2 片，一日 3～5 次。用于口腔溃疡、白色念珠菌感染性口炎、糜烂型扁平苔藓等。

④ 度米芬含片：规格 0.5mg。口含，一次 1～2 片，每隔 2～3h 含服 1 次。

⑤ 地喹氯铵含片：规格 0.25mg。口含，一次 1～2 片，每 2～3h 含服 1 次，必要时可重复用药。

⑥ 溶菌酶含片：规格 20mg。口含一次 1 片，一日 4～6 次。

⑦ 西瓜霜含片：规格 0.6g。含服，一次 2 片，一日 5 次，5～7 天为 1 个疗程。

⑧ 复方草珊瑚含片：规格 44g。含服，每次 2 片，每 2h 1 次，一日 6 次。

（五）用药注意事项

（1）慢性咽炎一般不需要使用抗生素治疗，因为慢性咽炎多数并非细菌感染。无论是急性期还是慢性期的咽炎在发现后都要积极采取治疗措施进行治疗，不可延误治疗时机，如急性咽炎不及时治疗会转入慢性期，就会增加治疗难度；如慢性咽

▶ 技能点 ◀

用药指导

炎不及时治疗，今后治愈的希望指数会更低。

（2）咽炎用药的不良反应，常见有恶心、呕吐、胃部不适等；偶见有过敏、皮疹、瘙痒等表现，一旦发现应立即停药。

（3）度米芬、氯己定含漱剂等药物切勿与阴离子表面活性剂（如牙膏）同时使用。

（4）溶菌酶片偶见过敏反应，有皮疹等表现。

（5）应用口含片含服时宜把药片置于舌根部，尽量贴近咽喉，每隔 2h 1 次或一日 4～6 次。另应注意：①含服的时间越长，局部药物浓度保持的时间就越长，疗效越好；②含服时不宜咀嚼或吞咽药物，保持安静；③含后 30min 内不宜进食或饮水；④含后偶见有过敏反应，出现皮疹、瘙痒等，一旦发现应及时停药；⑤5 岁以下幼儿服用含片时，最好选用圈式中空的含片，即使呛入喉部也不致发生阻塞。

在治疗慢性咽炎的过程中，正确地适当使用口含片可起到减轻症状，缩短病程的作用。但如果长时间高频率使用，其后果是：①诱发细菌或病毒的耐药性；②杀死口咽部寄生的正常非致病菌，改变口腔及咽部酸碱度；③破坏口咽部正常菌群之间相互制约维持平衡的共生状态，可引起细菌间正常菌群平衡破坏，降低局部免疫力，诱发咽炎的发生，甚至引起继发性二重感染。

（6）应用含漱剂时应注意：含漱剂中的成分多为消毒防腐药，含漱时不宜咽下或吞下。对幼儿、恶心、呕吐者暂时不宜含漱。按说明书的要求稀释浓溶液。含漱后不宜马上饮水和进食，以保持口腔内药物浓度。

（7）西瓜霜润喉片为西瓜霜、冰片、薄荷脑等中药经加工提炼而制成的中药片剂，西瓜霜具有清热、解暑、生津、润喉等功能，西瓜霜润喉片不仅具有消炎止痛效果，而且还能生津润喉，因此，对咽部干燥肿痛且伴有声音嘶哑的咽喉疾患疗效较好。但西瓜霜喷剂中含西瓜霜、冰片等孕妇慎服的成分，为保险起见，不主张孕妇（特别是有流产史、孕早期等）使用，类似的药物还有健民咽喉片、复方草珊瑚含片、乾坤咽炎片、金嗓子喉宝含片等。

（8）西地碘含片中的碘对口腔黏膜组织的刺激性很大，不宜长期含服。对碘过敏的人含服含有碘分子的润喉片后会发生过敏反应，出现呼吸急促、面色苍白、口唇青紫、皮肤丘疹、全身湿冷等症状。哺乳期妇女含服含碘的润喉片，碘可经乳汁被乳儿吸收影响婴儿生长发育。另外，含碘润喉片不能与含有朱砂的六神丸同服，因朱砂中的二价汞能与碘结合，形成碘化汞类有毒汞盐沉淀，可导致药物性肠炎。

（六）生活指导

（1）日常生活应注意不吃辛辣食物，如辣椒、大蒜、大葱及生姜、芥末、胡椒粉、酒等。多饮水，多食清淡的食物。避免进食过烫、过冷的食物。

（2）吸烟的患者要坚决戒除，以减少烟雾对咽部黏膜的直接刺激作用。

（3）避免过度疲劳，要保证睡眠。

（4）注意居室清洁，减少灰尘，保持居室有一定的湿度。

（5）注意保暖，尤其是冬季，冷空气的刺激常是咽炎的诱发因素。

（6）注意保持口腔卫生。

（7）注意提高自身免疫力。

中药代茶饮

中药代茶饮指用中草药与茶叶配用，或以中草药（单味或复方）代茶冲泡、煎煮，然后像茶一样饮用。中药代茶饮为我国的传统剂型，是在中医理、法、方、药理论原则指导下，依据辨证或辨证与辨病相结合对病情的判断，为防治疾病、病后调理或仅为养生保健而组方选药与茶叶（或不含茶叶）合制而成的剂型。

二、同步案例

（一）抛砖引玉

1. 病例描述

患者，男，38岁，教师。主诉咽部不适。只要稍微吃些热性的食物或稍微受凉，甚至说话多些，咽部就非常不舒服。咽部有灼热感、异物感、干燥感，而且咽部有较黏稠的分泌物。检查可见咽部黏膜弥漫性充血，呈暗红色，咽后壁有黏性分泌物附着，咽后壁淋巴滤泡增生、散在或融合，咽侧索充血肥厚。问病史得知：患者三年前不小心淋雨，随后就发热、头痛、咽痛，当时以为是感冒，也没在意，自己服用感冒药无效，后到医院经医生诊断为急性咽炎，用药3天后好转，即自行停药。没想到却发生了上述的情况。患者吸烟史12年，每天吸烟约1包，偶尔饮酒。无其他呼吸道慢性病史。

请分析该病人发生什么情况？向病人推荐合适的药物，并对病人进行用药和生活指导。

2. 病例分析

病人表现为咽部有灼热感、异物感、干燥感，而且咽部有较黏稠的分泌物。检查可见咽部黏膜弥漫性充血，呈暗红色，咽后壁常有黏性分泌物附着，咽后壁淋巴滤泡增生、散在或融合，咽侧索也有充血肥厚。从上述症状分析，该患者应该是由于急性咽炎没能得到及时控制而转为慢性咽炎。加之，患者为教师，用嗓较多，咽喉部得不到很好休息，也支持慢性咽炎的诊断。

3. 推荐用药

本病多由细菌和病毒感染引起，可因咽部直接受感染引起，也可由邻近组织蔓延而来。主要致病菌为溶血性链球菌、金黄色葡萄球菌、流感嗜血杆菌等。治疗可选择对其敏感的抗生素，如青霉素V钾、阿莫西林、头孢氨苄等。当然，如果是病毒感染，则要选择抗病毒药，如利巴韦林。局部可使用含漱剂及含片治疗，还可选用有抗菌、抗病毒作用的中药治疗。

该病人应以局部治疗为主，可选用一些含片，如西瓜霜含片、草珊瑚含片、清咽滴丸、金菊利咽口含片等；也可选用一些含漱剂，如甲硝唑含漱剂、氯己定含漱剂等；如上述治疗效果不好，也可考虑全身用药，如万应胶囊、清咽利喉颗粒、一清胶囊、十味龙胆花颗粒等，或加用一些维生素类药物治疗，如维生素 B、维生素 C 等。如果患者咽干、咽部异物感明显时，可建议病人去医院进行激光、冷冻或电灼治疗。

4. 用药指导和生活指导

（1）用药指导

① 应用口含片含服时宜把药片置于舌根部，尽量贴近咽喉，每隔 2h 1 次或一日 4～6 次。

② 含服时不宜咀嚼或吞咽药物，含药后 30min 内不宜进食或饮水。

③ 含药后如有皮疹、瘙痒等过敏反应，应及时停药。

④ 含漱剂中的成分多为消毒防腐药，含漱时不宜咽下或吞下，含漱后不宜马上饮水和进食，以保持口腔内药物浓度。

（2）生活指导

① 日常生活应注意不吃辛辣食物，如辣椒、大蒜、大葱及生姜、芥末、胡椒粉、酒等。多饮水，多食清淡的食物。避免进食过烫、过冷的食物。

② 戒烟酒。

③ 注意休息，避免过度疲劳，避免过度用嗓。

④ 注意居室清洁，减少灰尘，保持居室有一定的湿度。

（二）小试牛刀

小试牛刀提示

患者，女，45 岁。主诉冷风吹后咽喉发痒，总想咳嗽，多穿些衣服或加盖被子保暖后症状减轻。检查可见咽部水肿、水样分泌物增多，并可见舌体肿胀、腭垂水肿等。请分析该患者可能患的疾病，并为其提供合理建议和用药指导。

三、稳扎稳打

（一）单项选择

1. 下列哪个不是慢性咽炎的临床表现 （　　　）

A. 咽喉部不适、干燥、发痒、疼痛或有异物感

B. 清晨起床后常会吐出微量的稀痰，伴有声音嘶哑

C. 常伴有发热　　　　　D. 有刺激性咳嗽　　　　　E. 病程长，症状常反复

2. 西瓜霜润喉片等不宜用于 （　　　）

A. 驾驶员　　　　　　B. 老年人　　　　　　C. 儿童

D. 肝肾功能不全　　　E. 孕妇（特别是有流产史、孕早期等）

3. 西地碘正确的用法用量是 （　　　）

A. 口服，每次 1.5mg，每日 2～3 次

B. 口服，每次 3g，每日 1 次

C. 外用，每次 3g，每日 2～3 次

D. 口含，每次 3mg，每日 1 次

E. 口含，每次 1.5mg，每日 3～5 次

4. 关于咽炎的药物治疗，局部可应用 （　　　）

A. 解热镇痛药　　　　B. 甲硝唑　　　　　C. 口含片（溶菌酶、西地碘片）

D. 抗菌药物和肾上腺糖皮质激素

E. 抗炎药（如复方青果冲剂、清咽丸、双黄连口服液）

5. 为清除口腔内的条件致病菌可含漱（　　　）

A. 西瓜霜润喉片　　　　B. 甲硝唑　　　　　　C. 西地碘片

D. 清咽丸　　　　　　　E. 双黄连口服液

（二）多项选择

1. 下列关于咽炎的药物治疗叙述正确的是（　　　）

A. 含服口含片时，宜把药片置于舌根部

B. 含服的时间越长，疗效越好

C. 西地碘有轻度刺激感，对碘过敏者禁用

D. 含药后 30min 内不宜进食或饮水

E. 度米芬、氯己定含漱剂勿与阴离子表面活性剂同时使用

2. 关于慢性咽炎的治疗，说法正确的有（　　　）

A. 慢性肥厚性咽炎咽部异物感明显时，可采用分次激光、冷冻治疗

B. 针对病因，积极治疗急性咽炎以及扁桃体等的慢性炎症，避免粉尘及有害气体的刺激

C. 可以起到杀菌作用的口含片有银黄含化片、清咽滴丸、草珊瑚含片、西瓜霜口含片等

D. 还可以使用抗病毒作用的口含片如利巴韦林口含片等

E. 可选用各种中成药如万应胶囊、清咽利喉颗粒、一清胶囊以及维生素 B、维生素 C、维生素 D 等治疗

3. 西地碘口含片在使用过程中需要注意（　　　）

A. 对口腔黏膜组织的刺激性大，不宜长期含服

B. 对碘过敏的患者含服后可能出现呼吸急促、面色苍白、口唇青紫等，故慎用

C. 不能与含有朱砂的六神丸同服，因可导致药物性肠炎

D. 高血压患者慎用

E. 西地碘口含片中碘可经乳汁被乳儿吸收影响生长发育，哺乳期妇女禁用

4. 关于咽炎用药的注意事项有（　　　）

A. 无论是急性还是慢性咽炎都需要使用抗生素

B. 无论是急性期还是慢性期的咽炎在发现后都要积极采取治疗措施，不可延误治疗时机

C. 咽炎用药的不良反应偶见有过敏、皮疹、瘙痒等表现，一旦发现应立即停药

D. 含漱剂应按照说明书要求稀释，含漱后不宜马上饮水和进食，以保持口腔内药物浓度

E. 不宜频繁使用口含片，否则会破坏口腔正常菌群，甚至引起继发性二重感染

5. 关于咽炎的治疗表述正确的有（　　　）

A. 过敏性咽炎的治疗和其他咽炎类似

B. 反流性咽炎的治疗应该先治疗胃食管反流等原发病

C. 慢性干燥性咽炎日常生活中注意保持一定空气湿度，积极锻炼身体

D. 慢性肥厚性咽炎只能依靠手术治疗

E. 急性咽炎的发热者可应用抗生素（青霉素，头孢菌素）、磺胺类药和抗病毒药，不必使用局部口含片、含漱剂等

四、学以致用

患者，男，52岁。近段时间感觉喉咙除了发干、灼热外，好像被什么东西堵住一样。去看了好多医生，都说他是咽炎。有医生说他是细菌性咽炎，有医生说他是病毒性咽炎，可是，抗生素、抗病毒药他用了一大堆，竟一点效果都没有。就在他自己觉得没有希望时，有个很有经验的医生给他做了检查后说，他的病是慢性咽炎没有错，但不是感染性咽炎，而是反流性咽炎。请各组学生通过查阅资料了解何为反流性咽炎，并列出治疗要点，并为上述病人推荐用药。

开宗明义

项目四 牙周炎的用药指导

一、必备知识

重点难点

慢性牙周炎的发病原因、治疗原则、治疗药物。

牙周炎是累及四种牙周支持组织（牙龈、牙周膜、牙槽骨和牙骨质）的慢性感染性疾病，往往引发牙周组织的炎性破坏。牙周炎包括慢性牙周炎（也叫成人牙周炎）、侵袭性牙周炎、反映全身疾病的牙周炎和坏死性牙周炎，其中慢性牙周炎最常见，本书所指牙周炎即为慢性牙周炎。慢性牙周炎是一种由菌斑微生物引起的感染性疾病，导致牙周支持组织的炎症、进行性附着丧失和骨丧失。其特点为牙周袋形成和牙槽骨的吸收。由于病程缓慢，早期症状不造成明显痛苦，患者常不及时就诊，使支持组织的破坏逐渐加重，最终导致牙齿丧失。牙周炎发生、发展中细菌起了决定性的作用。细菌附着于牙齿或软组织，形成菌斑，且在此增殖、发展并产生许多毒性因子，引起牙龈红肿、出血、牙周韧带的破坏，并引起支持牙齿的牙槽骨的破坏和吸收，最终导致牙齿的松动和脱落。除细菌外，还有许多其他的局部和全身因素在牙周炎的发展中起着一定作用，其中最重要的是牙结石，为细菌提供了一个破坏牙周组织的基地。另外，食物嵌塞、不良修复体的刺激、不良的咬合关系及内分泌紊乱、遗传或有全身性疾病和营养不良都对牙周炎的发生、发展有着不良的促进作用。

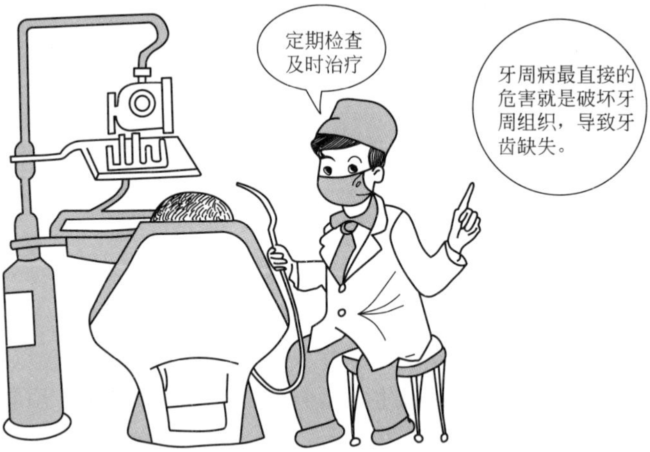
定期检查
及时治疗
牙周病最直接的危害就是破坏牙周组织，导致牙齿缺失。

（一）分类

根据疾病的范围和严重程度慢性牙周炎可进一步分类。范围指受累部位的数目，可分为局限型和弥漫型。一般认为，如果全口牙中受累部位少于或等于30％为局限型，若大于30％的部位受累则为弥漫型。

根据牙周炎的严重程度可分为：

轻度：牙龈有炎症和探诊出血，可有口臭。牙周袋深度≤4mm，附着丧失1～2mm，X射线片显示牙槽骨吸收不超过根长的1/3。

中度：牙龈有炎症和探诊出血，也可有脓。牙周袋深度≤6mm，附着丧失3～5mm，X射线片显示牙槽骨水平型或角型吸收超过根长的1/3，但不超过根长的1/2。牙齿轻度松动，轻度的根分叉病变。

重度：牙龈炎症明显，或发生牙周脓肿。牙周袋深度>6mm，附着丧失≥5mm，X射线片显示牙槽骨吸收超过根长的1/2，多根牙有根分叉病变，牙多有松动。

▶ 技能点 ◀

辨识牙周炎

（二）临床表现及伴发症状

1. 临床表现

牙周袋深度>3mm，并有炎症，多有牙龈出血，临床附着丧失，牙周袋探诊后有出血，槽骨有水平型或垂直型吸收，晚期牙松动或移位。

2. 伴发病变

根分叉病变，牙周脓肿，牙龈萎缩、敏感、根面龋，食物嵌塞，逆行性牙髓炎，继发性咬合创伤，口臭。

（三）治疗

1. 治疗原则

早期发现，及早治疗，首先应是彻底清除菌斑、牙石等病因刺激物，消除牙龈的炎症，使牙周袋变浅，并争取适当的牙周组织再生，长期稳定地保持疗效。机械方法清除菌斑、牙石是最有效的办法，也是治疗慢性牙周炎的基础，对一些炎症严重、肉芽组织增生的深牙周袋，在刮治后可适当地用药物处理袋壁。除非出现急性感染症状，一般不需使用抗菌药物。

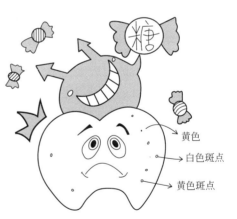

黄色

白色斑点

黄色斑点

▶ 技能点 ◀

问病荐药

2. 药物治疗

治疗牙周病的药物有很多，一般有作用于病因的抗菌疗法、作用于骨吸收过程的阻断疗法和中医药治疗。在此只介绍抗菌药物的治疗。

抗生素可有效地控制牙周组织病的急性感染，常采用局部治疗和全身治疗，应以局部治疗为主。为了防止应用抗生素形成耐药菌株，破坏口腔微生物生态平衡，减少对宿主的副作用，使用时要遵循以下原则：

（1）一般不做全身治疗，牙周炎伴急性感染时（如多发性牙周脓肿等），可考虑抗生素全身用药，但在取得明显疗效后应立即停止。

（2）全身用药时应尽量选用窄谱抗生素并小剂量使用。常用的口服抗生素及用法是：①四环素，一次 250mg，每日 4 次，连服 2 周；②螺旋霉素，一次 200mg，每日 4 次，连服 5～6 天为 1 个疗程；③甲硝唑（灭滴灵），一次 200mg，每日 4 次，连服 5～7 天；④还可选用青霉素、红霉素、麦迪霉素、林可霉素等。

（3）有些患者对基础治疗反应不佳，或有个别位点难以彻底清除，炎症不易控制，可于牙周袋内局部放置抗菌药物。尽量采用局部控释的药物。目前临床上应用的最理想的为控释抗菌药物，如四环素药管、甲硝唑药膜、甲硝唑棒等。这些药物具有用药剂量小，牙周局部浓度高，维持时间长，疗效高，不易产生耐药菌株的特点。除此之外，还可以应用含漱剂，如 0.12%～0.2% 洗必泰液（又称氯己定），以及 1% 过氧化氢液、2% 碳酸氢钠液、1/5000 高锰酸钾液、复方硼砂液、芳香漱口液等，可抑制菌斑的沉积，减少口腔内细菌的数量，控制炎症，起清洁和消毒口腔的作用。

复方氯己定含漱液的使用方法

（四）常用药物制剂与用法

技能点
用药指导

① 度米芬片：具有广谱杀菌作用，对革兰阳性和革兰阴性菌均有杀灭作用。用法：口含，一次 1～2 片，每隔 2～3h 含服一次。

② 氯己定：别名洗必泰，口腔科用药。具有相当强的广谱抑菌作用。用法：每次 5mg 每隔 2～3h 含服一次。0.12%～0.2% 含漱，洗必泰液（又称氯己定含漱剂），用法：含漱，1 次 10～15ml（一瓶盖），每次 2min，每日 2 次，早晚刷牙后含漱，连用 2 周。

③ 甲硝唑：具广谱抗厌氧菌和抗原虫的作用，广泛用于预防和治疗口腔厌氧菌感染。用法：0.5% 含漱剂含漱，一日 2～3 次；口颊片，每片 5mg，每次一片置口腔颊部，一日 3 次。

（五）生活指导

技能点
生活指导

（1）保持良好的口腔卫生，掌握正确的刷牙方法，有利于预防牙周炎的发生。

（2）养成良好的口腔卫生习惯，早晚刷牙，饭后漱口。

（3）多种牙膏交替使用，正确选择牙刷并定期更换牙刷。

（4）每隔 3～6 个月定期去医院做超声波牙周清洁治疗。

◎ 用药贴士

甲硝唑棒：抗厌氧菌感染药。用于治疗牙周炎。长 3.0cm、宽 1.5mm、厚 0.7mm 的类白色扁形棒剂。每 100g 含甲硝唑 22g。用法用量：局部应用。以镊子将药棒插入患牙的牙周袋内，一次 1～2cm，1～2 日 1 次，共放置 2～3 次即可。

西吡氯铵漱口液：耳鼻喉科及口腔科用药。西吡氯铵为阳离子季铵化合物，作为表面活性剂，主要通过降低表面张力而抑制和杀灭细菌。对菌斑形成有一定抑制作用，可用于口腔疾病的辅助治疗，也可用作日常口腔护理及清洁口腔。用法和用量：为漱口剂，刷牙前后或需要使用时，每次 15ml，强力漱口 1min，每天至少两次，或遵医嘱。

氯己定：化学名为双氯苯双胍己烷，系阳离子表面活性剂，具有相当强的广谱抑菌、杀菌作用，是一种较好的杀菌消毒药，对革兰阳性和阴性菌的抗菌作用比苯扎溴铵强。低浓度时呈抑菌作用，高浓度时呈杀菌作用。即使在有血清、血液等存在时仍有效。临床用于手术前洗手、泡手、手术区皮肤消毒；口腔/咽喉感染、创面冲洗、器械消毒、病室或手术室等环境消毒。乳膏或软膏用于婴儿湿疹、小面积烧伤、烫伤和脓疱疮；粉剂用于痱子、湿疹皮炎红斑期。涂膜用于轻度烧伤和烫伤。

糖尿病型牙周炎的药物治疗：糖尿病患者存在胶原代谢障碍，而四环素类药物除了有抗生素作用外，还可抑制胶原酶、基质溶解素及其他基质金属蛋白酶活性，减少骨吸收，所以四环素与机械清创联合治疗糖尿病性牙周炎的疗效很好，多西环素（强力霉素）抗胶原酶活性更强，且不经过肾脏代谢，而糖尿病患者肾脏功能常已受损，故更适用于糖尿病患者，常用剂量为100mg/d，共2周。

二、同步案例

（一）抛砖引玉

1. 病例描述

患者，女，49岁，因牙龈红肿、出血且有口腔异味，今来药店购药。患者牙龈红肿、出血已有数月，但最近感觉牙龈萎缩，食物嵌塞严重。查体：可见有几颗牙牙龈红肿、牙石积聚、牙龈萎缩、部分牙根露出。问及既往病史皆无。

2. 病例分析

从患者的口述和查体看应属于中度慢性牙周炎。

3. 推荐用药

为了防止牙周组织的进一步损伤，应尽快消除炎症。

局部应用抗菌药：甲硝唑含漱剂一日3次，连用7日。同时要注意口腔卫生和牙菌斑的去除，这对牙周炎的治疗起到很重要的作用。

（二）小试牛刀

患者，女，29岁。牙龈红肿，刷牙后出血伴口臭，很烦恼，今到药店购买止血药和除口臭药物。查体发现有两颗牙齿牙龈红肿且萎缩，牙根有些暴露。患者在工作中自觉压力很大，因口臭，不愿与他人多交往，同事关系比较紧张，并患有轻微的抑郁症。请根据此案例设计药店问病荐药情景。

小试牛刀提示

三、稳扎稳打

（一）单项选择

1. 局部缓释用药治疗牙周炎的优点如下，除了（　　　）
A. 用药量小　　　　　B. 药物维持时间长　　　　C. 牙周袋内的药物浓度高
D. 不易诱导耐药菌的产生　E. 可杀灭侵入袋壁内的微生物
2. 治疗牙周炎的全身用药为（　　　）

A. 甲硝唑   B. 碘酚   C. 复方碘甘油

D. 复方氯己定   E. 碘氧液

3. 抗生素治疗牙周病的原则，不正确的是（   ）

A. 牙周基础治疗效果不好的   B. 急性感染的牙周疾病

C. 尽量使用广谱抗生素   D. 尽量采用局部给药的途径

E. 用药前应清除菌斑、牙石

4. 牙周炎治疗可选药物（   ）

A. 诺氟沙星   B. 左氧氟沙星   C. 阿莫西林

D. 克拉维酸钾   E. 头孢曲松钠

5. 单纯性牙周炎全身治疗首选的药物是（   ）

A. 红霉素   B. 牙周宁   C. 中药固齿剂

D. 维生素类药物   E. 大环内酯类＋甲硝唑

（二）多项选择

1. 牙周炎全身用药有（   ）

A. 甲硝唑、强力霉素

B. 阿莫西林、罗红霉素、螺旋霉素、克林霉素、沙星类

C. 布洛芬、吲哚美辛   D. 氯己定含漱剂

E. 度米芬含片

2. 判断有无牙周炎的重要指征是（   ）

A. 龈袋超过 3mm   B. 附着丧失   C. 牙龈出血

D. 牙槽骨吸收   E. 牙齿松动

3. 氯己定的应用剂型有（   ）

A. 含漱液   B. 凝胶   C. 袋内缓释药物

D. 牙膏、涂剂、喷雾剂   E. 粘贴片

4. 下列可以用于治疗牙周炎的含漱剂有（   ）

A. 洗必泰   B. 替硝唑   C. 甲硝唑

D. 西吡氯铵   E. 康复新

5. 治疗牙周炎的局部控释药物有（   ）

A. 四环素纤维   B. 甲硝唑凝胶   C. 米诺环素软膏

D. 洗必泰片   E. 强力霉素可吸收聚合物

开宗明义

项目五 消化性溃疡的用药指导

▶ 重点难点 ◀

消化性溃疡的病因、主要症状、三联用药方案、用药疗程、服药时间。

一、必备知识

消化性溃疡指主要发生于胃和十二指肠球部的慢性溃疡，为多发病、常见病。溃疡的形成有各种因素，其中酸性胃液对黏膜的消化作用是溃疡形成的基本因素，因此得名。

十二指肠球部溃疡主要发生在中青年人群，胃溃疡的发病年龄比十二指肠球部溃疡大 10 岁左右，一般发生在 40 岁以上人群。临床观察发现十二指肠球部溃疡发生率高于胃溃疡。

（一）病因

消化性溃疡的发病机制较为复杂，迄今尚未完全阐明。概括起来消化性溃疡的产生有两方面的原因：一方面是由于胃和十二指肠黏膜的自我保护能力被破坏。如经常进食粗糙、刺激性食物和服用阿司匹林、泼尼松、乙醇等，以及反流的十二指肠液，都可以损害胃黏膜屏障而使胃和十二指肠的自我保护能力下降。此时，具有消化蛋白质作用的胃酸和胃蛋白酶就很容易穿透胃黏膜屏障，消化侵蚀自身的胃或十二指肠黏膜，形成溃疡。另一方面是由于各种原因引起胃酸和胃蛋白酶分泌增加。此种情况下，即使胃和十二指肠黏膜的自我保护能力正常，也阻挡不了过量的胃酸、胃蛋白酶的侵蚀，易形成溃疡。如遗传因素或胃泌素瘤，或过度的精神紧张和不良情绪，可直接引起迷走神经兴奋，增加胃液分泌，使胃酸和胃蛋白酶分泌增加。

但目前更多的研究认为胃窦部幽门螺杆菌（Hp）感染为导致消化性溃疡的更重要的病因，大约 90% 的十二指肠球部溃疡和 80% 的胃溃疡由 Hp 感染所致。胃是 Hp 在人体内定植的主要部位，是慢性胃炎和消化性溃疡的重要致病因素，并与胃癌的发生有关。同时，胃炎所导致的 H^+ 反向弥散、幽门括约肌功能不全所造成的十二指肠胃反流、十二指肠内容物的胆盐和溶血卵磷脂均可损伤胃黏膜，诱发胃溃疡。

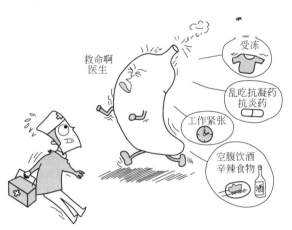

（二）临床表现

1. 主要症状

溃疡的典型表现是中上腹部的疼痛或不适感。疼痛往往是一种隐痛、灼痛、胀痛或嘈杂感、饥饿样不适感，一般为轻度至中度持续性疼痛，可耐受；疼痛或不适症状的发作有一定规律，被归纳为"三性"：慢性、周期性和节律性。

① 慢性：以年为单位，也就是说，消化性溃疡的症状可以在几年、十几年甚至几十年的时间内反复发作或持续存在。

② 周期性：以季为单位，也就是说溃疡症状的发作有一定的季节性，譬如好发于秋冬之交或冬春之交。除季节和气候突变影响外，过度疲劳、饮食失调也可引起发作。

③ 节律性：以天为单位，也就是说溃疡腹痛症状的发作在一天内有其规律，例如消化性溃疡中的胃溃疡，其上腹痛症状常常发生在进食后 30~60min，下一餐饭前缓解，其规律可以用"进食—腹痛—缓解"来表示；而十二指肠球部溃疡（简

称为球溃）上腹痛的症状常常发生在空腹时或夜间，进食后缓解，其规律可以用"腹痛—进食—缓解"来表示；进食或服碱性药物可使疼痛缓解。

2. 其他症状

▶ 技能点 ◀

区分胃溃疡和十二指肠溃疡的临床表现。

（1）常伴有反酸、嗳气、流涎、恶心、呕吐及其他消化不良症状等。

（2）全身症状：患者可有失眠、多汗、缓脉等自主神经功能失调的表现，症状较剧而影响进食者可有消瘦及贫血。

（3）缓解期一般无明显体征。活动期可有剑突下固定而局限的压痛点，胃溃疡压痛点常在中上腹或偏左；十二指肠球部溃疡常在中上腹或偏右。

3. 辅助检查

（1）纤维胃镜和胃黏膜活组织检查　是确诊消化性溃疡的首选检查方法。胃镜检查可直接观察到溃疡部位、溃疡大小、性质，并可在直视下取活组织作病理学检查和幽门螺杆菌检测。

（2）胃液分析　可见十二指肠球部溃疡酸度增高，胃溃疡酸度可高可低，但多数正常；溃疡病活动阶段，粪便潜血试验多为阳性。

（3）X射线钡餐检查　溃疡的直接征象是在病变处见到龛影，适用于不愿意接受胃镜检查的病人。

4. 并发症

（1）出血　出血是消化性溃疡最常见的并发症，也是急性上消化道出血的最常见原因，在国内5191例急性上消化道出血的病因分析中溃疡出血占48.7%。患者多有反复发作病史，10%～15%患者从无溃疡病史，而以大量出血为首发症状。出血的临床表现主要取决于出血速度和出血量，微量出血（<5ml）难以觉查，只能通过粪便隐血试验才能判断；出血较多则表现为呕血与黑粪，溃疡一次出血60ml以上即可出现黑粪，严重出血者（短时间出血量>1000ml）可有循环衰竭的表现，甚至发生失血性休克，需紧急抢救。

（2）幽门梗阻　十二指肠球部或幽门管溃疡可引起反射性幽门痉挛，或因溃疡周围组织水肿、炎症等导致不同程度的暂时性幽门梗阻，经内科治疗随溃疡的好转而消失，称为功能性幽门梗阻；如溃疡反复发作后遗留瘢痕或组织粘连造成持久性幽门狭窄，称为器质性幽门梗阻。幽门梗阻病人多有上腹痛，失去节律性，且餐后加重，以上腹饱胀不适、嗳气反酸、呕吐最为突出，多于晚餐后明显，吐物量大，有酸臭味并含有发酵的隔夜宿食，吐后上腹疼痛缓解。体征有上腹膨胀胃型、蠕动波及振水音。可有营养不良、失水、电解质紊乱（大量 H^+、Cl^-、K^+ 丢失）及代谢性碱中毒。

（3）穿孔　急性穿孔是消化性溃疡最严重的并发症之一，发生率一般在1%～2%，据住院患者统计，急性穿孔占溃疡住院患者18%。

溃疡深达浆膜层时，可突然穿透而发生急性穿孔，以胃窦小弯及十二指肠球部前壁溃疡多见。部分患者有饱餐、进食粗糙食物、服用非甾体抗炎药、腹压增加等诱因。溃疡急性穿孔后，胃、十二指肠内容物流入腹腔，导致急性弥漫性腹膜炎。临床表现为突然出现严重腹痛，始于上腹逐渐延至脐周，有时胃肠内容物沿肠系膜根部流向右下腹，致右下腹痛酷似急性阑尾炎穿孔。数小时后出现腹膜刺激征，多数患者有气腹征，部分患者伴有休克症状。

（4）癌变　少数胃溃疡可发生癌变，一般认为发生率很低，不超过 $2\% \sim 3\%$。以下几点应提高警惕：①经积极内科治疗症状不见好转，或溃疡迁延不愈者；②无并发症而疼痛节律性消失，原来治疗有效药物失效；③体重减轻；④粪便潜血试验持续阳性者。有上述情况者，应进一步做胃镜复查及黏膜活检，或做 X 射线气钡双重造影以排除早期癌变。如仍不能作出结论应严密随访观察，直至溃疡愈合。

（三）治疗

1. 治疗原则

消除病因、缓解症状、促进溃疡愈合；预防复发和避免并发症；整体治疗与局部治疗相结合，要强调治疗的长期性和持续性；选择药物要效果好、价廉、使用方便和个体化；必要时手术治疗。

2. 治疗药物

治疗消化性溃疡的药物主要包括降低胃酸的药物、根除幽门螺杆菌感染的药物、增强胃黏膜保护作用的药物以及解除平滑肌痉挛的药物。

（1）降低胃酸的药物　包括抗酸药和抗胃酸分泌药两类。

抗酸药的作用是中和胃酸，多是一些无机弱碱，有碳酸氢钠、碳酸钙、氧化镁、氢氧化铝、氢氧化镁、三硅酸镁等，价格便宜。但长期应用含钙、铋、铝的抗酸药可致便秘，镁制剂可致腹泻，常将两种或多种抗酸药制成复合剂，以抵消其副作用。目前应用较多的复方抗酸制剂有胃舒平、胃必治等。

> ▶ 议一议 ◀
> 抗酸药与抑酸药的区别

抗胃酸分泌药物主要有组胺 H_2 受体拮抗药和质子泵抑制药两类。

① H_2 受体拮抗药：组胺 H_2 受体拮抗药选择性竞争 H_2 受体，从而使壁细胞胃酸分泌减少，故对治疗消化性溃疡有效。代表药物有西咪替丁、雷尼替丁、法莫替丁。

② 质子泵抑制药：胃酸分泌最后一步是壁细胞分泌膜内质子泵驱动细胞 H^+ 与小管内 K^+ 交换，质子泵即 H^+,K^+-ATP 酶。质子泵抑制药通过 H^+,K^+-ATP 酶可明显抑制胃酸分泌，为目前最强的一类胃酸分泌抑制药，可强烈抑制胃酸分泌，并且维持较长时间，因此对消化性溃疡更为有效，可以更迅速地控制症状并使溃疡愈合。这类药物主要包括奥美拉唑、兰索拉唑、泮托拉唑、雷贝拉唑等。

（2）加强胃黏膜保护作用的药物　已知胃黏膜保护作用的减弱是溃疡形成的重要因素，近年来的研究认为加强胃黏膜保护作用、促进黏膜的修复是治疗消化性溃疡的重要环节之一。主要药物有胶态次枸橼酸铋、硫糖铝、米索前列醇、替普瑞酮等。

（3）Hp 感染的治疗　对于确诊为幽门螺杆菌感染者应当进行严格的正规治疗，Hp 感染常用的抗菌药物有庆大霉素、阿莫西林、克拉霉素、四环素和甲硝唑，单用疗效差。目前的研究表明，三联用药根治幽门螺杆菌，具有疗程短、副作用少的特点。根治幽门螺杆菌常用的三联治疗方案有铋剂加二联抗生素或质子泵抑制药（PPIs）加二联抗生素治疗。

> ▶ 注　意 ◀
> 解决消化性溃疡容易复发的关键是清除幽门螺杆菌。

Hp 根除推荐的治疗方案有一线方案、二线方案。

一线方案

① PPIs/RBC（标准剂量）＋阿莫西林（1g）＋克拉霉素（0.5g），一日 2 次，连

续 7 日。

②PPIs/RBC（标准剂量）＋甲硝唑（0.4g）＋克拉霉素（0.5g），一日 2 次，连续 7 日。

③PPIs/RBC（标准剂量）＋阿莫西林（1g）＋呋喃唑酮（0.1g）/甲硝唑（0.4g），一日 2 次，连续 7 日。

④铋剂（标准剂量）＋呋喃唑酮（0.1g）＋克拉霉素（0.5g），一日 2 次，连续 7 日。

⑤铋剂（标准剂量）＋甲硝唑（0.4g）＋四环素（0.75～1g），一日 2 次，连续 14 日。

⑥铋剂（标准剂量）＋甲硝唑（0.4g）＋阿莫西林（0.5g），一日 2 次，连续 14 日。

也可用 H_2 受体阻断药（西咪替丁 400mg、雷尼替丁 150mg、法莫替丁 20mg）替代 PPIs，但根除率可能会有所降低。

二线方案

①PPIs（标准剂量）＋铋剂（标准剂量）＋甲硝唑（0.4g，一日 3 次）＋四环素（0.75～1g），一日 2 次，连续 7～14 日。

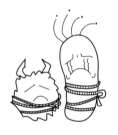
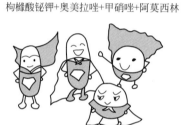

四联法：
枸橼酸铋钾+奥美拉唑+甲硝唑+阿莫西林

②PPIs（标准剂量）＋铋剂（标准剂量）＋呋喃唑酮（0.1g）＋四环素（0.75～1g），一日 2 次，连续 7～14 日。

③解除平滑肌痉挛和止痛：消化性溃疡的典型症状是上腹疼痛，为缓解患者腹痛，可使用阿托品皮下注射，或口服普鲁本辛、曲布美汀等。

注：PPIs 为质子泵抑制药，目前有埃索美拉唑（E）20mg、雷贝拉唑（R）10mg、兰索拉唑（L）30mg、奥美拉唑（O）20mg、RBC（雷尼替丁枸橼酸铋）350mg。

3. 选药原则

由于消化性溃疡部位不同，选药存在差异。

▶技能点◀

为胃溃疡和十二指肠球部溃疡患者选药

消化性溃疡主要指胃和十二指肠的慢性溃疡。但从其发病原因上看，胃溃疡和十二指肠球部溃疡发病机制并不完全相同，因此用药也各有不同：胃溃疡应以使用增强防御因子的药物为主，而十二指肠球部溃疡则以应用减弱攻击因子的药物为主。对容易复发的病例需长期维持治疗。

在具体临床药物使用上，胃溃疡主要选择胃黏膜保护药和促进胃内容物排空的药物，减轻胃的负担，可用硫糖铝片、枸橼酸铋钾、胃必妥或胃必治、得乐冲剂等，选择其中一种药物，再加上多潘立酮，此药是胃动力药，可促进胃排空。如果胃黏膜检查出幽门螺杆菌，可采用根除 Hp 推荐的治疗方案。如胃溃疡患者吐酸水较明显，则可加用抗酸药及抑制酸分泌的药物，如雷尼替丁。如果胃疼痛症状仍不缓解，则可加适量解痉药。

关于十二指肠球部溃疡的用药，主要是应用抑制胃酸分泌的药物和抗酸药，如雷尼替丁（或法莫替丁）加上硫糖铝片，或雷尼替丁（或法莫替丁）加胃必妥（或胃必治），如症状严重而不能改善者，可换用质子泵抑制药如奥美拉唑（洛赛克）。治疗时间一般以 6～8 周为一个疗程，奥美拉唑以 4 周为一个疗程，个别需服药 8 周。应当在此特别提请注意的是，使用 H_2 受体拮抗药如雷尼替丁等药物，不能骤然停药，因骤然停药会引起反跳，使病情加重、复发。正确的做法是停药前先减量，即每天晚上服药一次，再维持两个月即可安全停药。

由此看来消化性溃疡应当利用可靠的诊断手段进行确诊，然后对症服药，由于治疗方面已有多种有效药物，只要能按上述方法正确治疗，患者的溃疡即可愈合。

（四）常用药物制剂与用法

① 碳酸钙片：规格 0.5g。口服，一次 0.5～2.0g，一日 3 次。

② 碳酸氢钠片：规格 0.3g，0.5g。口服，一次 0.3～1g，一日 3 次。

③ 氢氧化铝片：规格 0.3g。口服，一次 0.6～0.9g（一次 2～3 片），一日 3 次，餐前 1h 服。

④ 奥美拉唑肠溶胶囊：规格 20mg。口服，不可咀嚼。a. 消化性溃疡：一次 20mg（一次 1 粒），一日 1～2 次。每日晨起吞服或早晚各 1 次，胃溃疡疗程通常为 4～8 周，十二指肠溃疡疗程通常 2～4 周。b. 反流性食管炎：一次 20～60mg（一次 1～3 粒），一日 1～2 次。晨起吞服或早晚各 1 次，疗程通常为 4～8 周。c. 卓-艾综合征（Zollinger-Ellison 症候群）：一次 60mg（一次 3 粒），一日 1 次，以后每日总剂量可根据病情调整为 20～120mg（1～6 粒），若一日总剂量需超过 80mg（4 粒）时，应分为两次服用。

⑤ 兰索拉唑片（胶囊）：规格 15mg，30mg。a. 十二指肠溃疡：通常成人一日 1 次，一次 15～30mg，连续服用 4～6 周；b. 胃溃疡、反流性食管炎、卓-艾综合征、吻合口溃疡：通常成人一日 1 次，一次 30mg，连续服用 6～8 周。但用于维持治疗、高龄者、肝功能障碍、肾功能低下的患者，一日 1 次，一次 15mg。

⑥ 雷贝拉唑片：规格 10mg。成人每日口服 1 次 10mg（1 片），根据病情也可每日口服 1 次 20mg（2 片）。在一般情况下，胃溃疡、吻合口溃疡、反流性食管炎患者给药以 8 周为限，十二指肠溃疡患者给药以 6 周为限。

⑦ 硫糖铝片：规格 0.25g，0.5g。口服，一次一片，一日 2 次。

⑧ 雷尼替丁片：规格 0.15g。a. 口服，一次 150mg（一次 1 片），一日 2 次，或一次 300mg（一次 2 片），睡前 1 次。b. 维持治疗：口服，一次 150mg（一次 1 片），每晚 1 次。c. 严重肾病患者，雷尼替丁的半衰期延长，剂量应减少，一次 75mg（一次半片），一日 2 次。d. 治疗卓-艾综合征宜用大量，一日 600～1200mg（一日 4～8 片）。

⑨ 铝碳酸镁咀嚼片：规格 0.5g。咀嚼后咽下，一次 1～2 片，一日 3 次，或餐后 1～2h，睡前或胃部不适时服用。

（五）用药注意事项

（1）避免服用溃疡原性药物。所谓溃疡原性药物，即对胃黏膜有损害作用的药物。包括水杨酸盐及非甾体抗炎药（NSAID），如乙酰水杨酸、吲哚美辛等；

▸ 技能点 ◂

用药指导

糖皮质激素，如醋酸泼尼松、醋酸地塞米松等。此类药物能使病情反复发作，应避免使用。如因疾病需要必须服用上述药物，应尽量采用肠溶剂型或小剂量间断饭后服用。同时进行充分的抗酸治疗和加强黏膜保护，减少对胃的不良反应。

（2）避免不合理配伍用药。①抗胆碱药（如阿托品、颠茄片、山莨菪碱等）能松弛胃肠道平滑肌，延长胃排空时间，胃排空药（如甲氧氯普胺、多潘立酮及西沙必利等）能促进胃肠蠕动，改变胃排空速度，故两药不宜同时服用。②黏膜保护药（如胶体铋剂、枸橼酸铋钾、胃得乐、硫酸铝等）的作用方式独特，既不中和胃酸也不抑制胃酸分泌，而是在一定胃液 pH 条件下能在溃疡面形成保护膜，将胃酸、胃蛋白酶与溃疡面隔开，使溃疡组织修复、再生而愈合。而抗酸药、中和胃酸药（如氢氧化铝、胃得乐、胃舒平）或减少胃酸分泌的药物（如雷尼替丁、法莫替丁），均干扰黏膜保护药作用。③多巴胺受体拮抗药（如多潘立酮）能促进胃肠蠕动，改变胃排空速度，使药物在肠内通过较快，缩短吸收时间，减少 H_2 受体阻断药（雷尼替丁）的吸收，并缩短血药浓度峰值的到达时间。

（3）任何药物除治疗作用外，还有一定的副作用。如雷尼替丁剂量过大可致白细胞减少、血清转氨酶增高、男性性功能障碍和乳房增大、精神异常等。应用这类药物时，应注意定期观察肝、肾功能的变化。再如质子泵抑制药（奥美拉唑）是较强的抑酸药，若过量或长期服用，可使患者持续处于低胃酸状态。各种抗酸药中和胃酸的作用相差很大，长期应用最常见的不良反应是腹泻或便秘，所有抗酸药均产生暂时性代偿性盐酸分泌增多，对习惯性便秘者不宜应用。另应用抗酸药应避免与酸性药、含鞣酸的药物同服。

（4）抗消化性溃疡药物种类繁多，作用机理不同，最佳服药时间也不尽相同。要科学地选择服药时间，以保证最大的药效、最小的副作用。胃黏膜保护药如枸橼酸铋钾等宜在餐前 30min 和睡前服用；抗胃泌素药如丙谷胺等宜在餐前 15min 服用。需餐时服用的药物为 H_2 受体拮抗药，如雷尼替丁、西咪替丁等。近年来多提倡睡前服用 H_2 受体拮抗药，主要是抑制夜间胃酸分泌，减少胃酸对溃疡面的刺激，有利于溃疡面的愈合。

某些碱性药物如碳酸氢钠（俗称小苏打）、氢氧化铝凝胶、碳酸钙、10%氢氧化镁以及复合制剂如胃舒平、盖胃平、胃必治、胃得乐（其中主要成分为抗酸药）等，必须在餐后 1～1.5h 服用，这样可维持缓冲作用长达 3～4h，如餐后立即服则药效只能维持 1h 左右。另外如效果不明显时可增加服药次数而不必增加每次服药的剂量，如睡前加服 1 次。如氢氧化铝凝胶每日 3 次，每次 10ml，如症状减轻不明显可改为每日 4 次，每次仍为 10ml。注意胃舒平、盖胃平为咀嚼剂，嚼碎后服下效果更好。增加胃黏膜血流量及防御因子、促进胃黏膜修复的药物如螺佐呋酮餐后服用；其他像胃友、胃必治、胃仙 U 等，其最佳服用时间为餐后 1h 服用，即两餐之间服。硫糖铝、米索前列醇、麦滋林等保护胃黏膜药宜在餐前服。硫糖铝若为片剂，需要嚼碎后用水吞下效果更好。含有胶体枸橼酸铋的丽珠得乐、迪乐等，可杀死幽门螺杆菌，但需与胃黏膜接触才能发挥作用，宜在餐前服。法莫替丁及奥美拉唑（洛赛克）等，均是强烈抑制胃酸分泌的药物，在疾病急性期，一般主张早晚各服一次，待病情缓解后，改为每晚服维持量。

（5）由于消化性溃疡是类慢性病，且易复发，要使其完全愈合，必须坚持长期服药，以充分发挥此类药物的最佳效能。切不可症状稍有好转便骤然停药，如果在溃疡完全愈合以前过早停药，症状会迅速重新出现，进而使原有溃疡恶化。也不可频繁更换药物，服用某种药物刚过几天，见病状未改善，又换另一种药。一般来说，一个疗程要服药 4～6 周，疼痛缓解后还得巩固治疗 1～3 个月，甚至更长时间。

（六）生活指导

（1）生活要有规律，避免过劳或睡眠不足，对急性发作者，应卧床休息。

▶ 技能点 ◀
生活指导

（2）克服不良情绪，保持乐观。

（3）宜进少渣、营养丰富、易消化食物，忌食坚硬、油煎类、辛辣、生冷食物，忌油及浓茶，少食多餐；胃胀者少食牛奶及豆制品。

（4）忌烟。长期吸烟会促使胃溃疡发生或加重。

（5）注意保暖，避免受寒，因寒冷常诱发疼痛。

◉ 用药贴士

吉法酯片：处方药。规格 50mg。（1）成人每次口服 2 片，每日 3 次；一般疗程为 个月，病情严重者需 2～3 个月。（2）儿童用药：每次口服 1～2 片，每日 3 次。（3）维持性用药：每次口服 1～2 片，每日 3 次。预防性用药：每次口服 1 片，每日 3 次。（4）预防性用药：每次口服 1 片，每日 3 次。

泮托拉唑钠肠溶片：处方药。适用于活动性消化性溃疡（胃、十二指肠溃疡）、反流性食管炎和卓-艾综合征。规格 40mg。口服，每日早晨餐前 40mg（1 片）。十二指肠溃疡疗程通常为 2～4 周，胃溃疡和反流性食管炎疗程通常为 4～8 周。泮托拉唑与其他药物的相互作用小，与奥美拉唑相比，对细胞色素 P450 系统作用小，不影响地西泮的作用时间，与口服避孕药、地高辛、华法林、苯妥英钠或茶碱无明显相互作用。

枸橼酸莫沙必利片：处方药。规格 5mg。为消化道促动力剂，主要用于功能性消化不良伴有胃灼热、嗳气、恶心、呕吐、早饱、上腹胀等消化道症状；也可用于胃食管反流性疾病、糖尿病性胃轻瘫及部分胃切除患者的胃功能障碍。口服，一次 1 片，一日 3 次，饭前服用。

二、同步案例

（一）抛砖引玉

1. 病例描述

患者，男，41 岁。上腹部烧灼痛反复发作，常发生于空腹或夜间，伴反酸、嗳气半年余。胃液分析提示：胃酸分泌增加；细菌学检查：幽门螺杆菌阳性。

2. 病例分析

本例患者检出 Hp 阳性，且有十二指肠溃疡的疼痛特点和消化性溃疡的特征性消化不良反应，可判断该患者是十二指肠球部溃疡。

3. 推荐用药

建议采用一种质子泵抑制药或一种胶体铋剂加上克拉霉素、阿莫西林、甲硝唑（或替硝唑）3种抗菌药物中的2种组成"三联疗法"，连用1周，可显著降低消化性溃疡的复发率。最新临床研究表明，用左氧氟沙星替代克拉霉素也有同样效果。对于首次治疗不能根除 Hp 的患者，复治时应更改治疗方案，必要时采用"四联疗法"。

（二）小试牛刀

小试牛刀提示

患者，女，55岁，半月前感觉上腹疼痛，空腹和夜间疼痛明显，伴反酸、烧心、饱胀感。胃镜检查有十二指肠溃疡。有哮喘病史，近期服用优喘平（氨茶碱的缓释制剂）预防发作。请设计出药店问病荐药情景。

文化与素养

被解雇的大学生

某企业老板请客人吃饭，叫两个新来公司的大学生陪同。

客人是南方人，吃菜的口味比较清淡，所以点的菜都比较符合客人的口味。但新来的大学生都是四川人，喜欢吃辣的，于是就不断抱怨没有他们喜欢吃的菜。老板心中虽然不高兴，但也不好发作，就又点了两道辣一点的菜。结果这两道菜上来以后，就被这两个大学生"霸"在自己面前，自顾自地边聊边吃，旁若无人。吃罢，还赞叹道，"就这两个菜还不错"。

回公司后老板没作任何解释，就立即将这两个大学生解雇了。

自私的人把关注点放在自己身上，不愿意付出，只要自己能够舒服快乐就好，却无意间伤害了周围的人。

所谓靠谱，就是心里会为别人留一个位置，为自己留出路，为别人留出路，为将来留出路。

三、稳扎稳打

（一）单项选择

1. 对苯并咪唑类过敏的患者禁用的药物是（　　）

A. 克拉霉素　　　　B. 硝苯地平　　　　C. 阿莫西林

D. 埃索美拉唑　　　E. 美托洛尔

2. 关于西咪替丁的描述，不正确的是（　　）

A. 具有抗雄激素作用　　　　　　　B. 餐后服用比餐前效果佳

C. 餐前服用比餐后效果佳　　　　　D. 停药后复发率高

E. 可引起幻觉、定向力障碍，驾驶员慎用

3. 下列对铋剂的描述，错误的是（　　）

A. 服用铋剂可能导致口中有氨味、舌头变黑　　B. 铋剂不宜与碱性药物合用

C. 铋剂不会引起中毒　　　　　　　　　　　　D. 抑酸剂可干扰铋剂的吸收

E. 两种铋剂不宜联用，以免发生中毒

4. 治疗幽门螺杆菌感染的一线方案组方中不包括（　　）

A. 铋剂　　　　　　　　B. 甲硝唑　　　　　　　　C. 克拉霉素

D. 质子泵抑制剂　　　　E. 组胺 H_2 受体拮抗剂

5. 下列哪种药物既有黏膜保护作用，又可直接杀灭幽门螺杆菌（　　）

A. 枸橼酸铋钾　　　　　B. 米索前列醇　　　　　　C. 硫糖铝

D. 铝碳酸镁　　　　　　E. 吉法酯

6. 铋剂连续服用不得超过两个月，是因为（　　）

A. 大便呈黑色　　　　　B. 舌苔变黑　　　　　　　C. 神经毒性

D. 肝功能损害　　　　　E. 不孕

7. 下列药物中治疗消化性溃疡疗效最好的是（　　）

A. 铝碳酸镁　　　　　　B. 奥美拉唑　　　　　　　C. 西咪替丁

D. 枸橼酸铋钾　　　　　E. 米索前列醇

8. 消化性溃疡患者，腹痛明显，医生给予碱性药物，该药物的服用时间是（　　）

A. 餐后 2h 服用　　　　B. 餐后 1h 服用　　　　　C. 餐前 1h 服用

D. 餐中服用　　　　　　E. 餐前 2h 服

9. 关于氢氧化铝叙述不正确的是（　　）

A. 抗酸作用较强，起效较慢

B. 口服后生成的氯化铝有收敛作用　　　　C. 与三硅酸镁合用作用增强

D. 久用可引起便秘　　　　　　　　　　　E. 不影响铁剂吸收

10. 下列治疗消化性溃疡的药物中，属于传统胃黏膜保护剂的是（　　）

A. 碳酸钙　　　　　　　B. 丙谷胺　　　　　　　　C. 硫糖铝

D. 瑞巴派特　　　　　　E. 奥美拉唑

（二）配伍选择

1. 常用抗消化性溃疡药的合理应用

A. 抗酸药　B. 质子泵抑制剂　C. 胃黏膜保护剂　D. 解痉、镇痛药　E. 组胺 H_2 受体拮抗剂

（1）服用时不宜嚼碎的是（　　）

（2）餐后 1～2h 服用（　　）

（3）餐后口服，不宜与促胃动力药联合应用的是（　　）

2. A. 枸橼酸铋钾　B. 莫沙必利　C. 西沙必利　D. 碳酸钙　E. 奥美拉唑

（1）服药期间舌苔可能呈灰黑色，停药即消失的是（　　）

（2）可引起胃内压力增加和便秘的是（　　）

（3）有良好的促动力作用，无心脏不良反应的是（　　）

（4）可抑制胃酸分泌的是（　　）

（5）具有心脏毒性的药物是（　　）

3. A. 前列地尔　B. 西咪替丁　C. 乳酸菌素　D. 奥美拉唑　E. 铝碳酸镁

（1）适宜餐前服用的助消化药是（　　）

（2）适宜睡前服用，用于抑制"酸突破现象"的抑酸剂是（　　）

（3）适宜餐前整粒吞服，不可嚼碎的抑酸剂是（　　）

4. A. 胶体果胶铋　B. 泮托拉唑　C. 法莫替丁　D. 氢氧化铝　E. 阿托品

（1）可引起舌苔变黑不良反应的是（　　　）

（2）可引起低镁血症不良反应的是（　　　）

（3）可导致定向力障碍、驾驶员慎用的是（　　　）

（4）可导致眼压升高、心悸等不良反应的是（　　　）

5. A. 碳酸氢钠　B. 雷尼替丁　C. 乳酸菌素　D. 铝碳酸镁　E. 雷贝拉唑

（1）可引起反跳性胃酸分泌增加的是（　　　）

（2）适宜睡前服用，用于抑制"酸突破现象"的抑酸剂是（　　　）

（3）适宜嚼碎服用的抑酸剂是（　　　）

（三）多项选择

1. 质子泵抑制剂的不良反应有（　　　）

A. 钙吸收增加　　　　　B. 维生素 B_{12} 吸收下降　　　　C. 维生素 C 吸收下降

D. 降低感染风险　　　E. 腹泻

2. 消化性溃疡抗 Hp 的一线方案正确的是（　　　）

A. 胶体次碳酸铋＋甲硝唑＋四环素　　　B. 碱式碳酸铋＋阿莫西林＋甲硝唑

C. 奥美拉唑＋克拉霉素＋阿奇霉素　　　D. 埃索美拉唑＋甲硝唑＋克拉霉素

E. 奥美拉唑＋阿莫西林＋呋喃唑酮

3. 消化性溃疡患者避免不合理配伍用药，包括（　　　）

A. 抗胆碱药（如阿托品、山莨菪碱等）与胃动力药（如多潘立酮等）不宜同时服用

B. 黏膜保护药与抗酸剂、中和胃酸药或减少胃酸分泌的药物不宜同服

C. 埃索美拉唑＋甲硝唑＋克拉霉素　　　D. 奥美拉唑＋阿莫西林＋呋喃唑酮

E. 多巴胺受体拮抗剂能促进胃肠蠕动，减少 H_2 受体阻断药的吸收

4. 消化性溃疡患者的用药注意事项，下列说法正确的是（　　　）

A. 阑尾炎或急腹症时，服用氢氧化铝可使病情加重，可增加阑尾穿孔的危险，应禁用

B. 铝碳酸镁不要餐后服用，多在上腹痛前、腹痛时临时应用

C. 铋盐不要与铁剂、钙剂以及喹诺酮类等合用，以免影响药物吸收

D. 为缓解消化性溃疡患者腹痛，可使用布洛芬对症治疗

E. 他汀类药物与克拉霉素同服增加肌溶解风险，应避免同时服用

5. 有关多潘立酮的药物警戒有（　　　）

A. 服用期间排便次数可能增加　　　　　B. 禁用于机械性肠梗阻、胃肠出血者

C. 不建议儿童以及小于 18 岁青少年使用

D. 慎用于心律失常、接受化疗的肿瘤患者以及妊娠期妇女

E. 可能引起心脏相关风险，60 岁以上人群每日剂量 30mg 者的风险更显著

6. 欧洲药物管理局对于应用多潘立酮的提示是（　　　）

A. 只有患者出现恶心和呕吐时，才建议使用

B. 不建议用于缓解腹胀、胃灼热等症状

C. 药物残留于口腔内容易发生严重的口腔溃疡

D. 成人以及体重 35kg 以上青少年的单次剂量为 10mg

E. 60 岁以上人群每日剂量 30mg 者的风险更显著

7. 使用奥美拉唑强化抑酸治疗时，若患者是司机，药师给予的用药指导包括（　　）

A. 餐前服用　　　　　　B. 应整个吞服　　　　　C. 服药 6h 后才开始工作

D. 可能出现口干、便秘等　　　　　　　　E. 注意观察心血管危险征兆

8. 下列药物在使用过程中会出现舌苔、大便变黑及短暂牙齿变黑的是（　　）

A. 果胶铋胶囊　　　　B. 枸橼酸铋钾　　　　C. 氢氧化铝

D. 硫糖铝　　　　　　E. 西沙必利

9. H_2 受体阻断剂的典型不良反应包括（　　）

A. 精神异常　　　　　B. 血浆泌乳素升高　　　C. 诱发感染

D. 胃酸分泌反跳性增加　E. 定向力障碍

10. 硫糖铝及铋剂不宜与下列哪类药物合用（　　）

A. 质子泵抑制剂　　　B. H_2 受体阻断剂　　　C. 碱性药物

D. 微生态制剂　　　　E. 促动力药

四、学以致用

1. 患者，男，70 岁，进食后饱胀不适反酸 5 余年，黑便 1 天。胃镜检查提示：胃多发性溃疡（A1 期）伴出血。C-13 呼气试验：Hp（＋）。患者既往有高血压病史 8 年，口服替米沙坦、美托洛尔及硝苯地平控制血压。医嘱：0.9％的氯化钠注射液 100ml＋注射用埃索美拉唑 40mg，静脉滴注，2 次/日；阿莫西林胶囊 1g，口服，2 次/日；克拉霉素缓释胶囊 0.5g，2 次/日；注射用蛇毒血凝酶 1KU，静脉注射，1 次/日；替米沙坦 40mg，口服，1 次/日；硝苯地平缓释片 30mg，口服，1 次/日；美托洛尔 12.5mg，口服，2 次/日；胶体果胶铋胶囊 100mg，口服，3 次/日。

（1）对患者症状判断有影响，出血期不宜使用的是（　　）

A. 胶体果胶铋胶囊　　B. 替米沙坦　　　　　C. 埃索美拉唑

D. 美托洛尔　　　　　E. 克拉霉素

（2）与西沙必利合用可能诱发心律失常，二者不宜同时使用的是（　　）

A. 胶体果胶铋胶囊　　B. 替米沙坦　　　　　C. 埃索美拉唑

D. 美托洛尔　　　　　E. 克拉霉素

（3）根除 Hp 治疗的药物不包括（　　）

A. 阿莫西林　　　　　B. 胶体果胶铋　　　　C. 埃索美拉唑

D. 硝苯地平　　　　　E. 克拉霉素

（4）若患者对苯并咪唑类药物过敏，不能使用的药品是（　　）

A. 克拉霉素　　　　　B. 胶体果胶铋　　　　C. 埃索美拉唑

D. 硝苯地平　　　　　E. 阿莫西林

（5）长期大剂量使用有骨折风险的是（　　）

A. 胶体果胶铋胶囊　　B. 埃索美拉唑　　　　C. 替米沙坦

D. 阿莫西林　　　　　E. 克拉霉素

2. 患者，男，19 岁，既往有癫痫病史 2 年，长期服用苯妥英钠控制良好。1 周前，患者无明显诱因感胸骨后烧灼感，无腹痛、腹泻、恶心呕吐等。查体：腹平软，无压痛及反跳痛，肝脾肋下未触及，肠鸣音正常。胃镜检查提示：胃食管反流

病。医嘱：西咪替丁胶囊，400mg，口服，4 次/日。

（1）关于西咪替丁的描述，错误的是（　　　）

A. 停药后复发率高　　　　　　　　　B. 餐后服用比餐前服用效果佳

C. 餐前服用比餐后服用效果佳

D. 可引起幻觉、定向力障碍，驾驶员慎用　　E. 具有抗雄激素样作用

（2）H_2 受体阻断剂的主要特点是（　　　）

A. 很少发生耐药　　　　　　　　　　B. 停药后复发率低

C. 抑酸作用强大，持续时间长　　　　　D. 与其他药物相互作用少

E. 能有效抑制夜间基础胃酸分泌

3. 患者，男，40 岁，公司业务员，胃痛一个月，通常是在吃饭后 1h 内感到疼痛，过 1～2h 后逐渐缓解，到下次吃饭后再次出现疼痛，有时还会感到饱胀、嗳气、反酸。平时喜欢抽烟、喝酒、喝咖啡，因工作压力大，经常熬夜。近日胃痛加重，故来药店咨询购买药物。请设计出药店问病荐药情景。

项目六　急性胃肠炎的用药指导

一、必备知识

急性胃肠炎是由多种不同原因，如细菌感染、病毒感染、毒素、化学品作用等引起的胃肠道急性、弥漫性炎症。大多数由于食入带有细菌或毒素的食物（如变质、腐败、受污染的主副食品等）引起。急性胃肠炎多发生在夏秋季节，起病急，常在 24h 内发病。沙门菌属是引起急性胃肠炎的主要病原菌。

（一）临床表现

急性胃肠炎通常起病突然，主要症状为恶心、呕吐、发热、腹痛和腹泻。儿童患者呕吐普遍，成人患者腹泻为多，主要特点有以下 5 点。

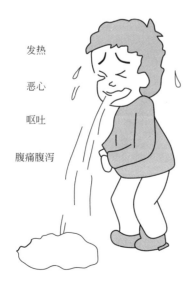

发热

恶心

呕吐

腹痛腹泻

① 有暴饮暴食或吃不洁腐败变质食物史。

② 起病急，恶心、呕吐频繁，剧烈腹痛，频繁腹泻，多为水样便，可含有未消化食物、少量黏液甚至血液等。

③ 常有发热、头痛、全身不适及程度不同的中毒症状。

④ 呕吐、腹泻严重者，可有脱水、酸中毒，甚至休克等。

⑤ 体征不明显，上腹及脐周有压痛，无肌紧张及反跳痛，肠鸣音多亢进。

此外，头痛、发热、寒战和肌肉痛也是常见症状，少数严重病例，由于频繁呕吐及腹泻，可出现脱水。

（二）治疗

1. 治疗原则

明确诊断，消除病因，对症治疗，谨慎使用止泻止痛药，防止出现脱水、电解质紊乱状况。

2. 治疗

（1）病情较轻的患者常不需要特殊治疗，一般可在 1～2 天内自愈。注意多卧床休息，饮食要容易消化，如细面条、稀饭、发面馒头等，禁食生硬、辛辣饮食。

（2）中、重度的患者由于严重的呕吐和腹泻，可致胃肠道丢失大量液体，出现水及电解质平衡紊乱，如等渗或高渗性脱水、代谢性酸中毒及低钾血症，并出现全身中毒症状，所以应适当补充水分及电解质，如口服葡萄糖-电解质液以补充体液的丢失。

（3）对症处理：可选用止泻药止泻；解热镇痛药退热。若腹痛剧烈，可用解痉药如阿托品或颠茄浸膏。

（4）如为感染性腹泻还需应用抗菌药物治疗。常用的抗菌药有盐酸小檗碱、诺氟沙星、复方磺胺甲噁唑等。

3. 治疗药物

（1）止泻药

① 洛哌丁胺：又名苯丁哌胺、易蒙停，适用于治疗急慢性腹泻，其止泻作用强而迅速。本品主要作用于肠壁，直接抑制胃肠平滑肌的收缩，抑制肠蠕动，从而达到减少排便次数的目的。

▶ 技能点 ◀

问病荐药

② 地芬诺酯：又名苯乙哌啶，适用于急慢性功能性腹泻，其止泻作用弱于洛哌丁胺（易蒙停）。口服剂量为每次 2.5mg，一天 3 次。肝病患者慎用。

③ 蒙脱石：系从天然蒙脱石中提取，为具有双八面体层纹状结构的微粒，有加强、修复消化道黏膜屏障，固定、清除多种病原体和毒素的作用。

④ 鞣酸蛋白：服用后在胃内不分解，在小肠处分解出鞣酸，使肠黏膜表层蛋白凝固，形成一层保护膜，减少渗出、减轻刺激及肠蠕动，有收敛、止泻作用。

（2）解痉药 山莨菪碱又名 654-2，有选择性解除痉挛的作用，常用于胃肠绞痛，并能扩张血管、改善微循环，治疗感染性休克。口服每次 5～10mg，一天 3 次。青光眼、脑出血者禁用。

（3）抗菌药

① 盐酸小檗碱：抗菌谱较广，对大肠杆菌有较强的杀灭作用。适用于肠道细菌感染，对因食物不洁引起的急性胃肠炎初期及轻症患者疗效显著。

② 诺氟沙星：又名氟哌酸。抗菌谱广，抗菌作用强，对肠道细菌感染有显著疗效。

（三）常用药物制剂与用法

① 易蒙停胶囊：规格每粒 2mg。用法：口服，一次 2mg，一天 3～4 次，首剂服用加倍。但必须注意的是 1 岁以下婴儿、孕妇和哺乳期妇女不宜使用，肝功能不良者忌用。

蒙脱石散的
服用方法

② 蒙脱石散剂：规格每袋 3g。用法：口服，一次 3g（1 袋），一天 3 次。用于慢性腹泻时剂量酌减。

③ 鞣酸蛋白片剂：规格每片 0.25g，0.5g。用法及用量：口服，一次 1～2g，一天 3 次，空腹服。

④ 氢溴酸山莨菪碱片：规格 5mg。用法：口服，成人一次 1 片，疼痛时服。一天 3 次。

⑤ 盐酸小檗碱片：规格 0.3g。用法：一次 0.1～0.3g，一天 3 次。儿童按每千克体重每日 5～10mg 给药，分 3～4 次服用。

（四）用药注意事项

（1）由于急性胃肠炎是由多种不同病原微生物所致，治疗时应首选对因治疗，如抗菌药或抗病毒药物，由细菌、病毒感染而引起的腹泻有促进毒素排出的作用，故止泻药应慎用。

（2）由于胃肠液中钾离子浓度较高，腹泻常可致钾离子的过量丢失，引起低血钾，影响心脏功能，故需特别注意补充钾盐。

（3）长期或剧烈腹泻时，体内水、盐的代谢发生紊乱，常见的为脱水症和钠、钾代谢的紊乱，严重者可危及生命。因此，在针对病因治疗的同时，还应及时补充水和电解质。

（4）腹泻时由于排出大量水分，可导致全身血容量下降，血液黏稠度增加和流动缓慢，使脑血液循环恶化，诱发脑动脉闭塞、脑血流不足、脑梗死，也应给予关注。

（5）盐酸小檗碱（黄连素）不宜与鞣酸蛋白合用。鞣酸蛋白大量服用可能会引起便秘，也不宜与铁剂同服。

（6）感染性腹泻通常应用抗生素进行治疗，为防止使用抗生素引起的菌群失调，一般可以使用微生态制剂帮助恢复菌群的平衡。微生态制剂多为活菌制剂，不宜与抗生素、药用炭、黄连素和鞣酸蛋白同时应用，以避免效价的降低。如需合用，至少也应间隔 3h。

（7）药用炭可影响儿童的营养吸收，3 岁以下儿童如长期患腹泻或腹胀禁用；另外也不宜与维生素、抗生素、生物碱、乳酶生及各种消化酶同时服用，因药用炭能吸附上述药物，影响疗效。

（8）如患者通过治疗，在 2～3 天内仍无法使症状缓解或改善；发热超过 37.8℃；严重呕吐，甚至无法吞咽任何液体；严重下痢，超过 1～2 天；虚脱、严重的口渴、口腔干燥或排尿减少；下痢带血，应及时到医院就医。

（五）生活指导

（1）多卧床休息，注意腹部保暖。对患者恢复起辅助作用。

（2）急性期病情较重，排便次数多，常伴呕吐，严重者会出现脱水和电解质紊乱。此时应禁食，使胃肠道彻底休息，依靠静脉输液以补充水分和电解质。病情较轻的患者可饮糖盐水，补充水和盐，纠正水盐代谢紊乱。

（3）病情缓解后的恢复期，首先试食流质饮食。一般患者呕吐停止后可选用流质软食，注意少量多餐，以每日 6～7 餐为宜。开始可给少量米汤、藕粉、杏仁霜等，待症状缓解，排便次数减少，可增加蒸蛋羹、咸蛋黄米糊、莲子米糊、浓米汤加蛋花、胡萝卜米糊等食物。尽量少用产气及含脂肪多的食物如牛奶及奶制品、蔗糖、过甜食物以及肉类。

拓展方舟

微生态制剂

微生态制剂也叫活菌制剂（Bigone）或生菌剂，是指运用微生态学原理，利用对宿主有益无害的益生菌或益生菌的促生长物质，经特殊工艺制成的制剂。已被应用于饲料、农业、医药保健和食品等各领域中。有其他药不可替代的优点，即"患病治病，未病防病，无病保健"的效果。即使健康人也可以服用，以提高健康水平，腹泻和便秘病人都可以服用。

二、同步案例

（一）抛砖引玉

1. 病例描述

患者，男，29岁，腹痛、腹泻一天。患者前晚与同事在一起聚会，吃了一顿火锅并喝了些酒水。当晚觉得胃肠不适，第二天起床出现腹泻伴脐周绞痛，排稀水样便，半天排便5～6次，无脓血。现出现口渴症状。体温正常。

病人到药店咨询购药。请分析该病人发生了什么情况，并推荐合适的药物。

2. 病例分析

患者出现腹泻、腹痛症状，且有食用不洁净或不新鲜食物的经历，可判断是急性胃肠炎。

3. 推荐用药

根据患者病情首先要使用抗生素进行治疗，如盐酸小檗碱或诺氟沙星。为了防止患者继续腹泻造成水、电解质的流失，联合应用止泻药如蒙脱石散剂。对于已经出现的脱水情况要口服补液盐、多喝水。

（二）小试牛刀

患者，女，26岁，已婚。腹痛、腹泻、发热、呕吐20h。在路边餐馆吃饭，半天后，出现腹部不适，呈阵发性并伴有恶心，自服654-2等对症治疗，未见好转，并出现呕吐胃内容物，发热及腹泻数次，为稀便，无脓血，体温37～38.5℃，血白细胞计数21×10^9个/L。根据此案例设计药店问病荐药情景。

小试牛刀提示

三、稳扎稳打

（一）单项选择

1. 治疗细菌感染性腹泻首选（　　　）

A. 维生素　　　　　　B. 谷维素　　　　　　C. 抗生素

D. 黄连素　　　　　　　　E. 麻黄素

2. 药用炭可以治疗细菌感染性腹泻，可是不适用的人群是（　　）

A. 儿童　　　　　　　　B. 老年人　　　　　　　C. 成年女性

D. 学龄前儿童　　　　　E. 3 岁以下儿童

3. 治疗急慢性功能性腹泻首选（　　）

A. 黄连素　　　　　　　　B. 硝苯地平　　　　　　C. 山莨菪碱

D. 洛哌丁胺　　　　　　　E. 泛昔洛韦

4. 盐酸洛哌丁胺用于止泻的作用机制是（　　）

A. 作用于肠壁的阿片受体，阻止乙酰胆碱和前列腺素的释放，从而抑制肠蠕动

B. 抑制胃肠蠕动　　　　　C. 抑制并固定消化道内毒素

D. 抑制细菌生长　　　　　E. 调节肠道菌群

5. 关于蒙脱石的描述，错误的是（　　）

A. 具有吸附、收敛作用　　　　　　　　B. 不进入血液循环

C. 属于抗动力药　　　　D. 不良反应少，可用于治疗儿童的急慢性腹泻

E. 可能影响其他药物的吸收，合用时应间隔 2h 左右

6. 具有阿片样作用，长期大量使用会出现欣快感，可能出现药物依赖性的止泻药是（　　）

A. 地芬诺酯　　　　　　　B. 酚酞　　　　　　　　C. 蒙脱石散

D. 乳果糖　　　　　　　　E. 西沙必利

7. 关于地芬诺酯的叙述不正确的是（　　）

A. 用于急慢性功能性腹泻　　　　B. 可吸附肠道内细菌及有毒气体

C. 能提高肠张力，抑制肠蠕动　　　D. 长期应用可产生依赖性

E. 大剂量有镇静作用

8. 2 岁以下儿童腹泻禁用的是（　　）

A. 双八面体蒙脱石散　B. 洛哌丁胺片　　　　C. 双歧三联活菌胶囊

D. 口服补液盐　　　　E. 地衣芽孢杆菌胶囊

9. 与单胺氧化酶抑制剂合用，可能发生高血压危象的药物是（　　）

A. 双八面体蒙脱石散　B. 地芬诺酯片　　　　C. 双歧三联活菌胶囊

D. 地衣芽孢杆菌胶囊　E. 口服补液盐

10. 属于抗动力药的止泻药是（　　）

A. 还原性谷胱甘肽　　B. 双八面体蒙脱石　　C. 地芬诺酯

D. 阿托品　　　　　　E. 鞣酸蛋白

（二）多项选择

1. 急性胃肠炎的用药注意事项有（　　）

A. 由细菌感染而引起的腹泻有促进毒素排出的作用，故止泻药应慎用

B. 长期或剧烈腹泻时，对因治疗的同时，还应及时补充水和电解质

C. 抗生素、药用炭、黄连素和鞣酸蛋白同时应用，至少应间隔 2h

D. 盐酸小檗碱（黄连素）不宜与鞣酸蛋白合用

E. 药用炭不宜与维生素、抗生素、生物碱、乳酶生及各种消化酶同时服用

2. 微生态制剂临床用于（　　　）

A. 功能性消化不良　　　　　　　B. 肠道菌群失调引起的腹泻

C. 吸收不良性营养不良　　　　　D. 由细菌或病毒引起的感染性腹泻

E. 由寒冷和各种刺激引起的激惹性腹泻

3. 微生态制剂用药注意事项包括（　　　）

A. 置于冰箱中冷藏保存　　　B. 与抗酸剂分开服用　　　C. 宜用温水送服

D. 不宜与抗菌药物同时服用　　E. 宜在餐前 30min 服用

4. 患者来药店购买双歧三联活菌制剂，药师应该交代的注意事项有（　　　）

A. 可混于温牛奶中服用　　　B. 不可直接嚼服　　　C. 与抗酸剂间隔 2h 服用

D. 不宜与抗菌药物同时服用　　E. 置于冰箱中冷藏保存

5. 不适合嚼碎服用的药品是（　　　）

A. 奥美拉唑肠溶胶囊　　　　B. 胰酶肠溶片　　　　C. 胶体果胶铋胶囊

D. 乳酸菌素片　　　　　　　E. 法莫替丁片

四、学以致用

患者，女，41 岁，因进食不洁食物发生腹泻，伴有恶心、呕吐及下腹痛，大便每日 6~8 次，稀水状，伴黏液。血常规提示：白细胞及中性粒细胞百分比明显升高。医嘱：复方地芬诺酯片，2 片，口服，3 次/日；诺氟沙星胶囊，300mg，口服，2 次/日。

（1）地芬诺酯的作用机制是（　　　）

A. 作用于肠壁的阿片受体，抑制肠蠕动

B. 吸附肠道壁内各种毒素、病原体　　　C. 平衡消化道正常菌群

D. 修复消化道黏膜　　　　　　　　　　E. 增强黏膜屏障

（2）针对患者诺氟沙星的使用，下列描述正确的是（　　　）

A. 无使用指征，应立即停用　　　　　B. 可能会诱发二重感染，应立即停用

C. 无止泻作用，应立即停用　　　　　D. 有辅助止泻作用，可以使用

E. 该患者为感染性腹泻，有使用指征

（3）下列关于止泻药的叙述不正确的是（　　　）

A. 吸附药和收敛药不被胃肠道吸收，不进入血药循环，不良反应少

B. 地芬诺酯具有中枢抑制作用，不宜与巴比妥类合用

C. 地芬诺酯与单胺氧化酶抑制剂合用，有发生高血压危象的危险

D. 2 岁以下幼儿不宜选择抗动力药

E. 伪膜性肠炎患者应首选地衣芽孢杆菌活菌制剂

（4）下列不属于地芬诺酯使用禁忌证的是（　　　）

A. 2 岁以下婴幼儿　　　　　B. 肠梗阻患者　　　　　C. 细菌性结肠炎患者

D. 急、慢性功能性腹泻　　　E. 应用广谱抗菌药所致的伪膜性肠炎

（5）该患者在治疗中应重点监护（　　　）

A. 肝功能　　　　　　　　　B. 电解质　　　　　　　C. 肾功能

D. 尿量　　　　　　　　　　E. 体重变化

项目七 便秘的用药指导

一、必备知识

人体在进食后，通常10～40h后排出粪便，粪便的量和便次常受食物种类以及环境的影响。大多数健康人在饮食摄入平衡的情况下不会有大便功能问题，正常粪便的稠度适中，稍加用力即能排出。一般认为，一日排便不多于3次或每周不少于3次，每次大便的重量为150～350g，皆在正常范围，过多则为腹泻，过少则为便秘。便秘是一种很常见的临床症状，是指便次太少，或排便不畅、费力、困难、粪便干结且量少。便秘患者的排便少于每周3次，严重者长达2～4周才排便1次。有的每日排便可多次，但排便困难，排便时间每次可长达30min以上，粪便硬如羊粪，且数量极少。

（一）病因

1. 原发性因素

（1）饮食因素　一些人饮食过少，食品过精过细，食物中的纤维素和水分不足，对肠道不能形成一定量的刺激，肠蠕动缓慢，食物残渣在肠内停留时间延长，水分过多吸收而使粪便干燥。

（2）排便动力不足　排便时不仅需要肛门括约肌的舒张、提肛肌向上向外牵拉，而且还需要膈肌下降、腹肌收缩、屏气用力来推动粪便排出。年老体弱者、久病卧床者、产妇等，可因膈肌、腹肌肌收缩力减弱，腹压降低而使排便动力不足，使粪便排不干净，导致粪块残留，发生便秘。所以老年人多出现便秘。

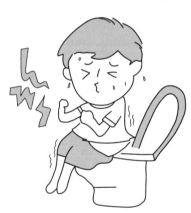

（3）拖延大便时间　一些人把大便当作无关紧要、可早可迟的事，忽视定时排便的习惯；或因工作过忙、情绪紧张、旅行生活等，拖延了大便时间，使已到了直肠的粪便返回到结肠；这可能使直肠壁神经细胞对粪便进入直肠后产生的压力感受反应变迟钝，使粪便在直肠内停留时间延长而不引起排便感觉，形成习惯性便秘。

（4）水分损失过多　大量出汗、呕吐、腹泻、失血及发热等均可使水分损失，引起粪便干结。

2. 继发性因素

（1）器质性受阻　如肠管良性和恶性肿瘤、慢性炎症所引起的肠腔狭窄变小、巨结肠症引起的直肠痉挛狭窄、手术后并发的肠粘连、部分急性肠梗阻等。

（2）大肠病变　如过敏性结肠炎、大肠憩室炎、先天性巨结肠等疾病可引起大肠痉挛、运动失常而发生便秘。

（3）药物影响 服用碳酸钙、氢氧化铝、阿托品、普鲁本辛、吗啡、地芬诺酯、碳酸铋及长期滥用泻药，使肠壁神经感受细胞的应激性降低，不能产生正常蠕动及排便反射，因而导致顽固性便秘。

（4）精神因素 精神上受到强烈刺激、惊恐、情绪紧张、忧愁焦虑或注意力高度集中等会使便意消失，形成便秘。

（二）分类

便秘有很多种分类方式，常见有以下几种：

1. 按病程或起病方式分

可分为急性便秘和慢性便秘。

▶ 技能点 ◀
辨识便秘

（1）急性便秘 近期突然发生的便秘称急性便秘，包括暂时性功能性便秘和症候性便秘。暂时性功能性便秘多由于生活环境的突然改变、一时性的情绪抑郁、进食过少等因素引起。一旦病因消除，便秘可自行痊愈。症候性便秘属于器质性便秘，由疾病引起，常突然发病，伴有其他一些症状，如剧烈腹痛、呕吐等。此种急性便秘多见于急性肠梗阻。这种情况应及时诊断与处理。

（2）慢性便秘 长时期的反复便秘称为慢性便秘。可分为器质性便秘和功能性便秘，好发于老年人及体弱多病者。慢性便秘由于其便秘发生时间较长，对人体的危害较大，可以严重影响生活质量，也可造成严重的后果。

2. 按有无器质性病变分

可分为器质性便秘和功能性便秘。

（1）器质性便秘 由于体内发生器质性病变，直接或间接影响肠道功能而引起的便秘称器质性便秘。例如肠梗阻、手术后并发的肠粘连、大肠良性肿瘤或恶性肿瘤等疾病所引起的便秘，属于器质性便秘。这种情况，便秘常常不是患者的唯一症状，大多数患者还会出现原发病的表现。器质性便秘的患者必须针对原发病进行治疗，部分便秘患者甚至需手术，才能使便秘最终得到解决。

（2）功能性便秘 由于生活规律改变、情绪抑郁、饮食因素、排便习惯不良、药物作用等因素，导致胃肠功能性改变所引起的便秘称为功能性便秘。例如外出旅行的人，由于生活规律、周围环境的改变，以及劳累等因素的影响，多会出现便秘，这种便秘则为功能性便秘；单纯性便秘、肠易激综合征均属功能性便秘；如病程在几年以上又无变化者，也多提示为功能性便秘。通常把长期的、慢性功能性便秘称为习惯性便秘，多见于老年人。

3. 按结肠、直肠平滑肌功能状态分

可分为弛缓性便秘和痉挛性便秘。

（1）弛缓性便秘 因结肠、直肠平滑肌松弛，肠收缩无力，使食物残渣在结肠中运行迟缓而发生的便秘，称弛缓性便秘。

（2）痉挛性便秘 由于结肠运动过于强烈，引起结肠、直肠平滑肌痉挛，肠腔过于狭窄，使粪便无法通过而引起的便秘，称痉挛性便秘。如肠易激综合征，由于精神神经因素等影响，可导致肠道平滑肌张力过高或结肠痉挛而引起便秘。

泻药性便秘

滥用泻药也会导致便秘。尤其是蒽醌类泻剂，如番泻叶、大黄、决明子、芦荟、果导片等，由于可致结肠黑变病，且蒽醌类泻剂所致的结肠黑变病比较一致的意见是癌前病变，因此除非有适应证外，一般不用此类泻剂，实在要用应该短期、间断给药。刺激性泻剂可引起严重绞痛，长期服用可致电解质紊乱及酸碱平衡失调。当有规律地使用多年后，可引起泻性结肠，因难以识别，常被诊断为顽固性便秘而用更多的泻剂，甚至施以其他不当的治疗，因此泻剂不能长期应用。

（三）治疗

1. 治疗原则

明确病因，早发现，早治疗，对症治疗，选择合理的治疗方法，不滥用缓泻药。最终达到不使用泻药即可让患者便秘症状缓解，并能形成规律排便习惯的目的。

2. 治疗药物

（1）容积性泻药　①纤维素在肠道内不被吸收，能够吸附水分，增加肠内容物的容积，加速结肠和全部胃肠道运转，使大便松软易于排出。导泻作用安全、温和，适用于慢性便秘。代表药物有麦麸、羧甲基纤维素钠、聚乙二醇等。②乳果糖、硫酸镁和甘露醇是通过改变肠腔渗透性，将水分保持在肠腔中，增加肠道中的液体量，使肠内容物的容积增大，反射性加快肠蠕动，促进排便。其中硫酸镁导泻起效快、作用强，适用于急性便秘；乳果糖类适合于慢性便秘。

（2）接触性泻药　药物接触肠黏膜后，可使肠黏膜通透性增加，使电解质和水分向肠腔内扩散，使肠内容物的容积增大，反射性引起肠蠕动加快，促进排便。代表药物有番泻叶、大黄、芦荟、决明子、酚酞（果导片），可用于急、慢性便秘。接触性泻药，直接作用于大肠，刺激其感觉神经末梢，引起直肠反射性蠕动增强而导致排便。也可使肠黏膜通透性增加，使电解质和水分向肠腔内扩散，使肠内容物的容积增大，反射性引起肠蠕动加快，促进排便。

（3）润滑性泻药　可润滑肠壁，软化粪便，安全、温和，适用于慢性便秘。代表药物有甘油、液体石蜡、蜂蜜。

（四）常用药物制剂与用法

① 开塞露：是甘油与山梨醇混合制成的灌肠剂，既有润滑作用，又可刺激直肠壁，反射性引起排便，尤其适用于儿童及年老体弱者。用法：成人一次 20ml；儿童一次 5～10ml，由肛门注入。

② 乳果糖口服液：规格每瓶 10ml。用法：口服，成人一次 10ml，一天 3 次。

③ 甘油栓：规格每枚重 0.2g。用法：直肠给药（塞入肛门内）。成人一次 1 枚。

④ 果导片：规格 50mg，100mg。用法：口服，每次 50～200mg，睡前服。2～

5 岁儿童每日 15～20mg，6 岁以上每日 30～60mg。

(五) 用药注意事项

（1）由于便秘形成的原因很多，各种急慢性疾病均可引起，故应找准病因进行针对性治疗，对习惯性便秘患者宜增加运动量，改变不良的饮食习惯，多食用蔬菜和水果，尽量少用或不用缓泻药。

▶ 技能点 ◀

用药指导

（2）缓泻药应用的主要目的在于消除便秘引起的不适症状，使患者排便顺畅，粪便易于排出，避免由于便秘导致的一些严重后果，如心梗、脑出血等。缓泻药还适用于痔疮、肛裂或肛周脓肿患者因排便疼痛引起的排便困难、妊娠期或产褥期便秘。或加快各种寄生虫在驱虫药治疗后的排出，或加速毒物排出体外，多选用硫酸镁，也可选用一些缓泻药。

（3）一定要根据便秘类型选择相应的药物。对长期慢性便秘患者，不宜长期大量使用刺激性泻药，因为药物可损伤肠壁神经丛细胞，造成继发性便秘。慢性便秘以膨胀性泻药为宜。急性便秘可选择盐类泻药、刺激性泻药及润滑性泻药，但时间不要超过 1 周。对结肠低张力所致的便秘，于睡前服用刺激性泻药，以达次日清晨排便的目的，或用开塞露。对结肠痉挛所致的便秘，可用膨胀性或润滑性泻药，增加食物纤维的量。对痉挛性和功能性便秘者，也可选用微生态制剂，如双歧杆菌（丽珠肠乐）、嗜酸乳杆菌（乳杆菌）、乳酸菌（聚克）、仙草杆菌（妈咪爱）等，其成分为乳酸菌、双歧杆菌，在繁殖中会产生有机酸，抑制肠道内腐败菌繁殖，恢复肠道内菌群平衡，改善人体肠道功能，使排便正常。

（4）乳果糖对糖尿病患者要慎用；对有高乳酸血症患者禁用。为避免对胃黏膜的刺激性，比沙可啶在服药时不得嚼碎，服药前后 2h 不要喝牛奶、口服抗酸药或刺激性药。另比沙可啶有刺激性，避免接触眼睛和皮肤黏膜；对妊娠期妇女慎用；对急腹症患者禁用。硫酸镁宜在清晨空腹服用，并大量饮水，以加速导泻和防止脱水。另在排便反射减弱引起腹胀时，应禁用硫酸镁导泻，以免突然增加肠内容物而不能引起排便。

开塞露的
使用方法

（5）儿童不宜长期应用缓泻药，因可造成缓泻药依赖性便秘。

（6）口服缓泻药仅是临时的措施，一旦便秘缓解，就应停用；缓泻药连续使用不宜超过 7 日。

（7）甘油栓，每次 1 枚，插入肛门内保留半小时即可。使用开塞露时将容器顶端剪开成钝口，涂上少许油脂，徐徐插入肛门，再将药液挤入直肠内，引起排便，一般即时应用。

（8）泻药对伴有阑尾炎、肠梗阻、不明原因的腹痛、腹胀的便秘患者禁用；妊娠期妇女慎用缓泻药，禁用峻泻药。

(六) 生活指导

（1）饮食中必须有适量的纤维素。

（2）每天要吃一定量的蔬菜与水果，如早晚空腹吃苹果 1 个，或每餐前吃香蕉 1～3 个。

▶ 技能点 ◀

生活指导

（3）主食不要过于精细，要适当吃些粗粮。

（4）晨起空腹饮一杯淡盐水或蜂蜜水，配合腹部按摩或转腰，让水在肠胃振动，加强通便作用。全天都应多饮凉开水以助润肠通便。

（5）进行适当的体力活动，加强体育锻炼，比如仰卧屈腿、深蹲起立、骑自行车等都能加强腹部的运动，促进胃肠蠕动，有助于促进排便。

（6）每晚睡前按摩腹部，养成定时排便的习惯。

（7）保持心情舒畅，生活要有规律。

二、同步案例

（一）抛砖引玉

1. 病例描述

患者，男，29岁，公司职员，最近一个月感觉总是排便不尽，且腹胀、厌食。在此之前患者刚找到一份新工作，比较紧张，压力大，由于专心工作，饮食规律打乱，经常不能按时吃饭，排便规律也被打乱，不能定时排便。患者无既往病史。

请分析该病人情况，并推荐合适的药物。

2. 病例分析

从上述情况分析该患者应该是功能性便秘。

患者由于工作环境发生改变，整天忙于工作，不能正常排便，使便意消失，使粪便在直肠内停留时间延长，水分被吸收，久而久之引起便秘。

3. 推荐用药

功能性便秘的治疗关键在于建立科学合理的排便、饮食和生活习惯。建议病人多吃蔬菜、水果，多饮水，增加运动量，推荐短期使用比沙可啶，一次1～2片，睡前整片吞服，6～10h后排便。或者使用酚酞（果导片），每次0.1～0.2g，睡前顿服。

（二）小试牛刀

小试牛刀提示

患者，女，外企职员，主诉近一年大便无规律，平均是6～7天排一次便，并且大便干结、量少、排出困难，经常感觉腹胀，排气增多。患者供职于外企，工作节奏快，午餐通常是叫外卖或到附近的快餐店解决，所吃的食物也大多是主食和肉类，水果、青菜很少，平时运动较少，生活没有规律。无消化系统既往病史。今到药店购药，请设计药店问病荐药情景。

三、稳扎稳打

（一）单项选择

1. 便秘患者长期使用会引起结肠黑变病的药物是（　　　）

A. 乳果糖 　　　　B. 硫酸镁 　　　　C. 番泻叶

D. 比沙可啶 　　　E. 聚乙二醇4000

2. 下列治疗便秘的药物中，属于非处方药的是（　　　）

A. 乳果糖 　　　　B. 硫酸镁 　　　　C. 山梨醇

D. 比沙可啶 　　　E. 莫沙必利

3. 浓度过高或用量过大容易导致脱水的是（　　）

A. 乳果糖　　　　　　　B. 开塞露　　　　　　　C. 聚乙二醇 4000

D. 酚酞　　　　　　　　E. 硫酸镁

4. 与碳酸氢钠等碱性药物合用，能引起尿液及粪便变色的是（　　）

A. 酚酞　　　　　　　　B. 乳果糖　　　　　　　C. 聚乙二醇 4000

D. 开塞露　　　　　　　E. 硫酸镁

5. 属于润滑性泻药的是（　　）

A. 乳果糖　　　　　　　B. 开塞露　　　　　　　C. 聚乙二醇 4000

D. 番泻叶　　　　　　　E. 硫酸镁

6. 属于容积性泻药的是（　　）

A. 乳果糖　　　　　　　B. 开塞露　　　　　　　C. 聚乙二醇 4000

D. 番泻叶　　　　　　　E. 硫酸镁

7. 有较强刺激性，服药时不可嚼碎的泻药是（　　）

A. 硫酸镁　　　　　　　B. 比沙可啶　　　　　　C. 双歧杆菌

D. 干酵母　　　　　　　E. 乳果糖

8. 婴幼儿及哺乳期禁用的泻药是（　　）

A. 硫酸镁　　　　　　　B. 液体石蜡　　　　　　C. 乳果糖

D. 聚乙二醇 4000　　　　E. 酚酞

9. 胃肠道梗阻、乳酸酸血症患者禁用的泻药是（　　）

A. 硫酸镁　　　　　　　B. 乳果糖　　　　　　　C. 甘油

D. 聚乙二醇 4000　　　　E. 酚酞

10. 属于润滑性泻药的是（　　）

A. 硫酸镁　　　　　　　B. 乳果糖　　　　　　　C. 开塞露

D. 聚乙二醇 4000　　　　E. 番泻叶

（二）配伍选择

1. A. 硫酸镁　B. 酚酞　C. 开塞露　D. 乳果糖　E. 聚乙二醇 4000

（1）为高分子化合物，增加局部渗透压，对肠道 pH 没有影响的泻药是（　　）

（2）与碱性药物合并可引起尿液变色的泻药是（　　）

（3）可用于治疗高血氨症的泻药是（　　）

2. A. 硫酸镁　B. 地芬诺酯　C. 乳果糖　D. 甘油　E. 胃蛋白酶

（1）属于润滑性泻药的是（　　）

（2）属于容积性泻药的是（　　）

（3）属于渗透性泻药的是（　　）

3. A. 甘油　B. 聚乙二醇 4000　C. 乳果糖　D. 酚酞　E. 硫酸镁

（1）属于刺激性泻药的是（　　）

（2）属于润滑性泻药的是（　　）

（3）属于膨胀性泻药的是（　　）

4. A. 比沙可啶　B. 甘油栓　C. 硫酸镁　D. 羧甲基纤维素钠　E. 乳果糖

（1）急性便秘可选（　　）

（2）痉挛性便秘可选（　　）

（三）多项选择

1. 下列关于便秘的治疗叙述正确的是（　　　）

A. 乳果糖对糖尿病患者要慎用；对有高乳酸血症患者禁用

B. 对长期慢性便秘患者，不宜长期大量使用刺激性泻药

C. 伴有阑尾炎、肠梗阻、不明原因的腹痛腹胀者慎用缓泻药；妊娠期妇女禁用

D. 硫酸镁宜在清晨空腹服用，并大量饮水

E. 儿童不宜应用缓泻药，因可造成缓泻药依赖性便秘

2. 比沙可啶的使用注意事项有（　　　）

A. 服药时不得嚼碎　　　　B. 服药前后 3h 不要喝牛奶

C. 服药前后 2h 不要口服抗酸剂或刺激性药

D. 对妊娠期妇女禁用，急腹症患者慎用

E. 避免接触眼睛和皮肤黏膜

3. 禁用乳果糖作为泻药的患者有（　　　）

A. 高乳酸血症患者　　　B. 尿毒症患者　　　　　C. 糖尿病酸中毒患者

D. 消化道出血患者　　　E. 中毒性肠炎患者

4. 关于泻药，叙述正确的是（　　　）

A. 临床主要用于功能性便秘

B. 对习惯性便秘必须用盐类泻药治疗

C. 如有中枢呼吸抑制，排除肠内毒物应选用硫酸镁

D. 老人及妊娠期妇女不宜使用作用剧烈的泻药

E. 对年老体弱者应采用润滑性泻药

5. 不属于适应证为成人及≥8 岁儿童便秘的对症治疗药物是（　　　）

A. 硫酸镁　　　　　　　B. 番泻叶　　　　　　　C. 聚乙二醇 4000

D. 乳果糖　　　　　　　E. 开塞露

开宗明义

▶ 重点难点 ◀

糖尿病临床表现、治疗原则、治疗药物选用、用药注意事项。

项目八　糖尿病的用药指导

一、必备知识

糖尿病是一组由于胰岛素分泌缺陷及（或）生物学作用障碍所引起的以慢性高血糖为主要特征的代谢性疾病。糖尿病的病因不是很明确，但主要是由遗传因素、免疫因素和环境因素等共同作用，导致胰岛功能减退、胰岛素抵抗等引起的糖、蛋白质、脂肪、水和电解质等一系列代谢紊乱综合征，临床上以高血糖为主要特点，典型症状有多尿、多饮、多食以及消瘦等，即"三多一少"症状。

（一）糖尿病分类

1. 胰岛素依赖型糖尿病

胰岛素依赖型糖尿病（1 型糖尿病）为自身免疫反应引起胰岛炎症，破坏胰岛

β 细胞，使胰岛 β 细胞损伤，引起胰岛素分泌绝对不足，血液中可测到自身抗体。症状特点：①任何年龄均可发病，但 30 岁前为常见，多发生在儿童或青少年；②起病急，病情重，多有典型的"三多一少"症状；③血糖显著升高，经常反复出现酮症酸中毒；④血中胰岛素和 C 肽水平很低甚至检测不出；⑤患者胰岛功能基本丧失，需要终生应用胰岛素替代治疗和维持生命。

2. 非胰岛素依赖型糖尿病

非胰岛素依赖型糖尿病（2 型糖尿病）大约占糖尿病患者群体总数的 95%，2 型糖尿病患者体内产生胰岛素的能力并非完全丧失，只是胰岛素分泌不足或胰岛素释放延迟，有的患者体内胰岛素甚至产生过多，但由于周围组织对胰岛素作用不敏感或肥胖引起某种程度的胰岛素抵抗，使胰岛素的作用效果大打折扣，因此患者体内的胰岛素是一种相对缺乏。疾病特点：①一般有家族遗传病史；②起病缓慢，病情发展相对平稳，往往估计不出发病时间，即使发病也无任何症状，无症状的时间可达数年至数十年；③多数患者肥胖、食欲好、精神体力与正常人并无差别，偶有疲乏无力，个别人可出现低血糖；④多在检查身体时被发现；⑤随着病程延长，血糖逐渐升高，可出现糖尿病慢性并发症。慢性并发症常为乙型糖尿病的首诊症状。

3. 其他特殊型糖尿病

共有 8 个类型数十种情况，包括某些基因变异引起胰岛细胞功能遗传性缺陷、胰岛素作用遗传缺陷、外分泌胰腺的病变（胰腺炎、胰腺创伤、胰腺手术、胰腺肿瘤）、内分泌的病变如一些激素（生长激素、肾上腺皮质激素、胰高血糖素、肾上腺素）可拮抗胰岛素的作用、营养不良造成人体的蛋白质摄入不足等各种继发性糖尿病。老年糖尿病包括 60 岁后发病和 60 岁前发病而延续到 60 岁后的老年人。

4. 妊娠期糖尿病

指在妊娠过程中初次发现的任何程度的糖耐量异常。

（二）临床表现及并发症

1. 糖尿病主要症状

（1）多尿 糖尿病患者尿量增多，每昼夜尿量达 3000～4000ml，最高达 10000ml 以上。排尿次数也增多，有的患者日尿次数可达 20 余次。因血糖过高，在体内不能被充分利用。特别是肾小球滤过而不能被肾小管重吸收，以致形成渗透性利尿。血糖越高，排糖亦越多，尿量亦越多，如此恶性循环。

（2）多饮 由于多尿，水分丢失过多，发生细胞内脱水，刺激口渴中枢，以饮水来作补充。因此排尿越多，口渴越明显，饮水自然增多，形成恶性循环。

（3）多食 由于尿中丢糖过多，如每日失糖 500g 以上，机体处于半饥饿状态，能量缺乏引起食欲亢进，食量增加，血糖升高，尿糖增多，如此反复。

（4）消瘦 由于机体不能充分利用葡萄糖，使脂肪和蛋白质分解加速，消耗过多，体重下降，出现形体消瘦。

（5）乏力 由于代谢紊乱，不能正常释放能量，患者身感乏力、精神不振。

2. 其他

常感疲乏无力、性欲减退、月经失调。中老年患者常伴有骨质疏松，表现为腰腿痛。有神经系统并发症者可出现肢体麻木、针刺样或烧灼样疼痛、皮肤蚁走感、瘙痒等。尚可表现有阳痿、便秘、顽固性腹泻、心悸、出汗、直立性低血压等。女性患者可有外阴部瘙痒，中老年患者常有视力下降，部分患者免疫力降低，易并发感染。

3. 并发症

糖尿病的并发症可以分为急性与慢性两大类。

（1）糖尿病急性并发症　有酮症酸中毒、非酮症性高渗综合征、乳酸性酸中毒，其中酮症酸中毒是最常见的急性并发症，延误诊断或治疗可导致死亡。

（2）糖尿病慢性并发症　根本的原因是对微血管和大血管的损害。

① 心血管并发症：糖尿病患者发生冠心病的机会是非糖尿病患者的 2～3 倍，常见的心血管并发症有冠心病、心脏扩大、心力衰竭、心律失常、心动过速、心绞痛、心肌梗死等。

② 脑血管病：糖尿病脑血管病以脑动脉粥样硬化所致缺血性脑病最为常见，如短暂性脑缺血发作、多发性脑梗死、脑血栓形成等。这是糖尿病患者致残或死亡的主要原因。

③ 糖尿病眼病：糖尿病患者眼部病变包括角膜异常、虹膜新生血管、视神经病变、虹膜炎、青光眼、白内障等，眼部并发症往往会导致失明，因此早期诊治十分重要。

④ 糖尿病肾病：也称糖尿病肾小球硬化症，是糖尿病常见而难治的微血管并发症，为糖尿病的主要死因之一。有尿蛋白、肾炎、肾功能衰竭、尿毒症等病变。

⑤ 糖尿病足：糖尿病足是糖尿病下肢血管病变、神经病变和感染共同作用的结果，出现足部疼痛、溃疡、肢端坏疽等病变，严重者甚至截肢。

⑥ 糖尿病骨关节病：本病发生率虽然不高，但可致关节脱位、畸形，严重影响关节功能，使患者生活质量降低。

⑦ 神经病变：临床表现为四肢自发性疼痛、麻木、感觉减退。个别患者出现局部肌无力、肌萎缩。自主神经功能紊乱则表现为腹泻、便秘、尿潴留、阳痿等。

► 技能点 ◄
糖尿病诊断标准

（三）诊断标准

糖尿病诊断标准是：糖化血红蛋白（A1c）≥6.5％。空腹血糖（FPG）≥7.0mmol/L，空腹的定义是至少 8h 未摄入热量；或葡萄糖耐量（OGTT）≥11.1mmol/L；或有糖尿病典型症状，并且随机血糖≥11.1mmol/L。如无明确的高血糖症状，结果应重复检测确认，重复检查需要在另外一天进行。

空腹血浆葡萄糖浓度 ≥110mg/dl（6.1mmol/L）、但是低于 126mg/dl（7mmol/L）的人称为空腹血糖调节受损（IFG）者，认为这些人也是 2 型糖尿病的后备军。

（四）治疗

► 议一议 ◄
糖尿病为什么要进行综合治疗？

1. 治疗原则

糖尿病治疗是一种综合性治疗，具体原则包括 5 个方面。

① 糖尿病的教育与心理治疗：其主要目的是让糖尿病患者真正懂得糖尿病，知道如何对待和处理糖尿病。

② 糖尿病饮食治疗：使糖尿病患者做到合理用餐，给糖尿病的其他治疗手段奠定基础。

③ 运动疗法：让患者长期坚持适量的体育锻炼，保持血糖水平正常和身体健康。

④ 糖尿病的药物治疗：在单纯饮食及运动治疗不能使血糖维持基本正常水平时，适当选用口服降糖药物或胰岛素，并根据临床需要，服用降脂、降压及其他药物，使患者维持全面正常状态。

⑤ 糖尿病病情的监测：使患者定期得到血、尿等各项指标，心电图及眼底检查，以期详细了解病情，指导治疗。

2. 治疗药物

近年来治疗糖尿病的药物有以下几类。

（1）磺酰脲类药物　其作用机制为刺激胰岛 β 细胞分泌胰岛素，从而降低血糖。磺酰脲类药物对 1 型糖尿病无效，是非肥胖的 2 型糖尿病患者的一线治疗药物，所有的磺酰脲类药物均能引起低血糖。此类药物包括格列本脲、格列吡嗪、格列喹酮、格列齐特、格列美脲等。

（2）双胍类药物　不促进胰岛素分泌，其降糖作用机制是促进组织无氧糖酵解，加强肌肉等组织对葡萄糖的利用，同时抑制肝糖原的异生，减少葡萄糖的产生。此外还可抑制胰高血糖素的释放。双胍类降糖药是肥胖型糖尿病患者的一线治疗药。此类药物包括苯乙双胍片、盐酸二甲双胍缓释片。

（3）α-糖苷酶抑制药　其作用机制为能通过竞争性抑制小肠绒毛中参与碳水化合物降解的 α-葡萄糖苷酶活性，延缓碳水化合物和双糖的分解和消化，延迟并减少葡萄糖在小肠上段的吸收，从而控制餐后血糖的升高。可以作为一线药物配合饮食、运动使用，或与磺酰脲类药物、双胍类药物以及胰岛素合用，对降低餐后血糖有较好作用。此类药物包括阿卡波糖片、伏格列波糖片等。

（4）噻唑烷二酮类药物　其作用机制为通过增加胰岛素的敏感性而有效地控制血糖。此类药物包括盐酸曲格列酮（因安全性问题已撤出市场）、马来酸罗格列酮、盐酸吡格列酮等。

（5）促胰岛素分泌药　与磺酰脲类药物不同，本类药物可以与胰岛 β 细胞上的异性受体结合，关闭胰岛 β 细胞膜上的 ATP 依赖性 K^+ 通道，开放 Ca^{2+} 通道，造成 Ca^{2+} 内流，使细胞内 Ca^{2+} 浓度增加，从而刺激胰岛素的分泌。包括瑞格列奈、那格列奈、米格列奈等。

（6）胰岛素　包括短效胰岛素、中长效胰岛素、胰岛素类似物、预混胰岛素等。

3. 治疗糖尿病药物的选用

糖尿病治疗药物的作用机制各异，优势不同，在选药上宜依据糖尿病的分型、体重、肥胖、血糖控制情况、并发症、药物敏感或抗药性、个体差异等因素综合考虑。

▶ 技能点 ◀

辨识治疗药物适用对象

（1）1型糖尿病患者本身胰岛素分泌绝对不足，必须用胰岛素注射，或与α-糖苷酶抑制药阿卡波糖、双胍类降糖药联合使用。对初发糖尿病、青年发病、有酮症倾向、身体消瘦、空腹血糖>11.1mmol/L者，应尽早给予胰岛素治疗。

（2）糖尿病合并妊娠及妊娠期糖尿病、糖尿病合并酮症酸中毒、高渗性昏迷、乳酸性酸中毒、各种应激情况、严重慢性并发症、消耗性疾病应选用胰岛素注射。

▶ 想一想 ◀

2型肥胖型糖尿病患者首选二甲双胍的原因？

（3）对2型肥胖型糖尿病患者（体重超过理想体重10%），经饮食和运动治疗尚未达标者，尤其是伴高脂血症、高三酰甘油酯血症、高密度脂蛋白水平低者可首选二甲双胍。

（4）如单纯的餐后血糖高，而空腹和餐前血糖不高，则首选α-糖苷酶抑制药，如以餐后血糖升高为主，伴餐前血糖轻度升高，应首选胰岛素增敏药；如空腹、餐前血糖高，不管是否有餐后血糖高，都应考虑用磺酰脲类、双胍类或胰岛素增敏药。对2型糖尿病在餐后出现高血糖者，为控制餐后血糖，可选α-糖苷酶抑制药阿卡波糖。

（5）非磺酰脲类降糖药诱发胰岛素分泌，降糖作用快，对餐时、餐后血糖有显著控制作用。餐前空腹口服瑞格列奈1~4mg或初始时一次0.5~1mg；那格列奈一次60~120mg，一日3次，餐前0.5h或餐前即服。

（6）对糖尿病合并肾病者早期可首选格列喹酮，其不影响肾脏功能，由肾脏排泄率不及5%，适用于糖尿病合并轻、中度肾功能不全者。一般日剂量在15~180mg不等，可根据患者具体情况适当调节。日剂量在30mg以内者，可于早餐前一次服用；大于此剂量者，可酌情分2次或3次于餐前服用。对伴有肾功能明显损害的患者应及早应用胰岛素。

对糖尿病合并高血压者在应用胰岛素的基础上，可合用血管紧张素转换酶抑制药，其可改善胰岛素抵抗，对糖和脂肪代谢无不良影响，尚可促进糖与脂肪代谢，且抑制心肌肥厚的发生，保护肾脏功能，改善肾脏的血流动力学，进一步改善肾脏的盐分泌，减缓慢性肾脏疾病和肾脏损伤的发展。可选择福辛普利钠一次10mg，一日一次；赖诺普利一日一次，从小剂量开始，初始剂量为5~10mg，可逐步增加至80mg。

（7）对于老年患者，因为对低血糖的耐受能力差，不宜选用长效、强力降糖药，而应选择服用方便、降糖效果温和的降糖药，如瑞格列奈（诺和龙）。对儿童来讲，1型糖尿病用胰岛素治疗；2型糖尿病目前仅有二甲双胍被批准用于儿童。另外，还要充分考虑到患者服药的依从性，对于经常出差、进餐不规律的患者，选择每日服用1次的药物（如格列美脲）则更为方便、合适，顺应性更好。

（五）常用药物制剂与用法

① 普通胰岛素注射剂：规格400U/10ml，800U/10ml。用药剂量和给药次数依病情而定。通常24h尿糖2g用胰岛素1U。一般在餐前半小时皮下注射，一日3~4次，必要时做静脉注射。

② 珠蛋白锌胰岛素注射剂：规格400U/10ml。根据病情定剂量，早餐前（晚餐前）1h皮下注射，一日1~2次。

③ 甲苯磺丁脲（甲磺宁）片剂：规格0.5g。每日0.5~2g，一日1~2次。餐前服，待血糖正常时，或尿糖少于5g，改维持量每日0.5g，分两次服用。

胰岛素的保存方法

④ 氯磺丙脲片剂：规格 0.1g，0.25g。口服，一次 0.1～0.25g，一日 1 次，早餐前服 1 次。

⑤ 格列本脲片：规格 2.5mg。口服开始 2.5mg（1 片），早餐前或早餐及午餐前各一次；轻症者 1.25mg（半片），一日 3 次，三餐前服，7 日后递增至每日 2.5mg（1 片）。一般用量为每日 5～10mg（2～4 片），最大用量每日不超过 15mg（6 片）。

⑥ 格列吡嗪片：规格 5mg。口服，剂量因人而异，一般推荐剂量每日 2.5～20mg，早餐前 30min 服用；日剂量超过 15mg，宜在早、中、晚分三次餐前服用。单用饮食疗法失败者：起始剂量一日 2.5～5mg，以后根据血糖和尿糖情况增减剂量，每次增减 2.5～5mg。一日剂量超过 15mg，分 2～3 次餐前服用。已使用其他口服磺酰脲类降糖药者：停用其他磺酰脲药 3 天，复查血糖后开始服用本品。从 5mg 起逐渐加大剂量，直至产生理想的疗效。最大日剂量不超过 30mg。

⑦ 盐酸二甲双胍片：规格 0.25g。口服成人开始一次 0.25g，一日 2～3 次，以后根据疗效逐渐加量，一般一日量 1～1.5g，最多每日不超过 2g。餐中或餐中即刻服用，可减轻胃肠道反应。

⑧ 马来酸罗格列酮片：规格 4mg。口服，单药治疗与磺酰脲类或二甲双胍合并用药时，本品起始用量为一日 4mg，单次服用经 12 周治疗后，如需要本品可加量至一日 8mg，一日 1 次或分 2 次服用。

⑨ 瑞格列奈片：规格 0.5mg。瑞格列奈片应在主餐前服用（即餐前服用）。在口服瑞格列奈片 30min 内即出现促胰岛素分泌反应。通常在餐前 15min 内服用本药。服药时间也可掌握在餐前 0～30min 内。请遵医嘱服用瑞格列奈片。剂量因人而异，以个人血糖而定。推荐起始剂量为 0.5mg，以后如需要可每周或每两周作调整。接受其他口服降血糖药治疗的患者可直接转用瑞格列奈片治疗。其推荐起始剂量为 0.5mg。最大的推荐单次剂量为 4mg，进餐时服用。但最大日剂量不应超过 16mg。对于衰弱和营养不良的患者，应谨慎调整剂量。如果与二甲双胍合用，应减少瑞格列奈片的剂量。

⑩ 阿卡波糖片：规格 50mg。用餐前即刻整片吞服或与前几口食物一起咀嚼服用，剂量因人而异。一般推荐剂量为：起始剂量为每次 50mg，每日 3 次。以后逐渐增加至每次 0.1g，每日 3 次。个别情况下，可增至每次 0.2g，每日 3 次。

⑪ 磷酸西格列汀片：规格 100mg。单药治疗的推荐剂量为 100mg 每日一次。轻度肾功能不全患者不需要调整剂量。中度肾功能不全的患者剂量调整为 50mg 每日一次。严重肾功能不全的患者或需要血液透析或腹膜透析的终末期肾病剂量调整为 25mg 每日一次。

⑫ 达格列净片：规格 10mg。在饮食和运动基础上，本品可作为单药治疗用于 2 型糖尿病成人患者改善血糖控制。推荐起始剂量为 5mg，每日一次，晨服，不受进食限制。对于需要加强血糖控制且耐受 5mg 每日一次的患者，剂量可增加至 10mg 每日一次。

⑬ 利拉鲁肽注射液：适用于成人 2 型糖尿病患者控制血糖；适用于单用二甲双胍或磺酰脲类药物最大可耐受剂量治疗后血糖仍控制不佳的患者，与二甲双胍或磺酰脲类药物联合应用。诺和力每日注射一次，可在任意时间注射，无需根据进餐时

间给药。诺和力经皮下注射给药，注射部位可选择腹部、大腿或者上臂。起始剂量为每天0.6mg。至少1周后，剂量应增加至1.2mg。预计一些患者在将剂量从1.2mg增加至1.8mg时可以获益，根据临床应答情况，为了进一步改善降糖效果，在至少一周后可将剂量增加至1.8mg。推荐每日剂量不超过1.8mg。

（六）用药注意事项

▶ 技能点 ◀

常用口服降糖药用药时间的选择

（1）采用"精细降糖"策略，一种或几种药的联合可使糖尿病患者得到更个体化的治疗，能够发挥降糖药的最大作用，并减少不良反应。当糖尿病患者的血糖水平控制在接近正常时，为避免低血糖的发生，需采取"精细降糖"的措施，包括指导患者采取更严格的饮食和运动计划、更密切的血糖监测和对降糖药更加得心应手的应用。在降糖药的选择上，作用方式越接近人体控制血糖生理模式的药物，越能帮助人们安全接近正常血糖的目标。

（2）药物治疗中需注意各药的禁忌证和不良反应，尤其是降糖药可诱发低血糖和休克，严重者甚至致死，药师应提示患者注意，一旦出现低血糖，立即口服葡萄糖水和糖块、巧克力、甜点或静脉点滴葡萄糖注射液。对磺酰脲类药要注意：①1型糖尿病者不可单独使用磺酰脲类药。②急性严重感染、手术、创伤或糖尿病急性并发症及严重的肝、脑、心、肾、眼等并发症者一般禁用磺酰脲类药。③老年人的用药剂量要密切监测血糖指标，酌情调整。儿童和妊娠妇女不推荐应用，肝、肾功能不全及对磺胺药过敏者禁用。④单用磺酰脲类药血糖不能达标者，应寻找原因纠正或及时改为联合用药，必要时加用胰岛素。

（3）注意保护肝肾功能，糖尿病合并肝病时，宜服用α-糖苷酶抑制药；对轻、中度肾功能不全者推荐应用格列喹酮，因其由肝胆排泄。

（4）选择适宜的服药时间。就餐和食物对口服降糖药的吸收、生物利用度和药效都有不同程度的影响。因此，降糖药应注意在不同的时间服用。

① 餐前0.5h：适于餐前服用的药物有那格列奈、甲苯磺丁脲、氯磺丙脲、格列本脲、格列齐特、格列吡嗪、格列喹酮、伏格列波糖。那格列奈起效快，在空腹或进食时服用吸收良好，餐后（尤其是脂肪餐）给药可影响其吸收，使血浆达峰时间和血浆半衰期延迟，因而提倡餐前给药。国内报道，小剂量格列本脲在早餐前服用疗效好，血浆达峰浓度时间比餐中服用提前1h；早餐前服2.5mg比早餐同时服用7.5mg更有效，其疗效也提高80%。

② 餐中：适于餐中口服的药物有二甲双胍、阿卡波糖、格列美脲、瑞格列奈。阿卡波糖应在就餐时随第1～2口食物吞服，可减少对胃肠道的刺激，减少不良反应，增加患者的顺应性，并视个体情况调整剂量。格列美脲在早餐或第一次就餐时服用。瑞格列奈于进餐时服用，不进餐不服药。

③ 餐后0.5～1h：食物对其吸收和代谢影响不大的药物可在餐后口服，如罗格列酮。对有胃肠道不适者可在餐后服用二甲双胍。

（5）注射胰岛素时宜注意以下内容。

① 注射宜注意其制剂种类，起效、维持时间与就餐时间，一般注射胰岛素后15～30min就餐较为适宜，但不同情况下注射胰岛素的时间可调整。

② 注射时血糖高，选择腹部注射，注射稍深一些，适当延长注射和进餐的间隔；注射后要立即就餐，可选择腹部注射；注射后不能按时就餐，选择上臂或臀

部，注射浅一些；注射时血糖正常，可选择任何部位，正常进餐；注射时血糖偏低，可选择上臂或臀部，注射浅一点，注射后尽快进餐。腹部注射吸收最快，其次为双上臂外侧，再次为股外侧、臀，均是适宜注射的部位。

③ 注射时宜变换注射部位，两次注射点要间隔 2cm，以确保胰岛素稳定吸收，同时防止发生皮下脂肪营养不良。

④ 动物胰岛素和人胰岛素在结构上有差异，有一定的抗原性，对动物胰岛素过敏者可应用人胰岛素。

⑤ 注意仅有可溶性人胰岛素可静脉给药。

⑥ 未开启的胰岛素应冷藏保存，冷冻后的胰岛素不可再应用。

⑦ 使用中的胰岛素笔芯不宜冷藏，可与胰岛素笔一起使用或随身携带，在室温下最长可保存 4 周。

（6）应用磺酰脲类胰岛素促泌药宜注意以下内容。

① 长期服用磺酰脲类降糖药可促使胰岛功能进行性减退。对餐后 2h 血糖（PBG）为 8～9mmol/L 的早期 2 型糖尿病者有效。约有 10% 的患者在初始治疗时，血糖无法控制，称为磺酰脲类胰岛素促泌药原发性失效；有些经数月后疗效减弱或消失则为继发性失效，发生率为 5%～10%。究其原因是胰岛 β 细胞功能恶化和外周组织对胰岛素发生抵抗。对失效和所有治疗尚未达标者，宜尽早联合应用双胍类、噻唑烷二酮类胰岛素增敏药和胰岛素。

▶ 技能点 ◀
磺酰脲类降糖药用药指导

② 对 PBG 较高者宜选用格列本脲和格列美脲；PBG 升高者宜选用格列吡嗪、格列喹酮，因其口服后吸收快，最高药效时间与进餐后血糖峰时较一致，引起下一餐前低血糖反应的机会较少；且格列吡嗪可增强第一时相胰岛素分泌；病程较长，且 PBG 较高者可选用格列本脲、格列美脲、格列齐特或上述药的控、缓释制剂。

③ 长期使用磺酰脲类药可使体重增加。

④ 研究证实，亚洲糖尿病患者胰岛素分泌缺陷较严重，而欧洲糖尿病患者则胰岛素抵抗较明显。在我国的糖尿病患者中，前者状况较为多见。因此，无论是否应用磺酰脲类降糖药，倘若糖尿病者本身就存在胰岛 β 细胞功能受损，则不能把责任全部归咎于磺酰脲类降糖药。

（7）应用 α-糖苷酶抑制药时宜注意以下几点。

① α-糖苷酶抑制药服后使未消化的碳水化合物停滞于肠道，由于肠道细菌的酵解，使气体产生增多，因此常致胀气（胃胀者约 50%、腹胀者 30%），可通过缓慢增加剂量和控制饮食而减轻反应的程度，或多在继续用药中消失。

▶ 技能点 ◀
α-糖苷酶抑制药用药指导

② 与胰岛素或磺酰脲类药联合应用，可增加发生低血糖的危险。

③ 为最大限度地控制餐后血糖，餐前直接用少许液体吞服或就餐时与最初几口食物一起嚼服最适宜，并可减少对胃肠道的刺激，提高患者的用药依从性。

④ 对同时接受胰岛素或其他降糖药治疗者，如因减少胰岛素需求量而产生低血糖时，须服葡萄糖而非普通食糖来调节血糖。如血糖降低出现低血糖时，宜适当减剂量。

（8）应用非磺酰脲类胰岛素促泌药宜注意以下几点。

① 与二甲双胍或 α-糖苷酶抑制药合用时有协同作用，但易出现低血糖现象，立即吃糖果或饮葡萄糖水可缓解，或于合用时酌情减量。

② 非磺酰脲类降糖药的作用机制与磺酰脲类药类似，对磺酰脲类药敏感性差或效果不佳者不推荐使用，另与磺酰脲类药不可联合应用。

③ 乙醇可加重或延迟低血糖症状，因此服用期间不宜饮酒。

（9）应用双胍类药宜注意以下几点。

① 服用二甲双胍通常需 2～3 周才能达到降糖疗效，如血糖已控制，可适当减少剂量。

② 服药期间不要饮酒，因乙醇可抑制肝糖原异生，增加二甲双胍的降糖作用。

③ 西咪替丁可降低二甲双胍的肾脏排泄，增强二甲双胍的生物利用度，使二甲双胍血药浓度升高，当两药同服时应减少二甲双胍剂量。与胰岛素合用时降糖作用加强，应注意调整剂量。

④ 应用胰岛素或强效降糖药治疗的患者，在开车外出前，要先测一下血糖，血糖正常在上路；如血糖低于正常值则要吃一点食物；开长途车时，最好每隔 2h 休息 1 次，监测血糖；行驶中如出现头晕、眼花、出汗、饥饿、颤抖等低血糖症状时立即停车休息。

（七）糖尿病健康指导

1. 用药指导

▶ 技能点 ◀
健康指导

糖尿病患者的药物治疗包括口服降糖药、注射胰岛素、中医中药以及多种辅助药物治疗。坚持按时按量用药，药物量不能时减时增，应在医生指导下调整剂量。定期监测血糖、糖化血红蛋白、蛋白尿、血压、血脂、肝肾功能等，了解糖尿病控制情况及并发症发生、发展情况。

2. 饮食指导

合理控制饮食。平衡膳食，选择多样化、营养合理的食物。严格控制总热量摄入，限制脂肪摄入量，维生素、膳食纤维要合理充足，应限制钠盐摄入。少饮酒，不吸烟。

3. 休息与活动指导

注意劳逸结合，保持精神愉快，合理安排作息时间，白天适当活动，避免精神紧张和注意力过度集中，保证夜间充足睡眠。不可单独进行运动，运动时请随身携带易吸收的糖类食品。

二、同步案例

（一）抛砖引玉

1. 病例描述

患者，女，51 岁，主诉口渴、多饮、乏力 4 年余。4 年前因与领导不睦，精神抑郁而渐感口渴、多饮、乏力。到当地医院就诊，查空腹血糖 8.7mmol/L，诊断为"糖尿病"，予消渴丸每次 5 粒、一日 3 次，二甲双胍（迪化糖锭）每次 250mg、一日 3 次治疗，症状逐渐减轻，血糖下降。之后一直规律服用上述药物，病情控制较为平稳。1 个月前患者自感口渴、多饮、乏力症状明显加重，到药店购药。

2. 病例分析

糖尿病是一种慢性疑难病，病情复杂，变化百出。在其治疗过程中，经常会遇到患者胰岛素分泌量尚可，在原用降糖药物无变化的情况下，血糖突然明显升高，血糖波动（餐后2h血糖和空腹血糖差值）明显加大，此时应当考虑到有引起血糖波动的诱因存在。较为常见的诱因有感染、情绪波动、劳累、失眠等。其中以感染最为常见。对此类患者血糖升高的处理，若单纯采用增加降糖药物的方法，效果多不理想，只有详细询问病情，查明诱因，并对症处理，才会取得事半功倍的效果。

3. 推荐用药

建议患者调整心态，避免劳累，保持良好睡眠，更重要的是到医院做一下血常规或尿常规的检查，判断体内是否存在感染，找出症状加重的诱因，不可盲目换药或加用降糖药治疗。

（二）小试牛刀

1. 患者，男，46岁，个体户，几年前就诊断出有2型糖尿病和高血压，空腹血糖9.1mmol/L，血压140/90mmHg。刚开始服用降糖药还能将血糖控制得较好，几年过去了，目前出现服用各种类别的降糖药均不能控制血糖，医生建议应使用胰岛素治疗，但是患者和患者家属都认为使用胰岛素有依赖性而拒绝使用。请设计该患者及其家属进行用药咨询的情景。

小试牛刀提示

2. 某患者，29岁，多饮、多食、多尿，消瘦，易感染，血糖升高多年，近期出现肾功能衰竭、失明。

（1）请对上述病例做出初步诊断？如果确诊还应有哪些依据？

（2）分析患者为何会出现肾功能衰竭和失明。

文化与素养

屠　呦　呦

屠呦呦，女，1930年12月30日生于浙江宁波，药学家，中国中医研究院终身研究员兼首席研究员，青蒿素研究开发中心主任，博士生导师。通过整理中医药典籍、走访名老中医，她汇集了640余种治疗疟疾的中药单秘验方。在青蒿提取物实验药效不稳定的情况下，出自东晋葛洪《肘后备急方》中对青蒿截疟的记载——"青蒿一握，以水二升渍，绞取汁，尽服之"——给了屠呦呦新的灵感。

通过改用低沸点溶剂的提取方法，富集了青蒿的抗疟组分，屠呦呦团队最终于1972年发现了青蒿素。据世卫组织不完全统计，在过去的20年里，青蒿素作为一线抗疟药物，在全世界已挽救数百万人生命，每年治疗患者数亿人。

2011年9月，屠呦呦因为发现青蒿素，一种用于治疗疟疾的药物，挽救了全球特别是发展中国家的数百万人的生命获得拉斯克奖。2015年10月5日，瑞典卡罗琳医学院将诺贝尔生理学或医学奖授予屠呦呦以及另外两名科学家，以表彰他们在寄生虫疾病治疗研究方面取得的成就。

屠呦呦与青蒿结缘，以学以致用的研究精神，用中医药造福世界。

三、稳扎稳打

（一）单项选择

1. 宜在餐后服用的药物不包括（   ）

A. 格列苯脲   B. 阿司匹林   C. 二甲双胍

D. 维生素 B_2 E. 西咪替丁

2. 应用二甲双胍错误的是（   ）

A. 常需 2～3 周才达到疗效   B. 服药期间不要饮酒

C. 如血糖已控制，也不宜减少剂量

D. 西咪替丁可使二甲双胍血药浓度增加   E. 可餐中或餐后 0.5～1h 服用

3. 有关糖尿病治疗表述错误的是（   ）

A. 当患者血糖接近正常时，应采用"精细降糖"策略

B. 减肥和降低血脂对降糖治疗效果无影响

C. 除了尽早制订降糖药的治疗方案外，也应尽早查出并发症或相关问题

D. 降糖药可诱发低血糖和休克，严重者可致死

E. 出现低血糖，应立即进食含糖高的食物或静滴葡萄糖注射液

4. 糖尿病合并高血压首选的降压药是（   ）

A. 利尿药   B. β-受体阻滞剂   C. ACEI

D. CCB   E. 直接扩张血管药

5. 准许 10 岁以上 2 型糖尿病儿童患者选用的口服降糖药是（   ）

A. 罗格列酮   B. 格列喹酮   C. 格列苯脲

D. 二甲双胍   E. 瑞格列奈

6. 2 型非肥胖型糖尿病，β 细胞储备功能良好，应首选（   ）

A. 格列苯脲   B. 瑞格列奈   C. 吡格列酮

D. 二甲双胍   E. 阿卡波糖

7. 关于胰岛素及口服降血糖药的叙述，正确的是（   ）

A. 胰岛素仅用于胰岛功能完全丧失的患者

B. 格列本脲作用的主要机制为刺激胰岛细胞释放胰岛素

C. 双胍类主要降低患者的餐后血糖

D. 双胍类药物对正常人血糖具有降低作用

E. 胰岛素仅用于口服降糖药无效的患者

8. 单纯餐后血糖升高的首选治疗药物是（   ）

A. 格列齐特   B. 艾塞那肽   C. 阿卡波糖

D. 二甲双胍   E. 吡格列酮

9. 老年糖尿病患者不建议使用（   ）

A. α-糖苷酶抑制剂如阿卡波糖   B. 长效磺酰脲类

C. 噻唑烷二酮类如罗格列酮   D. 双胍类如二甲双胍

E. 二肽基肽酶-4 抑制剂如西格列汀

10. 使用中的胰岛素笔芯不宜冷藏，在室温下最长能够保存（   ）

A. 1 周　　　　　　　　B. 2 周　　　　　　　　C. 3 周

D. 4 周　　　　　　　　E. 6 周

11. 下列口服降糖药中，最适宜 PBG（餐后血糖高）高者选用的是（　　　）

A. 格列美脲　　　　　　B. 格列本脲　　　　　　C. 格列齐特

D. 格列吡嗪　　　　　　E. 甲苯磺丁脲

12. 体重达到肥胖的 2 型糖尿病可选用的降糖药是（　　　）

A. 二甲双胍　　　　　　B. 优降糖　　　　　　　C. 达美康

D. 亚莫利　　　　　　　E. 甲苯磺丁脲

13. 治疗糖尿病药物拜糖平正确的服药时间是（　　　）

A. 空腹服用　　　　　　B. 饭前 1h 服用　　　　C. 饭后 1h 服用

D. 餐时服用　　　　　　E. 睡前服用

14. 长期应用可能突发严重低血糖的药物是（　　　）

A. 丙硫氧嘧啶　　　　　B. 格列本脲　　　　　　C. 肾上腺素

D. 氢氯噻嗪　　　　　　E. 利血平

15. 磺酰脲类降糖药治疗糖尿病的适应证是（　　　）

A. 切除胰腺的糖尿病　　B. 重症糖尿病　　　　　C. 酮症高渗性昏迷

D. 幼年型糖尿病　　　　E. 胰岛功能尚存的轻、中型糖尿病

（二）配伍选择

1. A. 格列喹酮　B. 格列苯脲　C. 甲苯磺丁脲　D. 格列吡嗪控释片　E. 格列齐特控释片

（1）餐后血糖高者适宜选用（　　　）

（2）空腹血糖较高者宜选用作用快且强的是（　　　）

（3）适宜于轻至中度肾功能不全者，由肝胆排泄的药物是（　　　）

2. A. 阿卡波糖　B. 罗格列酮　C. 艾塞那肽　D. 格列苯脲　E. 吡格列酮

（1）仅用于皮下注射，通过激动胰高血糖素样肽-1 受体降糖的是（　　　）

（2）通过抑制 α-葡萄糖苷酶，减少葡萄糖吸收的是（　　　）

（3）长期应用能抑制胰高血糖素分泌的是（　　　）

3. A. 西格列汀　B. 二甲双胍　C. 格列苯脲　D. 胰岛素　E. 氯磺丙脲

（1）一般反应较轻，仍可能引起过敏性休克的是（　　　）

（2）可同时作用于 α、β 细胞的是（　　　）

（3）适用于肥胖及单用饮食控制无效的糖尿病患者的是（　　　）

4. A. 格列吡嗪　B. 格列齐特　C. 格列喹酮　D. 胰岛素　E. 罗格列酮

（1）空腹血糖较高者可选用（　　　）

（2）糖尿病合并轻中度肾功能不全者可选用（　　　）

（3）糖尿病合并心血管疾病者可选用（　　　）

（4）糖尿病合并发热、感染者可选用（　　　）

（5）明显降低空腹血糖及胰岛素和 C 肽水平的药物是（　　　）

5. A. 格列美脲　B. 二甲双胍　C. 普萘洛尔　D. 瑞格列奈　E. 格列喹酮

（1）2 型糖尿病伴轻、中度肾功能不全者适宜的降糖药是（　　　）

（2）降糖作用迅速，被称为"餐时血糖调节剂"的降糖药是（　　　）

（3）单纯饮食控制及体育锻炼无效的 2 型糖尿病肥胖者首选（　　　）

（三）多项选择

1. 应用磺酰脲类应注意（　　　）

A. 长期用可致胰岛功能进行性减退　　　　B. 对早期 2 型糖尿病有效

C. 有 10％患者存在原发性失效的现象　　　D. 长期应用可致体重增加

E. PBG 高者宜选用格列齐特和格列美脲

2. 下列哪些药物适宜餐中服用（　　　）

A. 格列齐特　　　　　B. 二甲双胍　　　　　C. 阿卡波糖

D. 格列美脲　　　　　E. 瑞格列奈

3. 下列哪些需要用胰岛素治疗（　　　）

A. 病人长期应用口服降糖药治疗，但效果越来越差，血糖不能得到有效控制

B. 肝、肾功能不全患者　　　　　　　C. 糖尿病合并妊娠及分娩时

D. 糖尿病合并重度感染或消耗性疾病

E. 合并严重并发症如出现严重的糖尿病眼底病变、糖尿病肾病、糖尿病足、合并结核病等

4. 关于血糖仪的使用说法正确的是（　　　）

A. 血糖试纸必须和适配的血糖仪一起用　　B. 血糖试纸有使用期限

C. 定期对仪器进行校正　　　　　　　　　D. 水肿或感染的部位不宜采血

E. 海拔高度会对血糖仪的检测结果造成影响

5. 正确应用胰岛素确定适宜时间为（　　　）

A. 注射短效胰岛素在餐前 30min。早餐前剂量最大，晚餐前剂量次之，午餐前剂量较小

B. 单独使用中效胰岛素，应在早餐前 30～60min 注射，也可在晚上睡前使用

C. 对于空腹血糖偏高的患者，早餐前注射胰岛素应早，最好不要晚于早 8 时

D. 对于空腹血糖偏高的患者，早餐前注射胰岛素应早，最好不要晚于早 7 时

E. 注射短效胰岛素在餐前 30min。早餐前剂量最大，午餐前剂量次之，晚餐前剂量较小

6. 对正确应用胰岛素选择最佳部位表述正确的是（　　　）

A. 注射胰岛素一般多采用皮下注射方法，而可供选择的部位有双臂外侧（即三角肌处）、腹部两侧、臀部及大腿外侧

B. 前臂及腹壁比臀部及大腿的吸收速度慢

C. 前臂及腹壁比臀部及大腿的吸收速度快

D. 注射前只可用 75％酒精消毒

E. 有硬结或脂肪萎缩处，胰岛素是不易被吸收的，应尽量避免使用

7. 对正确应用胰岛素表述正确的是（　　　）

A. 注射前确认剂量是否正确

B. 混悬制剂使用前要温和翻转至少 10 次使其均匀分散

C. 注射后可热敷或按摩注射部位

D. 短效胰岛素与中效或长效混合时，先抽取短效胰岛素

E. 短效胰岛素与中效或长效混合时，先抽取中效或长效胰岛素

8. 糖尿病的诊断依据包括（　　　）

A. 有典型糖尿病症状，任意时间血糖≥11.1mmol/L

B. 空腹血糖≥7.0mmol/L　　　　　C. 75g 葡萄糖负荷后 2h≥11.1mmol/L

D. 有典型糖尿病症状，任意时间血糖≥7.0mmol/L

E. 空腹血糖≥11.1mmol/L

9. 以下降糖药中，适用于 2 型糖尿病患者的是（　　　）

A. 胰岛素　　　　　　　B. 二甲双胍　　　　　C. 阿卡波糖

D. 格列齐特　　　　　　E. 甲苯磺丁脲

10. 新型降糖药有（　　　）

A. 达格列净　　　　　　B. 西格列汀　　　　　C. 那格列奈

D. 伏格列波糖　　　　　E. 艾塞那肽

四、学以致用

1. 患者，男，65 岁，体重 76kg。入院查体：T36.5，BP147/84mmHg，BMI 27，腰围 102cm，糖化血红蛋白 8.5%，空腹血糖 8.01mmol/L，早餐后 2h 血糖 13.03mmol/L，既往有胰岛素治疗史，医嘱：

治疗用药	用法用量
阿卡波糖片 50mg	口服，3 次/日
瑞格列奈片 1mg	口服，3 次/日
二甲双胍片 0.5mg	口服，3 次/日
甲钴胺注射液 0.5mg	静脉滴注，1 次/日
前列地尔注射液 20μg	静脉滴注，1 次/日

（1）下列描述中，错误的是（　　　）

A. 瑞格列奈与二甲双胍有协同作用　　　B. 二甲双胍不可降低空腹血糖

C. 瑞格列奈的降糖作用呈血糖依赖性

D. 阿卡波糖缓解餐后高血糖作用优于瑞格列奈

E. 阿卡波糖在餐时与最初几口食物同食

（2）下列药物中，为肥胖 2 型糖尿病患者首选的是（　　　）

A. 二甲双胍　　　　　　B. 瑞格列奈　　　　　C. 阿卡波糖

D. 西格列汀　　　　　　E. 格列苯脲

（3）下列哪个不是 2 型糖尿病药物治疗方案可采用的 4 种联合方案（　　　）

A. 将治疗方案调整为多次胰岛素治疗时停用促胰岛素分泌药

B. 可在使用二甲双胍的基础上合用促胰岛素分泌药或 α-葡萄糖苷酶抑制剂

C. 在两种药合用效果不佳时，再加基础胰岛素或预混胰岛素治疗

D. 将治疗方案调整为多次胰岛素治疗，并联合使用促胰岛素分泌药

E. 首选二甲双胍（无禁忌证）

（4）下列选项中，与瑞格列奈无相互作用的药物是（　　　）

A. 利福平　　　　　　　B. 克拉霉素　　　　　C. 伊曲康唑

D. 甲氧苄啶　　　　　　E. 氢氯噻嗪

2. 患者，男，65 岁，2 型糖尿病病史 20 年，现服用二甲双胍 0.5g，3 次/日；

阿卡波糖 0.1g，3 次/日；罗格列酮 4mg，1 次/日；既往高血压病史 5 年，冠心病病史 5 年，心功能Ⅰ级，轻度肾功能不全，长期服用贝那普利和阿司匹林。

（1）患者拟次日行冠脉血管造影检查，应暂停使用的药物是（　　）

A. 阿卡波糖　　　　　　B. 罗格列酮　　　　　　C. 二甲双胍

D. 阿司匹林　　　　　　E. 贝那普利

（2）患者在行冠脉血管造影后，突发心慌。饥饿。血糖 3.8mmol/L，首选进食（　　）

A. 蔗糖　　　　　　　　B. 面包　　　　　　　　C. 无糖饼干

D. 葡萄糖　　　　　　　E. 麦芽糖

（3）患者所用药物中，起效较慢，需服用 2～3 个月方达稳定疗效的是（　　）

A. 二甲双胍　　　　　　B. 阿卡波糖　　　　　　C. 罗格列酮

D. 贝那普利　　　　　　E. 阿司匹林

（4）患者用药一段时间后，出现冠心病加重、夜间憋喘、活动困难，诊断为"冠心病，心功能Ⅲ级"。此时应停用的药物是（　　）

A. 二甲双胍　　　　　　B. 阿卡波糖　　　　　　C. 阿司匹林

D. 贝那普利　　　　　　E. 罗格列酮

3. 患者，女，43 岁，BMI 25，诊断为 2 型糖尿病，空腹血糖 8.4mmol/L，餐后 2h 血糖 16mmol/L，血肌酐 70μmol/L。

（1）该患者首选的降糖药是（　　）

A. 阿卡波糖　　　　　　B. 甘精胰岛素　　　　　C. 那格列奈

D. 二甲双胍　　　　　　E. 罗格列酮

（2）若患者在服用首选降糖药后，血糖仍未达标，临床考虑加用胰岛素增敏剂，可联合应用的药物是（　　）

A. 阿卡波糖　　　　　　B. 门冬胰岛素　　　　　C. 那格列奈

D. 西格列汀　　　　　　E. 罗格列酮

（3）为满足患者减轻体重的要求，不宜选用的降糖药是（　　）

A. 阿卡波糖　　　　　　B. 西格列汀　　　　　　C. 利拉鲁肽

D. 二甲双胍　　　　　　E. 格列齐特

开宗明义

项目九　高血压病的用药指导

▶重点难点◀
高血压分级、降压药分类及联合应用。

一、必备知识

高血压是指在静息状态下动脉收缩压和或舒张压增高，即收缩压≥140mmHg 和/或舒张压≥90mmHg（1mmHg≈0.133kPa）。根据高血压形成的病因及原理不同，医学界把高血压分为原发性高血压（即高血压病）和继发性高血压（即高血压症）两大类。绝大多数患者高血压原因不明称为原发性高血压，也叫高血压病。继发性高血压比较少见，占高血压总数的 10%～20%，它是指由于某些疾病引起的高血压，高血压仅仅是这种疾病的症状之一。如果原发病能够缓解，那么高血压症状也就自然缓解。在临床诊断中，必须除外各种疾病引起的继发性高血压，才能确诊为原发性高血压。

（一）高血压病的分级

2018 年《中国高血压防治指南》（修订版）将血压水平分类分级如下：正常血压分为正常与正常高值两类；原发性高血压分为三级和单纯收缩期高血压，如表 2 2 所示。

表 2-2　血压水平的定义和分类

类　　别	收缩压/mmHg		舒张压/mmHg
正常血压	<120	和	<80
正常高值	120～139	和/或	80～89
原发性高血压	≥140	和/或	≥90
1 级高血压（轻度）	140～159	和/或	90～99
2 级高血压（中度）	160～179	和/或	100～109
3 级高血压（重度）	≥180	和/或	≥110
单纯收缩期高血压	≥140	和	<90

进行高血压分级应注意：

① 不论收缩压还是舒张压，只要其中有一项达到标准即可诊断为高血压；

② 患者的收缩压与舒张压居于不同级别时，应按两者中较高的级别分类；

③ 患者既往有高血压史，目前已服抗高血压药，血压虽已低于 140/90mmHg，亦应诊断为高血压；单纯性收缩期高血压也可按照收缩压水平分为 1、2、3 级。

《2018 年中国高血压防治指南》（修订版）将 120～139/80～89mmHg 定为正常高值，是根据我国流行病学调查研究数据的结果确定的。血压在此水平的人群 10 年后心血管发病的危险较血压水平在 110/75mmHg 的人群增加 1 倍以上；血压 120～129/80～84mmHg 和 130～139/85～89mmHg 的中年人群，10 年后分别有 45% 和 64% 成为高血压患者。所以，对血压正常高值人群应提倡改善生活方式，以预防高血压及心血管病的发生。

▶ 技能点 ◀
辨识高血压

（二）临床表现及并发症

1. 一般症状

早期高血压患者可表现头痛、头晕、耳鸣、心悸、眼花、失眠、注意力不集中、记忆力减退、手脚麻木、疲乏无力、易烦躁等症状。大多数人早期并无症状，通过经常测血压才能及时发现是否患有高血压。

后期高血压患者其血压常持续在较高水平，并伴有脑、心、肾、眼等器官受损的表现，器官受损早期可无症状，但器官损害后期易导致器官功能障碍，甚至发生脏器功能衰竭。如高血压引起脑损害后，可引起短暂性脑血管痉挛，使头痛、头晕加重，也可引起一过性失明、半侧肢体活动失灵等症状，严重者可发生脑出血。对心脏的损害则先呈现心脏扩大，后发生左心衰竭，可出现胸闷、气急、咳喘等症状。当肾脏受损害后，可见夜间尿量多或小便次数增加，严重时发生肾功能衰竭，可有尿少、无尿、食欲缺乏、恶心症状。

2. 并发症

► 议一议 ◄

为什么说高血压是沉默的杀手？

在各种高血压的并发症中，以心、脑、肾的损害最为显著，主要有以下几种情况。

（1）高血压心脏病 高血压的心脏改变主要是左心室肥厚和扩大、心肌细胞肥大和间质纤维化。高血压导致心脏肥厚和扩大，称为高血压心脏病。高血压心脏病是高血压长期得不到控制的一个必然趋势，最后可因心肌肥大、心律失常、心力衰竭而影响生命。

（2）冠心病 长期的高血压可促进动脉粥样硬化的形成和发展，冠状动脉粥样硬化使血管腔狭窄或阻塞，或因冠状动脉功能性改变导致心肌缺血缺氧或坏死而引起冠心病。冠状动脉粥样硬化性心脏病是动脉粥样硬化导致器官病变的最常见类型，也是严重危害人民健康的常见病。

（3）高血压脑病 主要发生在重症高血压患者，由于过高的血压突破了脑血流自动调节范围，脑组织血流灌注过多引起脑水肿，临床表现以脑病的症状与体征为特点，表现为弥漫性严重头痛、呕吐、意识障碍、精神错乱，甚至昏迷、抽搐。

（4）脑血管病 包括脑出血、脑血栓、脑梗死、短暂性脑缺血发作。脑血管意外亦称卒中，病势凶猛，致死率极高，即使不死，也大多数致残，是急性脑血管病中最凶猛的一种。高血压患者血压越高，卒中的发生率越高。高血压患者如脑动脉硬化到一定程度时，再加上一时的激动或过度的兴奋，如愤怒、突然事故的发生、剧烈运动等，使血压急骤升高，脑血管破裂出血，血液便溢入血管周围的脑组织，此时，患者立即昏迷，倾倒在地，所以俗称中风。

（5）高血压危象 在高血压早期和晚期均可发生，因紧张、疲劳、寒冷、突然停服降压药等诱因，小动脉发生强烈痉挛，血压急剧上升。危象发生时，出现头痛、烦躁、眩晕、恶心、呕吐、心悸、气急及视物模糊等严重症状。

（6）慢性肾功能衰竭 高血压对肾脏的损害是一个严重的并发症，高血压合并肾功能衰竭约占 10%。高血压与肾脏损害可相互影响，形成恶性循环。一方面，高血压引起肾脏损害；另一方面肾脏损害加重高血压病。一般到高血压的中、后期，肾小动脉发生硬化，肾血流量减少，此时可出现多尿和夜尿增多，肾浓缩尿液的能力降低。急骤发展的高血压可引起广泛的肾小动脉弥漫性病变，导致恶性肾小动脉硬化，从而迅速发展为尿毒症。

（7）其他并发症 较少见但严重的并发症为主动脉夹层动脉瘤。其起病常突然，迅速发生持续性、进行性加重的剧烈胸痛，向背或腹部放射，约 1/3 病人出现面色苍白、大汗、精神紧张或晕厥、四肢末端湿冷等循环衰竭表现，伴有主动脉分支堵塞的现象，使两上肢血压及脉搏有明显差别，一侧从颈动脉到股动脉的脉搏均消失或下肢暂时性瘫痪或偏瘫。少数发生主动脉瓣关闭不全。未受堵塞的动脉血压升高。动脉瘤可破裂入心包腔或胸膜腔而导致迅速死亡。胸部 X 射线检查可见主动脉明显增宽。超声心动图计算机化 X 射线或磁共振断层显像检查可直接显示主动脉的夹层或范围，甚至可发现破口。主动脉造影也可明确诊断。高血压合并下肢动脉粥样硬化时，可造成下肢疼痛、跛行。

由上可知，高血压的并发症有很多，而且发病急骤，病情凶险，严重威胁人类

测血压的那些事

的健康，若不及时坚持有效的治疗，可大大增加心脑血管病的发生率和死亡率。

（三）治疗

1. 治疗原则

明确诊断，及时治疗，综合干预，非药物治疗和药物治疗结合，长期甚至终身治疗，保护心、脑、肾、血管等靶器官，防止并发症，减少心血管病突发事件的发生，提高高血压患者生存质量。

2. 高血压的药物治疗

（1）抗高血压药物治疗原则　①有效治疗与终身治疗。所谓有效治疗指：一般高血压患者将血压降至 140/90mmHg 以下；65 岁及以上老年人的收缩压应控制在 150mmHg 以下，如能耐受还可进一步降低；伴有慢性肾脏疾病、糖尿病或病情稳定的冠心病或脑血管病的高血压患者一般可将血压降至 130/80mmHg 以下。原发性高血压病因不明，无法根治，需终身治疗。②平稳降压。血压在 24h 内存在自发波动，称为血压波动性。对高血压患者而言，血压波动性越大，对靶器官损害越严重。因此在药物降压时，要尽可能避免人为造成的血压波动。③保护靶器官。持续的高血压最终将损害靶器官，通过药物治疗保持血压的正常及在治疗时应用一些可逆转或保护靶器官的药物，对延缓靶器官损害有明确的作用。④联合用药。对于接受一种降压药物治疗而血压未能很好控制的病人可采用联合用药的方法。不同作用机制的降压药合用后，可产生协同降压作用，并可因此减少单制剂使用剂量，减少药物不良反应，有些降压药联合应用还会相互抵消不良反应。目前常用的 4 类降压药（利尿药、β-受体阻滞药、钙通道阻滞药和 ACE 抑制药）中，任何两类药物合用都是可行的。

▶ 想一想
如何实现平稳降压？

（2）抗高血压药的种类　目前常用以下五类降压药物，即利尿药、β-受体阻滞药、钙通道阻滞药（CCB）、血管紧张素转换酶抑制药（ACEI）以及血管紧张素 Ⅱ 受体阻滞药（ARB）。

① 利尿药。利尿药包括噻嗪类、祥利尿药、保钾利尿药三类。噻嗪类利尿药主要用于轻中度高血压，尤其在老年人高血压，合并心力衰竭、糖尿病、肥胖时降压效果明显。其不良反应是低血钾及影响血糖、血脂和血尿酸代谢。小剂量可以避免这些不良反应，故推荐使用小剂量。祥利尿药（如呋塞米）仅用于并发肾功能衰竭时。保钾利尿药常和前两类利尿剂合用，以增强降压效果，减少副作用，因其能引起血钾升高，故不宜与 ACEI 合用。

② β-受体阻滞药。β-受体阻滞药分为选择性 β_1 受体阻滞药、非选择性 β-受体阻滞药以及兼有 α-受体阻滞作用的 β-受体阻滞药三类，通过抑制中枢和周围的肾素-血管紧张素-醛固酮系统（RAAS），以及血流动力学自动调节起降压作用。其特点是作用强，起效迅速，作用持续时间有差异，适用于不同程度的高血压，尤其在静息时心率较快（＞80 次/分）的中、青年高血压患者或高血压合并心绞痛的高血压患者。降压治疗时宜选用选择性 β_1-受体阻滞药或兼有 α-受体阻滞作用的 β-受体阻滞药。心脏传导阻滞、支气管哮喘、慢性阻塞性肺病与周围血管病患者禁用。糖尿病不是 β-受体阻滞药禁忌证，但伴有糖尿病的高血压患者应慎用。冠心病患者长期应用后不能突然停用，否则可诱发心绞痛。

③ 钙通道阻滞药。又称钙拮抗药，根据核心分子结构及作用于 L 型钙通道的不同亚单位，可分为二氢吡啶类和非二氢吡啶类，二氢吡啶类的钙拮抗剂目前在临床上主要用于治疗高血压，常用的有硝苯地平、尼群地平、氨氯地平、非洛地平等。根据药物作用持续时间，又有长效、短效之分。该类降压药作用强，起效迅速，量效成正比关系，对血糖、血脂代谢无影响，长期治疗有抗动脉粥样硬化作用，可单独或与其他降压药合用于各种程度的高血压。

④ 血管紧张素转换酶抑制药。血管紧张素转换酶抑制药的主要作用及特点为：a. 抑制周围和组织的 ACE，使血管紧张素Ⅱ生成减少，同时抑制激肽酶使缓激肽降解减少，从而舒张血管，达到降压效果；b. 降压时肾血流量不减少，反会增加；c. 降压后无水钠潴留现象；d. 增强机体对胰岛素的敏感性；e. 降低血浆中甘油三酯和总胆固醇含量；f. 逆转心肌肥厚。降压作用起效缓慢，逐渐加强。低钠饮食或联合使用利尿药使降压作用增强。适用于高血压合并糖尿病、肥胖，或合并心脏功能不全、肾脏损害有蛋白尿的患者。主要不良反应是干咳和血管性水肿。妊娠、肾动脉狭窄、高钾血症、肾功能衰竭（血肌酐＞265μmol/L 或 3mg/dl）患者禁用。

⑤ 血管紧张素Ⅱ受体拮抗药。血管紧张素Ⅱ受体（AT1）拮抗剂主要阻滞组织的血管紧张素Ⅱ受体亚型 AT1，更加充分地阻断血管紧张素Ⅱ的血管收缩和组织重构作用。降压作用起效缓慢，但平稳而持久。低钠或联合使用利尿药可增强降压作用，不良反应少，不发生干咳。适应证和禁忌证与 ACEI 相同。目前不仅是ACEI 不良反应的替代药物，也是具有自身特点的降压药物。

除了以上五类降压药物外，还有 α-受体阻滞药、血管扩张药和交感神经抑制药等，因其不良反应较多，现已经不主张单独使用，但在复方制剂中仍在使用。

（四）常用药物制剂与用法

▶ 议一议 ◀

为什么常用降压药有不同规格？

① 氢氯噻嗪片：规格 10mg，25mg。口服每日 25～100mg，分 1～2 次服用，并按降压效果调整剂量。

② 盐酸普萘洛尔片：规格 10mg。口服，初始剂量 10mg，每日 3～4 次，可单独使用或与利尿药合用。剂量应逐渐增加，日最大剂量 200mg。

③ 美托洛尔片：规格 50mg，100mg。口服一次 50～100mg，一日一次。

④ 卡托普利片：规格 12.5mg，25mg。口服，开始每次 12.5～25mg，渐增至每次 50mg，一日 2～3 次，每日最大剂量为 450mg。

⑤ 盐酸拉贝洛尔片：规格 50mg。口服，常用量每次 100～200mg，每日 2～3 次于饭后服用。严重高血压时剂量可增至每次 400mg，每日 3～4 次，每日剂量不超过 2400mg。

⑥ 依那普利片：规格 5mg，10mg。口服，开始剂量为一日 5～10mg，分 1～2 次服，肾功能严重受损者（肌酐清除率低于 30ml/min）为一日 2.5mg。根据血压水平，可逐渐增加剂量，一般有效剂量为一日 10～20mg，一日最大剂量一般不宜超过 40mg，本品可与其他降压药特别是利尿药合用，降压作用明显增强，但不宜与保钾利尿药合用。

⑦ 福辛普利片：规格 10mg，20mg。口服，成人和大于 12 岁的儿童每日 10～40mg，单次服药。初始剂量通常为每日 10mg，一日一次。约 4 周后，根据血压的

反应适当调整剂量。

⑧ 尼群地平片：规格 10mg。成人常用量：开始一次口服 10mg，一日 1 次，以后可根据情况调整为 20mg，一日 2 次。

⑨ 硝苯地平片：规格 5mg，10mg。口服或舌下含服，从小剂量开始服用，一般起始剂量一次 10mg，一日 3 次。

⑩ 硝苯地平缓释片：规格 10mg。口服：一次 10～20mg，一日 2 次。极量，一次 40mg，一日 0.12g。

⑪ 拉西地平片：规格 2mg，4mg。口服，成人起始剂量 4mg，一日 1 次，在早晨服用较好。饭前饭后均可。如需要 3～4 周后可增加至 6mg、8mg，一日一次。除非临床需要更急而超前投药。肝病患者初始剂量为 2mg，一日 1 次。

⑫ 苯磺酸氨氯地平片：规格 5mg。起始剂量为 5mg，每日一次，最大剂量为 10mg，每日一次。身材瘦小、虚弱、老年或伴肝功能不全患者，起始剂量为 2.5mg，每日一次。

⑬ 赖诺普利片：规格 5mg。口服，一日 1 次，一般常用剂量为 10～40mg，开始剂量为 10mg，早餐后服用，根据血压反应调整用量，最高剂量为 80mg。

⑭ 吲达帕胺培哚普利片：规格 4mg：1.25mg。口服，每日一次，每次服用一片，最好在清晨餐前服用。

◎ **拓展方舟**

复方制剂

固定配比复方制剂

指南中常用降压药物新增"固定配比复方制剂"。

常用的一组高血压联合治疗药物，通常由不同作用机制的两种降压药组成，优点是使用方便，可改善治疗的依从性及疗效，是联合治疗的新趋势。应用时注意其相应组成成分的禁忌证。对 2 级或 3 级高血压或某些高危患者可作为初始治疗的药物选择之一。

传统复方制剂

复方利血平片（曾用名：复方降压片）、复方利血平氨苯蝶啶片（0 号，曾用名：北京降压 0 号）、珍菊降压片等

新型复方制剂

ACEI+ 噻嗪类利尿剂；ARB+ 噻嗪类利尿剂；CCB + ARB；CCB+ β-受体阻滞剂；噻嗪类利尿剂+ 保钾利尿剂

降压药与非降压药物组成的复方制剂

二氢吡啶类 CCB + 他汀、ACEI+ 叶酸

固定小剂量复方制剂：

安博诺：安博维 150mg+ 双克 12.5mg

复代文：代文 80mg+ 双克 12.5mg

海捷亚：科素亚 50mg+ 双克 12.5mg

倍博特：代文 80mg+ 络活喜 5mg

（五）用药注意事项

（1）首先应该明确对于轻度的高血压患者，舒张压少于 12.6～13.3kPa（95～100mmHg）者，可先采用非药物治疗 3～6 个月，如限盐、低脂饮食及健身松弛疗法。如果血压未能满意控制，才开始应用降压药物治疗。但是已经有危险因素的轻型高血压，如有冠心病、高血压家族史及已有心、脑、肾器官损害及眼底病变、高脂血症、高尿酸血症、糖耐量异常等要马上应用降压药。

（2）轻中度患者应用降压药首先从一种药物、小剂量开始应用，为达到降压目的可逐渐增加剂量。

▶ 技能点 ◀
制定降压药联合应用的方案

（3）抗高血压药的联合应用。为了最大程度取得治疗高血压的效果，要求更大程度降低血压，要做到这一点单药治疗常力不能及，单药增大剂量易出现不良反应。随机临床试验证明，大多数高血压患者为控制血压需用两种或两种以上抗高血压药，合并用药有其需要和价值。在合并用药时，每种药的剂量不大，药物间治疗作用应有协同或至少相加的作用，其不良反应可以相互抵消或至少不重叠或相加。合并使用的药物品种数不宜过多，以避免复杂的药物相互作用。合理的配伍还要考虑到各药作用时间的一致性，配伍成分的剂量比。也就是说，药物的配伍应有其药理学基础。现有的临床试验结果支持以下类别抗高血压药的组合，可作为临床药物合用参考：a. 利尿药和 β-受体阻滞药；b. 排钾利尿药和 ACEI 或 ARB；c. 二氢吡啶类钙通道阻滞药和 β-受体阻滞药；d. 钙通道阻滞药和 ACEI 或 ARB；e. 钙通道阻滞药和利尿药；f. α-受体阻滞药和 β-受体阻滞药。必要时也可用其他组合，包括中枢作用药如中枢 $α_2$-受体激动药、咪唑啉受体调节药，以及 ACEI 与 ARB。

（4）抗高血压药的选择要关注高血压并发症的存在，因为有特定的药物既降压又能治疗这些并发症。

① 脑血管病：我国长期随访研究提示，脑血管病患者基础及治疗后血压水平与脑卒中再发有关。血压水平较高者脑卒中再发率高。近年来发表的大规模随机临床试验表明降压治疗对既往有脑血管病病史患者有临床益处。现有的证据表明，吲达帕胺或培哚普利加吲达帕胺长期治疗脑血管病患者是有益的，可减少脑卒中再发危险。急性脑卒中是否采用降压治疗，血压应降至什么程度，以及采取什么措施，仍需进一步的大型随机临床研究加以评估。

② 冠心病：稳定性心绞痛时首选 β-受体阻滞药或长效 CCB 或 ACEI；急性冠脉综合征时选用 β-受体阻滞药和 ACEI；心肌梗死后患者用 ACEI、β-受体阻滞药和醛固酮受体拮抗药。

③ 高血压合并心力衰竭：症状较轻者除控制体重、限制盐摄入量、积极降低血压外，用 ACEI 和 β-受体阻滞药。ACEI 有助于逆转左心室肥厚或阻止肥厚加重。一旦出现舒张功能不全，在常规治疗的基础上还应考虑加用 β-受体阻滞药。

④ 高血压合并糖尿病：为避免肾和心血管的损害，要求将血压降至 130/80mmHg 以下，因此常需联合用药。收缩压处于 130～139mmHg 或者舒张压处于 80～89mmHg 的糖尿病患者，可以进行不超过 3 个月的非药物治疗。血压≥140/90mmHg 的患者，应在非药物治疗的基础上直接加用药物治疗，对于已经出现微量白蛋白尿的患者，也应该直接使用药物治疗。理论上，糖尿病患者的血压应当控

制在患者能够耐受的尽可能较低的水平。

药物治疗首先考虑使用 ACEI 或 ARB，二者为治疗糖尿病高血压的一线药物。当单一药有效时，可优先选用 ACEI 或 ARB，当需要联合用药时，也应当以其中一种为基础。如果患者不能耐受，二者可以互换。ACEI 对 1 型糖尿病防止肾损害有益。利尿药、β-受体阻滞药、CCB 可作为二级药物，或者联合用药。利尿药和 β-受体阻滞药宜小剂量使用，比如氢氯噻嗪一日剂量不超过 12.5～25mg，以避免对血脂和血糖的不利影响；对于反复低血糖发作的 1 型糖尿病患者应慎用 β-受体阻滞药，以免其掩盖低血糖症状。除非血压控制不佳，或有前列腺肥大，一般不使用 β-受体阻滞药。老年糖尿病患者降压治疗应循序渐进、逐步达标，血压控制标准可适当放宽，如以 140/90mmHg 为治疗目标，以避免血压骤降引起脏器供血不足。

⑤ 慢性肾病：肾脏疾病（包括糖尿病肾病）应严格控制血压（低于 130/80mmHg）；当尿蛋白＞1g/24h 时，血压目标应控制在 125/75mmHg 以下，并尽可能将尿蛋白降至正常。一般需用 1 种以上，甚至 3 种药物方能使血压控制达标，首选 ACEI/ARB，常与 CCB、小剂量利尿药、β-受体阻滞药联合应用。当血肌酐超过 177μmol/L 或 2mg/dl 时，推荐用袢利尿药。应逐渐增加用药品种和剂量，避免使血压过快地下降，同时注意观察在血压下降时肾功能的变化。

⑥ 高血压危象：高血压危象包括高血压急症和高血压亚急症。高血压急症的特点是血压严重升高（血压＞180/120mmHg）并伴发进行性靶器官功能不全的表现。高血压亚急症是高血压严重升高但不伴靶器官损害。高血压急症包括高血压脑病、颅内出血、急性心肌梗死、急性左心室衰竭伴肺水肿、不稳定性心绞痛、主动脉夹层动脉瘤，需立即进行降压治疗以阻止靶器官进一步损害。高血压危象选用的降压药有硝普钠、硝酸甘油、尼卡地平、乌拉地尔等，需要根据病情选择用药，以适宜的速度达到降压目的。

（六）非药物治疗

高血压病的非药物治疗包括：降低钠、增加钙的摄入，合理调整膳食结构、减肥、运动、松弛疗法和戒烟忌酒等。

▶ 技能点 ◀
生活指导

① 限盐：国内外医学研究发现，高血压的发病率与钠盐的摄入量呈正相关，与钾和钙的摄入量呈负相关，即降低钠盐、增加钾和钙的摄入可降低血压。目前主张每日每人摄盐量应控制在 6g 以下，钾摄入量不低于 3g，钙摄入量不少于 800mg。

② 减肥：前瞻性研究表明，肥胖者高血压的患病率是正常人的 2～6 倍；流行病学也证实，体重的改变与血压的变化呈正相关，降低体重可减少患高血压的危险性；同时减轻体重也可以减少降压药物的用量。通过减少热量摄入，膳食平衡，增加运动等方式达到减重目的。

③ 戒烟酒：吸烟、酗酒会干扰人体的正常生理功能，影响内分泌的调节，导致人体血压持续升高，其中吸烟可以兴奋交感神经，使血管收缩，长期吸烟还可导致动脉硬化，是促进血压升高的独立危险因素。因此，高血压患者及肥胖者应戒烟忌酒。

④ 运动：经常坚持运动或体力活动可以降低休息时的血压，减少劳动时血压和心率上升的幅度，但要注意运动的科学性和安全性。运动方式以散步、骑自行车和慢跑较为适宜，运动量由运动强度、频度和持续时间来决定，一般以不大于

健康人运动量的 75％为宜。

⑤ 松弛疗法：即通过调身、调心、调息等方式达到心静、气和、体松的目的，发挥人体自我调节和自我控制的作用。具体可采取气功、太极拳、静养等方法。

⑥ 合理膳食：总原则是低盐、低糖、低脂、正常蛋白质、高纤维素、高维生素。在减少食物中总脂肪量的同时，增加多种不饱和脂肪酸，少食含胆固醇高的动物内脏，进食植物油，蛋白质的摄入以植物蛋白为主，多吃新鲜蔬菜、水果。另外，患者应注意消除紧张情绪，保持良好心境，大便通畅，睡眠良好。

二、同步案例

（一）抛砖引玉

1. 病例描述

患者，男，42 岁，农民。患高血压有 10 余年，最高达 220/120mmHg，无明显症状，未规律用药，否认其他病史。患者由于经济状况不佳，断断续续使用一些中草药和尼群地平、硝苯地平等一些较便宜的药物，血压忽高忽低。近期感觉不适。查体：血压 180/112mmHg。心电图：左心室高电压，提示心肌肥厚。心脏超声：左心室舒张功能减退。尿常规（－）、血脂、血糖均在正常范围内。请分析该病人目前状况，并推荐合适的药物。

2. 病例分析

患者检查结果为：血压 180/112mmHg，伴左心室肥厚、左心室舒张功能减退，符合三期高血压诊断标准。

3. 推荐用药

因该患者为中年男性，三期高危高血压，合并左心室肥厚，故降压目标应该控制在 120/80mmHg 以下。单用一种降压药已不能达到降压目标，所以需要联合应用两种降压药氢氯噻嗪。因患者高血压同时有左心室肥厚、左心室舒张功能减退，可使用血管紧张素转换酶抑制药（ACEI）类药物中的代表药卡托普利，并选用最佳配合药物氢氯噻嗪，两者合用效果可加倍。用药过程中，关注患者的适应情况，在达到降压效果的同时可适当调整剂量。

（二）小试牛刀

小试牛刀提示

患者，男，40 岁，患原发性高血压（140/90mmHg）5 年余，一直没有什么明显症状。近来偶感头晕心悸，心电图示轻微供血不足。5 年前经医生建议开始服用卡托普利片，前些日子查体测血压为 140/90mmHg，遂改服硝苯地平缓释片，3 天后血压依然没有降低，舒张压有时 100mmHg，加服吲达帕胺也不明显，非常迷茫，今到药店购药。请设计药店问病荐药情景或用药咨询情景。

三、稳扎稳打

（一）单项选择

1. 以下药物中，儿童高血压患者不宜应用的是（　　　）

A. 硝苯地平　　　　　　B. 氨氯地平　　　　　　C. 非洛地平

D. 尼群地平　　　　　　E. 拉西地平

2. 男性，72岁，高血压病3年，血压165/95mmHg，伴2型糖尿病，首选降压药物是（　　　）

A. 利尿剂　　　　　　　B. β-受体阻滞剂　　　　C. ACEI类

D. 硝苯地平　　　　　　E. 利血平

3. 适用于伴前列腺增生患者的抗高血压药是（　　　）

A. 依那普利　　　　　　B. 氯沙坦　　　　　　　C. 螺内酯

D. 比索洛尔　　　　　　E. 特拉唑嗪

4. 高血压合并心梗首选的药物是（　　　）

A. 缬沙坦　　　　　　　B. 特拉唑嗪　　　　　　C. 氢氯噻嗪

D. 硫酸镁　　　　　　　E. 硝苯地平

5. 应用降压药物治疗2周后，出现胃溃疡加重，系由下列何种药物引起的可能性大（　　　）

A. 利血平　　　　　　　B. 卡托普利　　　　　　C. 美托洛尔

D. 氢氯噻嗪　　　　　　E. 氨氯地平（络活喜）

6. 可以导致血钾升高的不包括（　　　）

A. 吲达帕胺　　　　　　B. 阿米洛利　　　　　　C. 螺内酯

D. 卡托普利　　　　　　E. 替米沙坦

7. 运动员慎用的药物是（　　　）

A. 吲达帕胺　　　　　　B. 普萘洛尔　　　　　　C. 依那普利

D. 氨氯地平　　　　　　E. 氯沙坦

8. 男性，35岁。血压180/100mmHg，经服硝苯地平及血管紧张素转换酶抑制剂治疗3周后，血压降至120/80mmHg，关于停药问题应是（　　　）

A. 可以停服降压药　　　B. 停药后血压增高再服

C. 继续服药，血压平稳控制1～2年后，再逐渐减少剂量至停服一种药，如血压不稳定，即表明需长期服用能保持血压稳定的最小剂量

D. 为避免血压下降过低，应停药

E. 立即减少药物剂量待症状出现随时恢复使用

9. 高血压合并心衰不宜用下列哪种药物（　　　）

A. 普萘洛尔　　　　　　B. 卡托普利　　　　　　C. 哌唑嗪

D. 氢氯噻嗪　　　　　　E. 依那普利

10. 卡托普利不会产生下列哪种不良反应（　　　）

A. 干咳　　　　　　　　B. 皮疹　　　　　　　　C. 低血压

D. 低血钾　　　　　　　E. 脱发

11. 高血压合并支气管哮喘的患者或慢性阻塞性肺疾患的患者，不宜使用哪类降压药物（　　　）

A. 利尿药　　　　　　　B. α-受体阻滞药　　　　C. 中枢性降压药

D. 扩血管药　　　　　　E. β-受体阻滞药

12. 伴有精神抑郁症的患者不宜用 （　　　）
A. 厄贝沙坦　　　　　　B. 卡托普利　　　　　　C. 哌唑嗪
D. 硝苯地平　　　　　　E. 利血平

13. 长期使用可使血锌降低的药物是 （　　　）
A. 吲达帕胺　　　　　　B. 美托洛尔　　　　　　C. 哌唑嗪
D. 卡托普利　　　　　　E. 利血平

14. 伴有痛风的高血压患者不宜应用 （　　　）
A. 氨氯地平　　　　　　B. 依那普利　　　　　　C. 氢氯噻嗪
D. 美托洛尔　　　　　　E. 氯沙坦

15. 高血压伴有糖尿病的患者不宜用 （　　　）
A. 噻嗪类利尿剂　　　　B. 血管紧张素转化酶抑制剂
C. 血管扩张药　　　　　D. 神经节阻断药　　　　E. 中枢降压药

16. 下列关于治疗高血压的基本原则表述错误的是 （　　　）
A. 平稳降压　　　　　　B. 有效治疗与终身治疗　　C. 血压降至正常后停药
D. 个体化治疗　　　　　E. 保护靶器官

17. 高血压伴心绞痛患者宜选用 （　　　）
A. 硝苯地平　　　　　　B. 普萘洛尔　　　　　　C. 卡托普利
D. 氢氯噻嗪　　　　　　E. 哌唑嗪

18. 关于氯沙坦临床应用及不良反应叙述错误的是 （　　　）
A. 可用于各型高血压　　B. 3～6 周后血压下降不理想，可加用利尿药
C. 可用于孕妇及肾动脉狭窄者
D. 低血压及肝病患者慎用　　　　　　　　　E. 避免与补钾利尿药合用

19. 患者，男，60 岁，高血压病史近 20 年，经检查心室肌肥厚，血压 22.6/13.3kPa，应首选 （　　　）
A. 可乐定　　　　　　　B. 卡托普利　　　　　　C. 硝苯地平
D. 氢氯噻嗪　　　　　　E. 普萘洛尔

20. 轻度高血压患者可首选 （　　　）
A. 血管紧张素转化酶抑制剂　　　　　　　　B. β-肾上腺素受体阻滞药
C. 利尿药　　　　　　　D. 钙通道阻滞药　　　　E. 中枢性降压药

（二）多项选择

1. 使用下列药物，在肾功能不全时一般无需调整剂量的是 （　　　）
A. 福辛普利　　　　　　B. 依那普利　　　　　　C. 佐芬普利
D. 贝那普利　　　　　　E. 雷米普利

2. 长期使用可引起血钾升高的药物是 （　　　）
A. 缬沙坦　　　　　　　B. 依那普利　　　　　　C. 氢氯噻嗪
D. 硝苯地平　　　　　　E. 螺内酯

3. 高血压患者治疗的血压目标值为 （　　　）
A. 高血压伴慢性肾病＜130/80　　B. 高血压伴糖尿病＜130/80
C. 高血压伴冠心病＜130/80　　　D. 高血压合并心力衰竭＜130/80
E. 老年高血压＜130/80

4. 关于抗高血压药物合理使用表述正确的是（　　）

A. 长期使用美托洛尔，不宜突然停药

B. 氢氯噻嗪小剂量使用，因其不良反应和剂量密切相关

C. 卡托普利常见的不良反应是咳嗽，不能耐受可换用氯沙坦

D. 他拉唑嗪适宜晨起服用　　E. 急性冠脉综合征患者不宜选用短效硝苯地平

5. 下列哪些降压药物，孕期可以使用（　　）

A. ACEI 类　　　　　　　　B. 血管紧张素Ⅱ受体拮抗剂

C. 拉贝洛尔　　　　　　　　D. 钙拮抗剂　　　　　　　E. 甲基多巴

6. 下列哪些药物最佳服用时间为晨 7 时（　　）

A. 氨氯地平　　　　　　　　B. 依那普利　　　　　　　C. 缬沙坦

D. 复方降压平　　　　　　　E. 拉西地平

7. 关于高血压药物应用原则表述正确的是（　　）

A. 尽量采用最小有效剂量　　　　B. 高剂量单一用药优于低剂量多药合用

C. 通常需要终身治疗　　　　　　D. 个体化治疗

E. 最好选用可一天一次可持续 24h 降压的药物

8. 噻嗪类利尿剂适用于哪些高血压患者（　　）

A. 痛风　　　　　　　　　　B. 老年高血压　　　　　　C. 伴心衰

D. 妊娠　　　　　　　　　　E. 单纯收缩期高血压

9. ACEI 类和 AT 拮抗剂可用于下列哪些高血压的治疗（　　）

A. 合并糖尿病或糖耐量降低　　　　　B. 合并有肾功能损害

C. 伴妊娠　　　　　　　　　　　　　D. 合并有心力衰竭或左心室肥厚

E. 伴高血钾

10. 以下患者中禁用血管紧张素转化酶抑制剂（ACEI）的是（　　）

A. 孕妇　　　　　B. 高钾血症患者　　　　C. 双侧肾动脉狭窄患者

D. 高血压患者和心力衰竭患者　　　　　E. 有血管神经性水肿史者

四、学以致用

1. 患者，男，57 岁，有高血压病史 5 年，体检：血压 150/96mmHg，无主动脉狭窄。医生处方给予依那普利片控制血压。

（1）该患者若长期服用依那普利片，除应监测血压及心、肾功能外，还应监测的指标是（　　）

A. 血钙　　　　　　　　B. 血钾　　　　　　　C. 血钠

D. 血镁　　　　　　　　E. 血氯

（2）该患者用药过程中可能发生的典型不良反应是（　　）

A. 光过敏　　　　　　　B. 低血糖　　　　　　C. 踝关节肿胀

D. 干咳　　　　　　　　E. 口干

2. 患者，男，61 岁，有高血压病史 8 年，体检：血压 156/96mmHg，无主动脉狭窄。医生处方缬沙坦胶囊控制血压。

（1）该患者若长期服用依那普利片，除应监测血压及心、肾功能外，还应监测的指标是（　　）

A. 血钙　　　　　　　B. 血钾　　　　　　　　C. 血钠

　　D. 血镁　　　　　　　E. 血氯

　　（2）缬沙坦的作用靶点是（　　　）

　　A. 钙通道　　　　　　B. 血管紧张素Ⅱ受体　　C. 血管紧张素转化酶

　　D. 肾素受体　　　　　E. β-受体

　　（3）服药2个月后，血压控制未达标，经进一步检查，该患者伴同型半胱氨酸水平升高，宜联合应用的药物是（　　　）

　　A. 维生素A　　　　　B. 维生素B_6　　　　　C. 叶酸

　　D. 维生素C　　　　　E. 烟酸

　　3. 患者，男，42岁，农民，高血压10余年，最高血压220/120mmHg，未规律用药，吸烟20年（20支/日），其父亲有高血压、脑出血病史。查体：血压180/112mmHg。诊断：高血压3级高危。心电图提示心肌肥厚，但2年内无明显动态性改变。请设计为该患者进行用药咨询情景。

项目十　冠心病的用药指导

开宗明义

▶ 重点难点 ◀

冠心病临床表现、治疗药物、用药注意。

一、必备知识

　　冠状动脉粥样硬化性心脏病简称冠心病，是指因冠状动脉粥样硬化斑块使血管腔狭窄或阻塞，或（和）因冠状动脉功能性的改变（痉挛）引起冠脉血流和心肌需求之间的不平衡而导致心肌缺血、缺氧或坏死而引起，故又称缺血性心肌病（IHD）。冠心病的主要原因是冠状动脉硬化病变导致管腔狭窄，此外，冠状动脉炎症、血栓及冠状动脉痉挛等原因也可导致冠状动脉管腔狭窄，但冠状动脉粥样硬化占冠状动脉性心脏病的绝大多数（95%～99%）。因此，习惯上把冠状动脉性心脏病视为冠状动脉粥样硬化性心脏病同义词。

　　（一）分类

　　冠心病包括急性暂时性和慢性，它们分为：

　　① 原发性心脏骤停：多数是在冠状动脉硬化和心脏供血不足的基础上，突然发生心脏骤停的结果。

　　② 心绞痛：a. 稳定型劳累性心绞痛，指劳累性心绞痛的性质、强度、部位、发作次数、诱因等在1～3个月内无明显改变者，多伴有较稳定的冠状动脉粥样硬化性狭窄（>75%）。一般不发作，仅在重体力劳动时发作。b. 恶化性劳累性心绞痛，指原为稳定型心绞痛而在3个月内疼痛的频率、程度、时限、诱因经常变动，进行性恶化者，常在原有斑块病变基础上附加有部分血栓形成和（或）动脉痉挛。c. 自发性变异型心绞痛，常于休息或梦醒时发作，心电图与其他型心绞痛相反，显示有关导联ST段抬高，常由于靠近斑块的动脉痉挛所引起，也可仅因动脉痉挛所致。

　　③ 心肌梗死：是在冠状动脉病变的基础上，冠状动脉的血流急剧减少或中断，使相应的心肌出现严重而持久的急性缺血，最终导致心肌的缺血性坏死。

④ 缺血性心脏病中的心力衰竭：缺血性心脏病可因多种原因而发生心力衰竭，它可以是急性心肌梗死或早先心肌梗死的并发症，或可由心绞痛发作或心律失常所诱发。

⑤ 心律失常：心律失常可以是缺血性心脏病的唯一症状。

（二）临床表现

患冠心病后有些患者毫无自觉症状，但多数患者可出现下述一种或数种不适。

（1）不明原因的疲乏、无力，不想动或嗜睡。

（2）气短，感到空气不够用或呼吸困难，这种气短有活动时加重、休息时减轻、平卧时加重、坐位时减轻的特点。

（3）胸闷、胸痛。中老年人，出现不明原因的胸闷、胸痛，心窝部或心腹部不适，要注意除外冠心病心绞痛。一般冠心病引起的胸闷、胸痛在心前区、胸骨后，可以向左肩及背部、左手臂内侧达无名指和小指，或达咽、颈、下颌部放射；疼痛的性质可以是闷痛、压榨性、紧缩性痛或烧灼样疼痛，疼痛时往往不敢动，严重时可以伴有出汗；疼痛一般持续数分钟，休息或舌下含化硝酸甘油往往可以缓解。如疼痛仍不缓解，且持续剧烈，应想到心肌梗死或夹层动脉瘤的可能性。

（4）晕厥。冠心病心律失常、心率过快、心率过慢、传导阻滞、心脏停搏等均可使心排血量减低。由于大脑对缺氧十分敏感，大脑供血不足，轻者感头昏，重者可出现眩晕甚至晕厥。

（5）咳嗽、咯痰。冠心病心功能不全时，由于肺部充血，可以出现咳嗽、咯痰。痰量一般不多，严重时可有粉红色泡沫痰。

（6）其他尚可出现下肢水肿、耳鸣、夜尿增多等。

（三）治疗

1. 治疗原则

冠心病的治疗原则是改善冠状动脉的供血和减轻心肌的耗氧，同时治疗动脉粥样硬化。

2. 治疗方法

治疗措施应针对患者的具体情况，选择不同的治疗方法。

（1）心绞痛急性发作时治疗

① 休息：心绞痛急性发作时应立刻休息，停止一切活动症状可消失。

② 药物治疗：硝酸甘油片 0.3～0.6mg 舌下含服，可在 1～2min 起效。

（2）心绞痛缓解期的治疗

非药物治疗：尽量避免诱发因素，如重体力劳动、情绪激动、饱餐、寒冷、吸烟、用力排便、心动过速等；调节饮食，避免高盐、高糖、高脂饮食；避免过饱；多吃蔬菜和水果，保持排便通畅；调整工作量和日常生活，减轻精神负担，保持心情愉快；禁烟酒；适当体力活动；不稳定型心绞痛应予休息。

药物治疗：根据治疗原则对症选用，主要是通过降低心肌耗氧量、扩张血管、改善心肌供血、预防血栓形成，从而控制症状的发作，提高患者的生活质量。

常用的药物有以下几类。

① 阿司匹林：阿司匹林对血小板聚集有抑制作用，可阻止血栓形成，临床可作为冠心病的二级预防，疗效肯定。

▶ 注 意 ◀

对冠心病高危、极高危人群，使用他汀类降脂药物以降低密度脂蛋白胆固醇，使其达到目标值或比目标值更低。

② 硝酸酯类：硝酸酯类药物的作用主要是作为 NO 供体，提供 NO 而引起血管扩张，降低心脏前后负荷。常用的有硝酸甘油、硝酸异山梨酯。

a. 硝酸甘油：用于治疗或预防心绞痛；也可作为扩张血管药，用于治疗充血性心力衰竭；注射剂可用于治疗高血压。舌下含服用于缓解心绞痛急性发作，如 15min 内用过 3 片尚未能缓解，应立即就诊。为了防止冠心病发作，劳动前 5～10min，舌下含服硝酸甘油片常可生效。不良反应有：治疗剂量可能引起面部潮红、眩晕、心动过速和跳动性头痛。大剂量引起呕吐、烦躁不安、视力减弱、低血压、昏厥，偶尔出现发绀及高铁血红蛋白血症；随之损害呼吸系统及出现心动过缓。皮肤用药可能出现接触性皮炎。舌下或口颊片通常引起局部烧灼感。长期应用可产生耐受性。长期接触突然停药可出现停药症状。初次用药可先含半片，以避免和减轻副作用。

b. 硝酸异山梨酯：为作用较强、较快的长效硝酸酯类抗心绞痛药，其作用与硝酸甘油相似，舌下含服后 5min 左右见效，持续 2h，口服后约 30min 见效，持续 5h。用于防治心绞痛发作。用法与用量：心绞痛急性发作，舌下含服每次 5～10mg。预防心绞痛：每次 5～10mg，每日 3 次。

③ β-受体阻滞药：如普萘洛尔、吲哚洛尔、美托洛尔等。

a. 普萘洛尔：为 β-肾上腺素受体阻滞药，临床上用于治疗多种原因所致的心律失常，如房性及室性早搏（效果较好）、窦性及室上性心动过速、心房颤动等，但室性心动过速宜慎用。也可用于心绞痛、高血压等。治心绞痛时，常与硝酸酯类合用，可增高疗效，并互相抵消其副作用。其副作用可见乏力、嗜睡、头晕、失眠、恶心、腹胀、皮疹、晕厥、低血压、心动过缓等。

b. 美托洛尔：美托洛尔适合于治疗高血压和心绞痛，减少心肌梗死的发生率，降低心肌梗死后的死亡率。美托洛尔阻滞心脏异位起搏点肾上腺素能受体的兴奋而可用于治疗室上性快速心律失常、室性心律失常、洋地黄类及儿茶酚胺引起的快速心律失常。

④ 钙离子通道阻滞药：如硝苯地平。硝苯地平其扩张冠状动脉和周围动脉作用最强，抑制血管痉挛效果显著，是变异型心绞痛的首选药物，临床适用于预防和治疗冠心病心绞痛，特别是变异型心绞痛和冠状动脉痉挛所致心绞痛。适用于各种类型的高血压，对顽固性、重度高血压也有较好疗效。由于能降低后负荷，对顽固性充血性心力衰竭亦有良好疗效，宜于长期服用。另外，也适用于患有呼吸道阻塞性疾病的心绞痛患者，其疗效优于 β-受体阻滞药。用法及用量：口服，一次 5～10mg，每日 3 次。急用时可舌下含服。不良反应一般较轻，初服者常见面部潮红，其次有心悸、窦性心动过速，个别有舌根麻木、口干、发汗、头痛、恶心、食欲缺乏等；剂量过大可引起心动过缓和低血压。

⑤ 血管紧张素转换酶抑制剂：如卡托普利。卡托普利能抑制 RAAS 的血管紧张素转换酶（ACE），阻止血管紧张素Ⅰ转换成血管紧张素Ⅱ，并能抑制醛固酮分泌，减少水钠潴留。用于高血压、心绞痛以及充血性心力衰竭。片剂，每片 12.5mg，口服，每次 1～2 片，一日 2～3 次。疗效不佳时可加用利尿药。

（四）治疗心绞痛用药注意

（1）硝酸甘油开始使用应小剂量，如 0.15mg 或 0.3mg 舌下含服，老年患者首次用药 0.25mg 已足够。服用时宜取坐势，因站立服用可能产生直立性低血压而昏倒，平卧服用可因回心血量增加而使作用减弱。本药宜随身携带，发作时立即舌下含服。最好在出现心绞痛症时作预防性服药。如 1 片不能缓解，隔 5min 可再用 1 次，但若连用 3 片仍无效，宜请医生诊治。服用后，若没有舌尖麻刺或烧灼感，或含服后无头胀感，说明药物已经失效。一般抗心绞痛药放置 3～6 个月应更新。药片宜保存在有色玻璃瓶中。

（2）服用普萘洛尔（心得安）也应先从小剂量开始，如一次 10～20mg，一日 4 次，无效时逐步增加剂量，直至达到满意疗效为止，以免发生中毒。同时，不可突然停药，应逐渐减少剂量，直到停药，以免发生意外。

（3）硝苯地平舌下给药应比口服的剂量小，否则易发生低血压，加重心绞痛。

（4）盐酸维拉帕米对心功能不全伴有肝脏疾病（如肝硬化、肝淤血）者来说，服用剂量应减少，以免加重心功能不全。

（5）心绞痛急性发作时需立即用速效药治疗，首选硝酸甘油舌下含化。在缓解期一般用长效药，以预防发作。长效药有以下几种。

① 硝酸戊四醇酯（戊四硝酯）：有片剂，每次 10mg，每日 3 次，用药后 1h 起效，作用可持续 4～5h，副作用小，适用于防止心绞痛复发。

② 心得安（普萘洛尔）：对劳力性心绞痛疗效甚佳，常与硝酸酯类合用，以加强疗效。常用量为每次 10mg，每日 3 次口服。

③ 心痛定（硝苯吡啶）：口服片剂每次 5～10mg，每日 3 次。本品在急需时，也可舌下含化，数分钟就可起效，不良反应轻微，少数患者有口干、头痛、恶心、食欲缺乏、舌根麻木感。

④ 硫氮䓬酮（地尔硫䓬）：对老年缺血性心脏病患者有良好效果，也用于运动性心绞痛及陈旧性心肌梗死引起的心绞痛。一般剂量，每次 1～2 片，每日 3 次口服。服药时药片不能嚼碎。本品可长期服用，但长期服用后不可突然停药，以免发生反跳。副作用有头痛、眩晕、胃部不适等。

⑤ 异搏定（盐酸维拉帕米）：口服 30min 起效，作用维持 6h。每次口服 40～80mg。每日 3 次。可逐渐增至每日 240～360mg。

⑥ 潘生丁（双嘧达莫）：口服每日 3 次，每次 25～50mg（1～2 片），饭前 1h 服。在症状改善后，可改为每日 50～100mg（2～4 片），2 次分服。副作用有头痛、眩晕、恶心、呕吐、腹泻等。

其他尚有尼卡地平、普尼拉明（心可定）、吗多明、胺碘酮及小剂量阿司匹林等，均可使用。

（五）心肌梗死的药物治疗

心肌梗死治疗上有药物治疗和手术治疗，患者在治疗上要积极地与医生配合。心肌梗死患者临床上发生心力衰竭、心律失常等症状，在治疗上，根据患者的不同病情来选择药物治疗。

1. 心肌梗死的稳定期

治疗心肌梗死，包括限制及缩小梗死面积、溶栓治疗和急诊经皮腔内成形术及外科搭桥手术。如果病情稳定并且没有什么症状，可长期口服阿司匹林

▶ 想一想 ◀

如果含服硝酸甘油不能缓解该怎么办？

100mg、每日一次，双嘧达莫50mg、每日3次，有抗血小板聚集，预防再梗死作用。

2. 心肌梗死的不稳定期

① 硝酸甘油：静脉滴注，但在低血压、低血容量或心动过速时慎用。

② β-受体阻滞药，宜用于血压高、心率快、胸痛者，禁用于心力衰竭、低血压及缓慢型心律失常。

③ 钙通道阻滞药：条件好的话亦可辅用"复方丹参滴丸""银杏叶片"或速效救心丸等。

④ 其他药物：如合并严重高血压或冠脉痉挛可选用硝苯吡啶、地尔硫䓬，用时应注意有关禁忌证。溶栓治疗的常用药物有链激酶、尿激酶及组织型纤溶酶原激活药。

3. 心肌梗死的恢复期

恢复期治疗心肌梗死常用药为调血脂类药物，包括多烯酸乙酯（多烯康）、吉非罗齐（诺衡）、降脂异丙酯、烟酸等。

◎ 用药贴士

氯吡格雷片：用于预防和治疗因血小板高聚集引起的心、脑及其他动脉循环障碍疾病，如近期发作的脑卒中、心肌梗死和确诊的外周动脉疾病。规格75mg。通常推荐成人75mg 1日1次口服给药，但根据年龄、体重、症状可50mg 1日1次口服给药。

盐酸噻氯匹定片：用于预防脑血管、心血管及周围动脉硬化伴发的血栓栓塞性疾病，其中包括首发与再发脑卒中，暂时性脑缺血发生与单眼视觉缺失、冠心病及间歇性跛行等。规格：0.25g。口服，一次1片（0.25g），一日1~2次，就餐时服用以减少轻微的胃肠道反应。

阿托伐他汀钙片：规格10mg，20mg。适应证为原发性高胆固醇血症和冠心病或冠心病等危症。常用的起始剂量为10mg，每日一次。剂量调整时间间隔应为4周或更长。本品最大剂量为每天一次80mg。可在一天内的任何时间服用，不受进餐影响。

（六）生活指导

冠心病的治疗除了用药外平日需要采取综合治疗措施：

▶ **技能点** ◀
生活指导

（1）合理饮食，不要偏食，不宜过量。要控制高胆固醇，高脂肪食物，多吃素食。同时要控制总热量的摄入，限制体重增加。

（2）生活要有规律，避免过度紧张；保持足够的睡眠，培养多种情趣；保持情绪稳定，切忌急躁、激动或闷闷不乐。

（3）保持适当的体育锻炼活动，增强体质。

（4）多喝茶，不吸烟、酗酒。

（5）积极防治老年慢性疾病，如高血压病、高脂血症、糖尿病等，这些疾病与冠心病关系密切。

二、同步案例

（一）抛砖引玉

1. 病例描述

患者，女，60岁，退休干部，于2003年因胸闷、胸痛、左肩及左背部酸胀到医院就诊，诊断为冠心病、心绞痛，经药物治疗病情稳定，症状消失出院。近来又出现胸闷、胸痛情况，担心是不是冠心病复发，今来药店购药。血糖正常，血压145/90mmHg。

2. 病例分析

从患者病史及症状分析，患者有冠心病、心绞痛病史，同时又患有高血压，其表现与心绞痛发作相似，应进一步了解病人胸闷、胸痛发作和缓解的情况再作判断。

3. 推荐用药

考虑到心脏病用药比较特殊，且患者已经有冠心病，又同时出现并发症，应该建议患者先去医院做全面检查，以免耽误最佳治疗时机。

（二）小试牛刀

患者，男，66岁，退休干部。反复发作劳累后胸骨后压榨性疼痛1个月，加重30min。患者近一个月来经常无明显诱因出现劳累后胸骨后压榨性疼痛，每次发作时间3～5min，休息后症状缓解。30min前爬山时又感到胸骨后压榨性疼痛，症状较前几次发作有所加重。患者平素健康情况一般，有高血压史10年。请根据患者的疾病情况设计药店问病荐药或用药咨询情景。

小试牛刀提示

三、稳扎稳打

（一）单项选择

1. 无用药禁忌证的冠心病患者，服用阿司匹林治疗的最佳剂量范围是（　　）

A. 25～50mg/d　　　　B. 25～75mg/d　　　　C. 75～150mg/d

D. 150～300mg/d　　　E. 300～500mg/d

2. 关于冠心病的预防和患者教育，说法不正确的是（　　）

A. 宜低盐、低脂饮食　　B. 控制LDL-C是血脂异常患者降脂治疗的首要目标

C. 糖耐量异常患者，经生活干预6个月仍无效者，即可口服二甲双胍

D. 冠心病患者需长期口服阿司匹林等抗血小板药物

E. 一旦怀疑急性冠心病发作，立即嚼服阿司匹林600mg

3. 具有强大的扩张冠状动脉作用，对变异型心绞痛疗效较好的药物是（　　）

A. 美托洛尔　　　　　　B. 硝酸异山梨酯　　　　C. 卡托普利

D. 地尔硫䓬　　　　　　E. 哌唑嗪

4. 治疗变异型心绞痛宜选择的药物是（　　）

A. 硝酸酯制剂　　　　　B. β-受体阻滞剂　　　　C. 钙拮抗剂

D. 强心苷　　　　　　　E. 镇静剂

5. 对冠心病患者，调脂药物的选择应首选（　　）

A. 力平之　　　　　　　B. 烟酸　　　　　　　　C. 他汀类药物

D. 吉非罗齐　　　　　　E. 普罗布考

6. 给药时间不受限制的他汀类药物是（　　）

A. 辛伐他汀　　　　　　B. 普伐他汀　　　　　　C. 洛伐他汀

D. 氟伐他汀　　　　　　E. 阿托伐他汀

7. 长期应用β-受体阻滞剂，如需停药，应逐步停药，整个过程至少需要（　　）

A. 1 天　　　　　　　　B. 3 天　　　　　　　　C. 5 天

D. 7 天　　　　　　　　E. 14 天

8. 变异型心绞痛最好选用（　　）

A. 硝酸甘油　　　　　　B. 普萘洛尔　　　　　　C. 硝苯地平

D. 硝酸异山梨酯　　　　E. 辛伐他汀

9. 抗心绞痛的首选联合治疗方案是（　　）

A. 维拉帕米＋普萘洛尔　　　　　　　　B. 维拉帕米＋氢氯噻嗪

C. 短效硝酸酯类＋螺内酯　　　　　　　D. 长硝酸酯类＋普萘洛尔

E. 短效硝酸酯类＋硝苯地平

10. 下列关于硝酸甘油的使用注意事项，叙述错误的是（　　）

A. 血容量不足、收缩压过低的患者慎用

B. 严重肝、肾功能不全者及哺乳期妇女慎用

C. 可使梗阻性肥厚型心肌病引起的心绞痛恶化

D. 不应突然停药，以避免反跳现象　　　　E. 可用于孕妇

（二）多项选择

1. 冠心病主要危险因素包括（　　）

A. 年龄、性别　　　　　B. 遗传因素　　　　　　C. 吸烟

D. 高血压、糖尿病、血脂异常　　　　　　　E. 肥胖

2. 硝酸甘油使用注意事项包括（　　）

A. 不能吞服，放在舌下含服，取坐位

B. 挥发性强，放在棕色瓶中，旋紧瓶塞

C. 有效期一般为 1 年，反复开盖，药物受温度、湿度等影响，有效期只有 3～6 个月

D. 禁用于心梗早期、严重贫血、青光眼、颅内压增高

E. 急救也用含服

3. 冠心病二级预防的方案（　　）

A. 阿司匹林、抗心绞痛药物　　　　　　　B. β-受体阻滞剂、控制血压

C. 降脂治疗、戒烟　　　　　　　　　　　D. 控制饮食、治疗糖尿病

E. 医学教育、适当运动

4. 预防心绞痛的抗血小板药物（　　）

A. 阿司匹林　　　　　　B. 氯吡格雷　　　　　　C. 替罗非班

D. 噻氯匹定　　　　　　E. 磺达肝葵钠

5. 下列哪些药物可用于保护氯吡格雷所致胃黏膜损伤（　　）

A. 雷贝拉唑　　　　　　B. 西咪替丁　　　　　　C. 米索前列醇

D. 雷尼替丁　　　　　　E. 硫糖铝

6. 与阿司匹林合用可增加出血风险的是（　　）

A. 肝素　　　　　　　　B. 华法林　　　　　　　C. 氯吡格雷

D. 噻氯匹定　　　　　　E. 雷尼替丁

7. 下列哪些药物可以使氯吡格雷的血药浓度增加（　　）

A. 苯妥英钠　　　　　　B. 甲苯磺丁脲　　　　　C. 米索前列醇

D. 硫糖铝　　　　　　　E. 非甾体抗炎药

8. 患者，男，57岁，因急性心肌梗死、高脂血症入院，行PCI术，术后给予阿司匹林、氯吡格雷抗血小板，并强化他汀类药物治疗，为避免和氯吡格雷的相互作用，应选择的他汀类药物是（　　）

A. 辛伐他汀　　　　　　B. 普伐他汀　　　　　　C. 阿托伐他汀

D. 洛伐他汀　　　　　　E. 氟伐他汀

9. 患者，男，60岁，诊断为急性心绞痛，医生处方硝酸甘油片，舌下含服，药师应交代的注意事项包括（　　）

A. 服药时应尽量采取站位

B. 口腔黏膜干燥者先用水润湿口腔后再含服

C. 服药后可能出现头痛、面部潮红

D. 如无麻刺烧灼感或头胀感，表明药品已失效

E. 15min内重复给药3次，症状仍不能缓解，应及时就医

10. 硝酸甘油的不良反应包括（　　）

A. 反射性心率加快　　B. 直立性低血压　　　C. 溶血性贫血

D. 头痛　　　　　　　E. 高铁血红蛋白血症

四、学以致用

1. 患者，男，62岁，既往有高血压、痛风病史和磺胺类药物过敏史。近一年出现阵发性胸痛，多发生于劳累及情绪激动时，每次发作持续时间为4～5min，休息后可自行缓解。

体格检查：体温36.3℃，脉搏85次/min，呼吸16次/min，BP 150/80mmHg。血常规、尿常规、心肌酶等都正常，总胆固醇6.8mmol/L、LDL-C 4.0mmol/L，心电图检查：窦性心律，胸导联S-T段下移，T波倒置，临床治疗方案如下：

吲达帕胺缓释片 1.5mg qd

单硝酸异山梨酯缓释片 40mg，bid

富马酸比索洛尔片 2.5mg，qd

阿司匹林肠溶片 100mg qd

瑞舒伐他汀钙片 80mg qd

（1）本处方中，给药次数错误的是（　　）

A. 吲达帕胺缓释片　　B. 单硝酸异山梨酯缓释片　　C. 富马酸比索洛尔片

D. 阿司匹林肠溶片　　E. 瑞舒伐他汀钙片

（2）该患者应禁用的药物是（　　）

A. 吲达帕胺缓释片　　　B. 单硝酸异山梨酯缓释片　　　C. 富马酸比索洛尔片

D. 阿司匹林肠溶片　　　E. 瑞舒伐他汀钙片

（3）该患者服药 20 天后自觉全身肌肉酸痛，化验结果显示肌酸激酶升高，引起不良反应的是（　　　）

A. 吲达帕胺缓释片　　　B. 单硝酸异山梨酯缓释片　　　C. 富马酸比索洛尔片

D. 阿司匹林肠溶片　　　E. 瑞舒伐他汀钙片

2. 患者，男，50 岁，晨起时自觉心前区不适、胸骨后阵发性闷痛来院就诊，心电图无异常。入院后，休息时再次出现胸骨后闷痛，ECG 显示 ST 段抬高。

（1）应首选的抗心绞痛药是（　　　）

A. 硝酸异山梨酯　　　B. 硝酸甘油　　　C. 硝苯地平

D. 普萘洛尔　　　E. 维拉帕米

（2）若考虑抗心绞痛治疗，请问下述药物不适宜选用的是（　　　）

A. 硝酸异山梨酯　　　B. 硝酸甘油　　　C. 硝苯地平

D. 普萘洛尔　　　E. 维拉帕米

项目十一　骨质疏松症的用药指导

开宗明义

▸ **重点难点** ◂

骨质疏松症临床表现、"三联药物"治疗、用药注意

一、必备知识

（一）骨骼代谢简介

骨骼是由骨、骨膜、骨髓组成。

骨骼是有生命的、复杂的组织器官。像其他的组织一样，不断地进行生长和代谢。在人的一生中，老的骨组织不停地被清除，新的骨组织不停地建成并替代被清除的老的骨组织。

骨的生长发育及代谢是由成骨细胞和破骨细胞来调节和控制的。成骨细胞来源于骨膜内层的间叶组织细胞即骨原细胞，它可以分泌骨的有机成分，是骨质形成的首要条件。成骨细胞在分泌骨的有机成分的过程中逐渐埋没于其中，自身也成为骨细胞。骨细胞位于成熟的骨质内，它本身也具有溶骨及成骨作用。破骨细胞来源于血液中的单核细胞，由单核细胞融合而成，它能分泌水解酶使旧骨溶解。

当成骨细胞分泌的量大于破骨细胞吸收的量，体内骨量增加，造成骨质增生、骨刺等；当破骨细胞吸收的量大于成骨细胞分泌的量，导致体内骨量减少，造成骨质疏松，骨干变细，皮质骨变薄，骨的脆性增加，极易发生骨折。

骨的生长过程中，儿童和青春期骨量一直在增加，35 岁之前，骨生成大于骨吸收，骨骼不断地增大、增厚、延长。因此 30～35 岁之间，骨量达到一生中最高峰。但到中年后，男女两性约在 40 岁时便开始出现与年龄相关的骨丢失，此时骨的吸收逐渐占上风，骨量不断减少，吸收大于形成。因此，骨量开始慢慢地下降，妇女在更年期时骨量开始加速下降，其丢失量远远大于男性。到 70 岁之后，男性与女性的骨丢失量又趋于一致。

（二）骨质疏松症概述

骨质疏松症是以骨量的减少和骨组织显微结构退行性改变为特征，骨脆性增加，易发骨折的一种全身性骨代谢疾病。常发于绝经妇女、老年人；也见于一些运动损伤、炎症、代谢、内分泌疾病的患者。

（三）骨质疏松症分类

骨质疏松症系骨代谢障碍的一种全身性骨骼疾病，依据病因可分为原发性骨质疏松症、继发性骨质疏松症、特发性骨质疏松症。

（1）原发性骨质疏松症　为自然衰老过程中人体组织器官系统退行性改变在骨骼系统出现的症状，包括妇女绝经后骨质疏松症和老年性骨质疏松症。前者主要与绝经后雌激素不足有关；后者主要与增龄衰老有关。

（2）继发性骨质疏松症　是由于疾病或药物损害骨代谢所诱发的骨质疏松，如内分泌疾病（甲状腺功能亢进、糖尿病、性腺功能障碍）、结缔组织疾病（风湿性关节炎、类风湿关节炎）、肾脏疾病（肾小球肾炎、肾小管疾病）、营养因素（维生素C、维生素D缺乏，钙、蛋白质缺乏，微量元素缺乏）、胃肠道疾病、药物因素（肾上腺皮质激素、抗肿瘤药如甲氨蝶呤等、抗凝血药如肝素等、抗癫痫药如苯妥英钠等、抗惊厥药、免疫抑制药、性腺功能抑制药）引起的骨质疏松。

（3）特发性骨质疏松症　如遗传性骨质疏松症等。

（四）易患骨质疏松症人群

（1）膳食结构不合理的人群，饮食中长期缺少钙、磷或维生素D。

（2）停经或切除卵巢的妇女，因体内能保持骨质强度的一种激素——雌激素的分泌减弱。

（3）妊娠及哺乳期妇女会大量流失钙。

（4）活动量小，户外运动少的人群。

（5）大量和长期的饮酒、喝咖啡、吸烟。

（6）长期服用药物。

（五）临床表现

骨质疏松早期可无明显症状和体征，随病情进行性持续发展，患者可出现骨质疏松症的三联症状：

① 患者可感到全身乏力，不耐久立或劳作，常感腰背痛（持续性）、膝腿酸软，登楼、震动、负重都可引起疼痛加重。

② 身高缩减、变矮、弓腰、驼背、体态变形。

③ 轻微外力便易发生病理性骨折，尤其发生在髋部、脊椎和桡骨下端最多（统称为骨质疏松三大骨折），不仅治疗困难，而且可导致严重伤残。据国外统计有5%～20%因骨质疏松而致股骨、胫骨骨折者，在伤病或手术后由于多种并发症而死亡，约50%以上存活患者遗留残疾和躯体功能障碍，严重影响其生活质量。

> ▶ 技能点 ◀
> 辨识骨质疏松

（六）治疗

1. 治疗原则

延缓骨量丢失，增加成骨细胞活性或减弱破骨细胞活性，使骨量增加，预防骨折发生。

2. 治疗

骨质疏松症的治疗分为药物和非药物治疗。后者又包括饮食营养和体育锻炼，根据骨密度的测量结果及其所具有的风险因素来决定是否采取药物治疗。

① 营养：良好的营养是正常生长发育的基础。均衡的饮食、足够的热量以及适当营养都是包括骨组织在内所有组织发育的基础。足够而且适当的营养对每个人而言都是重要的。特别需要指出的是，过度追求苗条对均衡营养以及骨骼健康都是有害的。钙是维持骨量峰值以及预防和治疗骨质疏松的一个重要而且特殊的营养元素。事实表明，在人的不同年龄阶段饮食中都需要钙的摄入。研究分析证实，其他营养素亦同骨骼健康有关，如高蛋白饮食、咖啡因、磷和钠都会影响钙的平衡，但它们对正常钙摄取的人群的影响并不明显。

② 体育锻炼：经常从事体育锻炼有利于各年龄组人群的身体健康。体育锻炼对于骨骼健康的特殊影响已得到随机的临床试验和观察研究的证实。有足够的证据表明，青少年的体育锻炼非常有助于提高骨量峰值。老年人在足够的钙和维生素 D 摄入前提下进行锻炼可能会在一定程度上减缓骨密度的下降。老年人（甚至是大于90 岁的老年人）通过锻炼也会明显增加肌肉体积和力量。

③ 基础性药物治疗（钙和维生素 D_3）：足够的钙和维生素 D 的摄取对于达到理想的峰值骨量和在一生中保持其骨量非常重要。钙剂补充有助于维持较高的骨密度，但仅通过单纯口服补钙无法纠正骨对钙元素的利用障碍，事实上，人体内钙的平衡可以通过低剂量的活性维生素 D 补充而保持。因此骨质疏松时维生素 D 的缺乏比钙的不足更为重要，钙只有在活性维生素 D 的作用下方能被骨吸收。

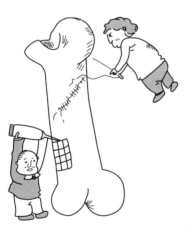

④ 减弱破骨细胞活性的骨吸收抑制药：如双膦酸盐（氯膦酸、丙氨膦酸二钠、阿仑膦酸钠）、雌激素（雌二醇、炔雌醇、尼尔雌醇）或选择性雌激素受体调节药、降钙素等。

⑤ 增加成骨细胞活性的骨形成刺激药：如甲状旁腺素、氟制剂（氟化钠、一氟磷酸二钠、一氟磷酸谷氨基酰胺）。

3. 骨质疏松症治疗药物的应用

骨质疏松症的发病有多种因素，因而单一用某种药物不能达到满意的治疗效果，所以骨质疏松症的治疗一般多采用联合用药的方案。

▶ 技能点 ◀
制订"三联药物"治疗方案

（1）老年性骨质疏松症　可选择钙制剂、维生素 D 和一种骨吸收抑制药（双膦酸盐尤其是阿仑膦酸钠）的"三联药物"治疗，为目前较为公认的治疗方案。联合应用的疗效协同或加强，对老年人能够降低甚至逆转骨丢失，增加骨密度，降低骨折的危险性。

（2）妇女绝经后骨质疏松症　在基础治疗即钙制剂＋维生素 D 的基础上，联合雌激素或选择性雌激素受体调节药治疗，又称激素替代治疗（HRT），其理论基础如下。

① 无论男性、女性，性激素均明显影响终身的骨健康，包括：a. 青春期分泌的性激素，能充分增加骨密度和峰值骨量；b. 女性在青春期及其后的青年期，能

够持续地分泌雌激素，对峰值骨量的维持至关重要；c. 绝经期雌激素分泌减少，是随后骨密度丢失的重要原因；d. 男性儿童和成人产生的睾酮，对达到和维持峰骨量同样重要，雌激素也参与重要的作用；与其他药如双膦酸盐、氟化物相比，对髋骨骨密度的增加比腰椎明显。

② HRT 治疗可有下列益处：a. 减轻绝经期妇女血管运动失常的症状和泌尿生殖器的萎缩；b. 减少脊柱和髋关节发生骨折的危险性；c. 维持绝经期妇女脊椎骨密度；d. 提高绝经期妇女的生活质量，减轻疼痛和缓解症状；e. 使尿失禁、牙齿脱落、体重增加和腹部肥胖明显减轻。

③ HRT 联合应用孕激素可预防子宫内膜癌，但不宜应用 HRT 预防心脏病。

④ 雌激素受体调节药（SERM）是一类人工合成的非激素制剂，可与雌激素受体结合，选择性地作用于不同组织的雌激素受体，在不同的靶组织分别产生类雌激素或抗雌激素作用。其代表药雷洛昔芬可增加皮质骨和网状骨的骨骼矿密度及骨强度，降低发生骨折的危险性。口服一次 60mg，一日 1 次。

⑤ 此外，降钙素可用于妇女绝经后骨质疏松的治疗，推荐鲑鱼降钙素，一般一日 100U 皮下注射，或 200U 鼻吸入。或以降钙素肌内注射用于骨质疏松症所引起的疼痛，一次 10U、一周 2 次，或一次 20U、一周 1 次。

（3）原发性或继发性骨质疏松　原发性骨质疏松常发生于女性绝经期之后和男性生命后期。而继发性骨质疏松具有特定的原因，尤其应注意原发性甲状腺功能亢进、甲状旁腺功能亢进、多发性骨髓瘤、肾小管酸中毒等疾病的治疗。对高尿钙继发性甲状腺亢进，可应用氢氯噻嗪一日 12.5～25mg 治疗，明显减轻尿钙的丢失。

对骨质疏松尚可选择双膦酸盐或降钙素，降钙素有止痛作用，可用于骨折或骨骼畸形所引起的慢性疼痛。重组甲状旁腺激素（HPTH）用于原发性骨质疏松症，一日注射 1 次能促进成骨细胞的增殖与分化，抑制成骨细胞的凋亡，其促成骨作用超过促破骨作用，明显提高松质骨和皮质骨密度，并改善骨结构，提高骨强度，明显降低骨折的危险性。用法：皮下注射，一日 20μg。

（4）肾上腺皮质激素所致的骨质疏松　肾上腺皮质激素可刺激破骨细胞的骨吸收和抑制成骨细胞的骨形成。在治疗上可应用双膦酸盐，如氯膦酸、丙氨膦酸二钠（帕米膦酸钠）、阿仑膦酸钠等，其中阿仑膦酸钠一日 10mg，或一次 70mg，一周 1 次。一旦发生骨丢失，唯有抗骨吸收药能明显增加骨密度，减少骨折危险性。而补钙和口服维生素 D 400～800IU，仅可减少骨丢失量，不能增加骨量。

（5）抗癫痫药所致的骨质疏松　原发性骨质疏松曾经有多年应用抗癫痫药史者，表现为骨质疏松和骨软化的混合型。治疗时需长期口服维生素 D，推荐每日摄取维生素 D 400～800IU，有时最高可达 4000IU，才能恢复血清 25-羟骨化醇的水平。

（七）药物制剂与用药注意事项

减弱破骨细胞活性的骨吸收抑制药和增加成骨细胞活性的骨形成刺激药需要在医师指导下用药，本章节不做介绍。

1. 钙制剂

主要有碳酸钙、枸橼酸钙、乳酸钙、葡萄糖酸钙、右旋糖酐钙、各种氨基酸钙等。目前复方钙制剂品种较多，一般是以碳酸钙为主，其余可含维生素、氨基酸、

▶ 技能点

用药指导

微量元素。如钙尔奇 D、钙思立 D、巨能钙等。碳酸钙制剂以其含钙量高、价廉、生物利用度尚可，可作为各种人群补钙首选。

用药注意事项：

（1）补钙的同时宜补充维生素 D，维生素 D 是有效吸收钙所必需的。

（2）补钙应选用含钙量高、生物利用度好、制剂溶出度高的药物。

（3）钙制剂与肾上腺皮质激素、异烟肼、四环素或含铝抗酸药合用，会减少钙的吸收，同时也影响异烟肼、四环素的吸收，不宜同服；与铁合用时，可使铁剂的吸收减少。

（4）膳食中食盐含量很高而且含大量动物蛋白质，则钙从尿中的丢失就多。食物如菠菜、油菜，其中含有大量草酸或植酸，会影响膳食中钙的吸收。食物中的纤维素一般不会影响，但小麦的麸皮则会影响钙的吸收。膳食中含有大量的脂肪、磷酸、镁、咖啡因的食品也会影响钙的吸收与排泄。

（5）临睡前补充钙制剂效果好。在白天的一日三餐中，人体可以摄入 400～500mg 钙质，当身体的钙调节机制发挥作用，从尿中排出多余的尿钙时，血液可以从食物中得到补充以维持血钙的平衡。但是到了夜间，尿钙仍旧会排出，可食物中已经没有钙质的补充，这样血中的钙质就会释放出一部分去填充尿钙的丢失。为了维护血液中正常的钙水平，人体必须从钙库中提取一部分库存，即骨骼中的钙质。这种调节机制使得清晨尿液中的钙大部分来自骨钙。另一方面，人体内各种调节钙代谢的激素，昼夜间分泌各有不同。一般说来，血钙水平在夜间较低，白天较高。夜间的低钙血症可能刺激甲状旁腺激素分泌，使骨钙的分解加快，如果在临睡前适当补充钙制剂，就能够为夜间提供充足的"弹药"，阻断体内动用骨钙的过程。因此临睡前可以进食牛奶或其他补钙食品、药品。

鲑鱼降钙素鼻喷剂的使用方法

（6）补钙要多吃含钙的食品，乳制品是含钙最丰富的食品，此外，虾皮、海带、大豆、干酪、酸奶、杏仁、果仁、芹菜含钙也多，是人体摄取钙的优质来源。

（7）补钙同时还要进行阳光浴，合成维生素 D，运动有助于保持骨骼强壮，也利于钙和维生素 D 的吸收，因此，每日应进行适宜的户外活动。

2. 维生素 D

维生素 D 可促进人体对钙的吸收，促进骨细胞分化而增加骨量，可单独服用，也可与钙剂同时服用。主要制剂有 1α-羟基维生素 D_3 胶囊、阿法骨化醇片、阿法 D_3 胶囊。

用药注意事项：

（1）必须按推荐剂量服用，不可超量服，维生素 D 的治疗量与中毒量之间的安全域较窄，若大量连续应用可发生中毒，出现低热、厌食、体重下降、贫血、多饮、多尿、低血压、心率加快、心律失常、肌张力降低和心收缩期杂音等症状。

（2）注意维生素 D 与其他药物的配伍禁忌，活性维生素 D 代谢物与大剂量钙剂或利尿药（一些抗高血压药）合用，会导致高钙血症的危险；苯巴比妥、苯妥英、扑米酮等可减弱维生素 D 的作用；硫糖铝、氢氧化铝可减少维生素 D 的吸收；大量含磷药物与本品同用，可发生高磷血症。对心功能不全者特别提示的是，洋地黄与维生素 D 同用时应谨慎。

（3）维生素 D 对高钙血症、高磷血症、高脂血症、动脉硬化和心功能不全者慎用；对高磷血症伴肾性佝偻疾病者禁用；妊娠期妇女使用过量可导致胎儿瓣膜上主动脉狭窄、脉管受损，甲状腺功能抑制而使新生儿长期低血钙抽搐，应慎用。

（4）对肾功能下降者，其 25-羟骨化醇转变为 1,25-双羟骨化醇的能力降低。此时采用骨化三醇最为适宜，因为其药物作用的发挥并不需要经过肾脏的羟化作用。

（八）常用钙剂、维生素 D 制剂和用法

① 钙尔奇 D 片：规格 1.5g。口服，成人 1～2 片，儿童 1/2 片，每日一次。

② 乳酸钙片：每片含主要成分乳酸钙 0.25g。口服：一次 0.5～1g，一日 3 次；小儿一次 0.1～0.2g，一日 3 次。

③ 葡萄糖酸钙口服液：葡萄糖酸钙含量 10%。口服。一次 10～20ml，一日 3 次。

④ 巨能钙片：规格 960mg。每日 1～2 次，每次 1～2 片，口嚼。

⑤ 盖中盖片：规格 2.5mg。每片含钙 500mg，维生素 D 100IU。用法：一日 1 次，一次 1 片，口嚼。

⑥ 1α-羟基维生素 D_3 胶囊：规格 0.25μg/粒，一日 1 次；维持量一日 0.25μg，或遵医嘱。

⑦ 阿法 D_3 胶囊：规格 0.25μg/粒。成人初始剂量为一日 0.5μg，维持量一日 0.25μg。

⑧ 霜叶红片（阿法骨化醇片）：规格 0.5μg。成人剂量为一日 0.5μg，一次服。

◎ 用药贴士

阿仑膦酸钠：规格 70mg。适用于治疗绝经后妇女的骨质疏松症，以预防腹部和脊柱骨折。适用于治疗男性骨质疏松以增加骨量。每周服用一片：（1）只能在每周固定的一天晨起时使用。（2）必须在每天的第一次进食、喝饮料或应用其他药物治疗之前的半个小时，用一满杯白水送服。（3）在服药后至少 30min 之内和当天第一次进食前，病人应避免躺卧。

鲑鱼降钙素鼻喷剂：规格 2ml：4400IU。适应证为骨质疏松症、骨质溶解或骨质减少引起的骨痛、Paget 骨病（变形性骨炎）等。用法用量：（1）骨质疏松症，根据患者的治疗情况，每日或隔日 100/200IU 单次或分次给药。（2）由于骨质溶解或骨质减少引起的骨痛，根据个体需要做剂量调整，每日 200～400IU。单次给药最高剂量为 200IU，需大剂量用药时，应分次给药。可能需要治疗数天时间，才能完全发挥止痛作用。为了持续治疗，通常可将初始的日剂量减少或延长给药的时间间隔。贮藏：为了长期保存，鲑鱼降钙素鼻喷瓶应置于冰箱内（2～8℃），不得冷冻。鼻喷瓶一旦开启使用，必须直立放置于室温条件下（不超过 25℃），最长可使用四周。

特立帕肽注射液：规格 2.4ml。用于有骨折高发风险的绝经后妇女骨质疏松症的治疗。推荐剂量为每日皮下注射 20μg，注射部位应选择大腿或腹部。总共治疗的最长时间为 24 个月。病人终身仅可接受 1 次为期 24 个月的治疗。

盐酸雷洛昔芬片：规格 60mg。用于预防和治疗绝经后妇女的骨质疏松症，能显著地降低椎体骨折发生率。推荐的用法是口服每日一次，每次 60mg（一片）。可以在一天中的任何时候服用且不受进餐的限制。

雷奈酸锶干混悬剂：规格 2g。治疗绝经后骨质疏松症以降低椎体和髋部骨折的危险性。每日口服 1 次，1 次 2 克。

（九）生活指导

（1）骨质疏松症患者的饮食指导：通常骨质疏松症患者的饮食应以含钙量较高的食品为主，一般来说，小鱼、小虾以及干果类食物的含钙量都比较丰富，而乳制品和豆制品的含钙量也相对丰富。

（2）生活方式的指导中首先要强调的是日照的时间。原因是日光中的紫外线被人体皮肤吸收后能够将维生素 D 转化成人能够利用的活性维生素 D，即骨化三醇，所以一般建议每天日照的时间不低于 30min，日照方式要选择阳光直射，不能间隔例如玻璃等对紫外线反射能力较强的物体，否则将被视为无效。其次要改变不良的生活习惯，例如脑力劳动工作者在工作的过程中运动量相对较少，所以脊柱骨质疏松的可能性就会增加，针对此类人群，建议其多进行协调性较强的运动。对于嗜烟嗜酒的患者，建议节制烟酒。对于厌食偏食的患者建议改变饮食结构从而增加食物的营养均衡性等。改变不良的生活习惯在骨质疏松症的预防和治疗中占有很重要的比重。

（3）户外运动是骨质疏松症患者主要的运动形式，提倡骨质疏松患者进行持续的低强度的运动，例如太极拳、散步、跳节奏较舒缓的交谊舞等，运动强度不宜过大，运动时间不宜过长，但是要注重运动的质量与周身各个肌肉的协调性。

二、同步案例

（一）抛砖引玉

1. 病例描述

患者，男，60 岁，主诉腰背疼痛半月余。患者自诉一个多月前去医院检查，医生诊断为骨质疏松症，服用药物后腰背疼痛症状好转，于是停药，停药后半个月，腰背疼痛症状复发。请分析病情并推荐合适的药物。

2. 病例分析

根据病例描述中患者的病史及症状表现，仍诊断为骨质疏松症。

3. 推荐用药

对于老年人患骨质疏松症可选择钙制剂、维生素 D 和一种骨吸收抑制药（双膦酸盐尤其是阿仑膦酸钠）的"三联药物"治疗，但双膦酸盐类药物是处方药，需要有医师处方才能出售。药师可推荐患者使用钙尔奇 D。除此之外提示患者平时多去晒晒太阳，做适量的运动，食物方面多吃些含钙和蛋白质丰富的食物，平时保持乐观心态。如仍不能缓解症状应及时到医院就医。

（二）小试牛刀

患者，男，60 岁。最近多见腰背痛，且疼痛沿脊柱向两侧扩散，仰卧或坐位时疼痛减轻，直立时候伸腰或久立、久坐时疼痛加剧，日间疼痛轻，夜间和清晨醒来时加重，弯腰、肌肉运动、咳嗽、大便用力时加重，并伴有骨痛。家人怀疑其缺钙，并给老人买了许多高钙片以进行补钙。但老人服用钙片一段时间后，症状不但没有好转反而感觉疼痛加剧。请根据案例设计药店咨询情景。

小试牛刀提示

三、稳扎稳打

(一)单项选择

1. 关于降钙素表述错误的是（　　　）

A. 用前宜作皮试　　　　　B. 大剂量短期治疗，可能引起继发性甲亢

C. 宜同时补充钙制剂　　　D. 鲑鱼降钙素可能发生耐药性，宜换用人降钙素

E. 20%～30%患者注射后可出现面部、手部潮红

2. 关于钙制剂临床应用中的注意事项，描述错误的是（　　　）

A. 同时补充维生素 D

B. 补钙应选用含钙量高、生物利用度好、溶出度高的制剂

C. 钙在体内的吸收随着钙的摄入量增加而增加

D. 钙制剂与肾上腺皮质激素、异烟肼、四环素或含铝抗酸药不宜同时服用

E. 食物中尤其是蔬菜、水果中含有较多的草酸和磷酸盐，可影响钙的吸收

3. 老年性骨质疏松的"三联药物"治疗正确的是（　　　）

A. 钙制剂＋维生素 D＋双膦酸盐　　　B. 钙制剂＋维生素 D＋降钙素

C. 钙制剂＋维生素 D＋雌激素　　　　D. 钙制剂＋维生素 D＋雌激素受体调节剂

E. 钙制剂＋维生素 D＋甲状旁腺素

4. 注射阿仑膦酸钠出现"类流感样"反应的治疗药物是（　　　）

A. 对乙酰氨基酚　　　　B. 氯苯那敏　　　　C. 板蓝根颗粒

D. 右美沙芬　　　　　　E. 伪麻黄碱

5. 为维护骨健康，我国营养学会制定成人每日钙摄入量推荐量为（　　　）

A. 400mg　　　　　　　B. 800mg　　　　　　C. 1000mg

D. 1200mg　　　　　　E. 1600mg

6. 已经被批准用于绝经后女性 OP 防治的选择性雌激素调节因子类药物为（　　　）

A. 他莫昔芬　　　　　　B. 屈洛昔芬　　　　C. 雷洛昔芬

D. 枸橼酸氯米芬　　　　E. 托瑞米芬

7. 能明显缓解骨痛的药物为（　　　）

A. 钙制剂　　　　　　　B. 甲状旁腺素　　　C. 双膦酸盐

D. 鲑鱼降钙素　　　　　E. 雌激素

8. 绝经后骨质疏松且无禁忌证患者，在钙剂＋维生素 D 的基础治疗上，宜选用（　　　）

A. 雌激素或雌激素受体调节剂　　　　　　　B. 双膦酸盐

C. 降钙素　　　　　D. 雄激素　　　　　E. 孕激素

9. 以下治疗骨质疏松症的药物中，属于骨形成刺激剂的是（　　　）

A. 甲状旁腺素　　　　　B. 降钙素　　　　　C. 双膦酸盐

D. 雷洛昔芬　　　　　　E. 钙制剂

10. 长期大剂量服用维生素 D 可能引起的不良反应是（　　　）

A. 血栓性静脉炎　　　　B. 急性胰腺炎　　　C. 高钙血症

D. 颅内压升高　　　　　E. 乳腺肿大

11. 患者，男，70 岁，近期发现骨痛、疲乏、驼背。临床诊断为老年性骨质疏松症。该患者不宜选用的药物是（　　）

A. 降钙素　　　　　　B. 维生素 D　　　　　　C. 阿仑膦酸钠

D. 碳酸钙　　　　　　E. 雷洛昔芬

12. 骨质疏松患者补充钙制剂时，如每日给药 3 次，最好是于（　　）

A. 清晨服用　　　　　B. 睡前 1h 服用　　　　C. 餐前 1h 服用

D. 餐后 1h 服用　　　E. 餐中服用

13. 下列对双膦酸盐类药物的描述，错误的是（　　）

A. 长期卧床患者应选口服给药　　B. 服药后 30min 内不宜进食或躺卧

C. 为避免对消化道的不良反应，最好用静脉方式给药

D. 不宜与牛奶、咖啡、茶同服　　E. 口服应于早晨空腹给药

14. 以下哪项不是雷洛昔芬的禁忌证（　　）

A. 肝肾功能不全者　　B. 妊娠期妇女　　　　C. 服药后可能出现头痛、面部潮红

D. 骨质疏松症患者　　E. 有子宫内膜癌症状和体征者

15. 应于早晨空腹给药，服后 30min 内不宜进食和躺卧的药品是（　　）

A. 阿仑膦酸钠　　　　B. 依普黄酮　　　　　C. 雷洛昔芬

D. 依降钙素　　　　　E. 阿法骨化醇

（二）配伍选择

1. A. 阿法骨化醇　B. 依降钙素　C. 葡萄糖酸钙　D. 阿仑膦酸钠　E. 帕米膦酸二钠

（1）促进钙吸收（　　）

（2）治疗钙缺乏症（　　）

（3）治疗恶性肿瘤患者的骨转移疼痛（　　）

（4）治疗绝经后妇女的骨质疏松症（　　）

2. A. 长期口服维生素 D　B. 钙制剂＋维生素 D＋双膦酸盐　C. 单独用双膦酸盐　D. 用甲状旁腺激素　E. 钙制剂＋维生素 D＋雌激素（或雌激素受体调节剂）

（1）肾上腺皮质激素所致的骨质疏松治疗（　　）

（2）抗癫痫药所致的骨质疏松治疗（　　）

（3）老年性骨质疏松的"三联药物"治疗（　　）

（4）妇女绝经后骨质疏松的激素替代治疗包括（　　）

（三）多项选择

1. 维生素 D 和下列哪些药物不宜合用或合用需调整剂量（　　）

A. 噻嗪类利尿剂　　　B. 含镁制剂　　　　　C. 肾上腺皮质激素

D. 雌激素　　　　　　E. 巴比妥类

2. 关于维生素 D，下列说法正确的是（　　）

A. 成人每日摄入推荐量为 800IU　B. 老年人每日推荐量为 800～1200IU

C. 补充天然维生素 D_3 最为安全　D. 当有肾功能减退时，宜增加维生素 D 剂量

E. 当有肾功能减退时，宜用阿法骨化醇或骨化三醇

3. 关于钙制剂，下列说法正确的是（　　）

A. 成人每日钙摄入推荐量为 800mg

B. 绝经后女性和老年人每日钙摄入推荐量为 1000～1200mg

C. 补充钙剂睡前服用 1 次为佳　　　D. 补充钙剂以清晨和睡前各 1 次为佳

E. 如果采取 3 次/日的疗法，最好是餐后 1h 服用

4. 维生素 D 的使用，下列说法正确的是（　　　）

A. 必须按推荐剂量服用，不可超量服，维生素 D 的治疗量与中毒量之间的安全域较窄

B. 活性维生素 D 代谢物与大剂量钙剂或利尿剂合用，有导致高钙血症的危险

C. 维生素 D 对高钙血症、高磷血症、高脂血症、动脉硬化和心功能不全者禁用

D. 对肾功能下降者，其 25-羟骨化醇活化能力降低，此时采用骨化三醇最为适宜

E. 硫糖铝、氢氧化铝可促进维生素 D 的吸收

5. 骨质疏松症服用钙剂者，用药的护理是（　　　）

A. 服用时减少饮水量　　　　　　　B. 分次餐后服比空腹服用效果好

C. 可同时服用维生素 D　　　　　　D. 不能和绿叶蔬菜一起服

E. 补充足够富含维生素 A 和铁的食物

四、学以致用

患者，女，64 岁。主诉：反复腰背痛 8 年，加重 1 周。患者于 8 年前提重物后突发腰背疼痛，被诊断为 L2 压缩性骨折。之后有反复腰背疼痛。1 周前再次出现腰背痛加重，以胸腰段为著。X 片提示 T6、T7、L2 压缩性骨折。该患者 54 岁时骑车摔倒，右前臂骨折，年轻时身高 164cm，近 6 年驼背明显，身高缩短为 158cm，体重 45kg，体重指数（BMI）为 18kg/m^2。原从事财务工作退休 14 年，活动少，日照极少，平素喜肉食，基本不喝牛奶，因喝牛奶后腹胀，吸烟 30 年，10 支/天，不饮酒。请为患者设计用药及生活指导方案。

项目十二　缺铁性贫血的用药指导

开宗明义

一、必备知识

▶ 重点难点 ◀
缺铁性贫血的病因、治疗药物、用药注意。

当单位容积的外周血液中，红细胞计数、血红蛋白量或红细胞压积低于正常值者称为贫血。正常人血液中的红细胞数，男性为（4.0～5.5）×10^{12} 个/L，女性为（3.5～5.0）×10^{12} 个/L；正常人血液中血红蛋白的浓度，男性为 120～160g/L，女性为 110～150g/L。贫血是一种常见的症状。多种因素可以导致贫血，但归纳起来，贫血的原因可分为三个方面：一是造血的原料不足，二是人体的造血机能降低（即骨髓的造血机能降低），三是红细胞受过多的破坏或损失。贫血可分为多种类型，如缺铁性贫血、巨幼细胞性贫血、再生障碍性贫血、溶血性贫血等。其中缺铁

性贫血是最常见的贫血，缺铁性贫血是指体内可用来制造血红蛋白的铁贮存不足造成红细胞生成障碍所致的贫血，特点是骨髓、肝、脾及其他组织中缺乏可染色铁，血清铁蛋白浓度降低，血清铁浓度和血清转铁蛋白饱和度亦均降低。表现为小细胞低色素性贫血。本病常见于生育年龄的妇女和婴幼儿。

（一）病因

1. 铁的需求量增加而摄入量不足

婴幼儿、青少年和育龄妇女，尤其是多次妊娠及哺乳的妇女需铁量增加，其饮食中缺少铁元素易引起缺铁性贫血。女性青春期因月经来潮，且身体生长发育速度较快，对铁的需要量也大，易出现缺铁性贫血。

2. 铁的吸收效果不佳

萎缩性胃炎、胃酸缺乏、胃大部切除术后的患者，由于胃酸缺乏影响食物中高价铁游离化，以及胃大部切除术后，食物未经过十二指肠而迅速进入空肠，或小肠黏膜病变、慢性腹泻、饭后大量饮茶，因茶中鞣酸使铁沉淀而影响铁吸收，均可造成铁的吸收障碍而发生缺铁性贫血。

3. 失血

失血尤其是慢性失血是缺铁性贫血最常见、最主要的原因。在成年男性中为消化道出血，在成年女性中为月经量过多。慢性血管内溶血所致的铁随血红蛋白或含铁血黄素从尿中排出，也可引起缺铁性贫血，多见于阵发性睡眠性血红蛋白尿。

（二）临床分期及程度

1. 分期

（1）隐性缺铁期　缺铁性贫血时，体内缺铁变化是一个渐进的发展过程。在缺铁初期，仅有贮存铁减少，即在骨髓、肝、脾及其他组织贮存备用的铁蛋白及含铁血黄素减少，血清铁不降低，红细胞数量和血红蛋白含量也维持在正常范围，细胞内含铁酶类亦减少。当贮存铁耗尽，血清铁降低时，可仍无贫血表现，本阶段亦称缺铁潜伏期。

（2）缺铁性贫血早期　贮存铁耗尽，血清铁开始下降，铁饱和度降至15%以下，骨髓幼红细胞可利用铁减少，红细胞生成受到限制，则呈正细胞性正色素性贫血，临床上开始表现轻度贫血症状。

（3）缺铁性贫血期　当骨髓幼红细胞可利用铁完全缺乏，各种细胞含铁酶亦渐缺乏，血清亦下降或显著降低，铁饱和度降低至10%左右，骨髓中红细胞系统呈代偿性增生，此时临床上则表现为小细胞低色素的中、重度的缺铁性贫血。

2. 程度

临床主要依据血红蛋白含量划分贫血程度，见表2-3。

表2-3　贫血严重程度的划分标准

贫血的严重程度	轻度	中度	重度	极重度
血红蛋白浓度	>90g/L	60～90g/L	30～59g/L	<30g/L

（三）临床表现

铁是人体内含量最多的微量元素，它不仅是构成血红蛋白、肌红蛋白的重要成分，而且是多种能量酶（细胞色素酶、过氧化物酶、过氧化氢酶）的组成核心。所以人体缺铁时会出现多个系统异常症状。

▶ 技能点 ◀

辨识人体缺铁时的临床表现

1. 一般表现

贫血所致的各组织器官的缺氧以及出现相应代偿功能的一般表现为：皮肤黏膜苍白、乏力、心悸、气促、头昏、眼花、耳鸣、胃肠功能紊乱。

2. 特殊表现

（1）上皮组织的异常变化　皮肤干燥，指甲及趾甲脆薄无光泽、平甲、反甲、舌痛、舌炎、口炎甚至吞咽困难。

（2）神经方面异常　由于细胞内含铁酶缺乏，易兴奋、激动、烦躁、头痛，部分患者（儿童居多）可有嗜食泥土、石子、煤球、生米或冰块等异食癖，与线粒体单胺氧化酶活性降低有关。

（四）诊断标准

① 贫血为小细胞低色素性，红细胞平均血红蛋白浓度（MCHC）小于 32%，红细胞平均体积（MCV）小于 80fl，红细胞平均血红蛋白含量（MCH）小于 27pg。

② 有明确的缺铁病因，如铁供给不足、吸收障碍、需要增多或慢性失血等。

③ 血清（浆）铁小于 $8.95\mu mol/L$。

④ 总铁结合力大于 $64.44\mu mol/L$，转铁蛋白饱和度小于 15% 有参考意义，小于 10% 有确切意义。

⑤ 骨髓细胞外铁明显减少或消失（0～＋），铁粒幼红细胞小于 15%。

⑥ 红细胞游离原卟啉大于 $500\mu g/L$。

⑦ 血清铁蛋白小于 $12\mu g/L$。

⑧ 铁剂治疗有效，用铁剂治疗 6 周后，血红蛋白上升 10g/L 以上。

符合上述①和②～⑧中至少两条者，可诊断为缺铁性贫血。

（五）治疗

▶ 技能点 ◀

问病荐药

1. 治疗原则

针对病因治疗，去除引起缺铁的原因；补充足量铁剂；加强营养。

2. 药物治疗

（1）口服铁剂　最常用的制剂为硫酸亚铁、富马酸亚铁（富血酸）、枸橼酸铁铵。

（2）注射铁剂　常用的注射铁剂有右旋糖酐铁及山梨醇枸橼酸铁，一般尽量用口服药治疗，仅在下列情况下才应用注射铁剂：①肠道对铁的吸收不良，例如胃切除或胃肠吻合术后、慢性腹泻、脂肪痢等；②胃肠道疾病可由于口服铁剂后症状加重，例如消化性溃疡、溃疡性结肠炎、节段性结肠炎、胃切除后胃肠功能紊乱及妊娠时持续呕吐等；③口服铁剂虽经减量而仍有严重胃肠道反应。

3. 食疗

加强营养，多吃含铁丰富的食品。如黑木耳、海带、紫菜，再有就是猪血、猪肝，其次是一些瘦肉、蛋黄等里面也含有丰富的铁。

（六）常用铁制剂与用法

① 硫酸亚铁片剂：规格 0.3g。预防量一日 0.3g；治疗量成人一次 0.3g，儿童一次 50～100mg，一日 3 次。

② 乳酸亚铁片剂：规格 0.2g。口服，成人一次 2 片（0.2g），一日 3 次。饭后服用。

③ 葡萄糖酸亚铁胶囊：规格 250mg；300mg；400mg。口服。成人：预防用，一日 1 次，一次 300mg；治疗用，一日 3 次，一次 300～600mg。儿童：一日 3 次，每次用量按每千克体重服 10mg 计算。如，体重 25kg 儿童，每次服 250mg 胶囊一粒；体重 30kg 儿童，每次服 300mg 胶囊一粒。本品宜饭后服用。饭后立即服用本品，可减轻胃肠道局部刺激。

④ 富马酸亚铁片剂：规格 0.2g。成人常用量：预防用，口服，一日 0.2g；治疗用，一次 0.2～0.4g，一日 0.6～1.2g。儿童常用量：口服，1 岁以下，一次 35mg，一日 3 次；1～5 岁，一次 70mg，一日 3 次；6～12 岁，一次 140mg，一日 3 次。

⑤ 琥珀酸亚铁片剂：规格 100mg 等。成人：预防用，口服一日 1 次，一次 1 片；治疗用，一日 3 次，一次 1～2 片。儿童：口服一日 1 次，一次半片；治疗用，一日 3 次，一次半片或 1 片。本品宜饭后服用。饭后立即服用本品，可减轻胃肠道局部刺激。

⑥ 多糖铁复合物胶囊：规格 0.15g。口服，成人每日一次，每次口服 1～2 粒。

⑦ 右旋糖酐铁片：规格 25mg。口服。成人一次 2～4 片，一日 1～3 次，饭后服。

⑧ 蔗糖铁注射剂：规格 10ml：200mg（铁）。适用于口服铁剂效果不好而需要静脉铁剂治疗的病人。以滴注或缓慢注射的方式静脉给药，或直接注射到透析器的静脉端，不适合肌内注射或按照病人需要铁的总量一次全剂量给药。

（七）用药注意事项

（1）首选口服铁剂，对口服反应大，出现厌食、胃出血，或有胃肠疾病、吸收不良，或亟须迅速纠正贫血症状时，可考虑应用注射用右旋糖酐铁。

（2）尽量选用二价铁剂（亚铁），二价铁的溶解度大，易被吸收，三价铁剂在体内的吸收仅相当于二价铁的 1/3，且刺激性较大，只有转化为二价铁后才能被吸收。对胃酸缺乏者，宜与稀盐酸并用，有利于铁剂的解离和吸收。

（3）选择适宜的剂量，初始治疗应用小剂量，数日后再增加剂量，以铁剂的吸收率为 30% 计算，一日口服 180mg 元素铁较好，也可避免严重的不良反应。

（4）注意铁剂与药物、食物的配伍禁忌。四环素、考来烯胺等阴离子药可在肠道与铁结合或络合，影响后者的吸收；胰酶含不耐热因子，实验证实此因子可抑制铁剂的吸收；碳酸氢钠可与亚铁生成难以溶解的碳酸铁，阻碍铁剂的吸收；牛奶、蛋类、钙剂、磷酸盐、草酸盐等可抑制铁剂的吸收；茶和咖啡中的鞣质与铁形成不被吸收的盐，促使铁在体内的贮存降低而发生贫血；但肉类、果糖、氨基酸、脂肪可促进铁剂的吸收；维生素 C 作为还原剂可促进铁转变为二价铁，或与铁形成络合物，从而促进吸收，口服铁剂应同时并用维生素 C。

（5）注意进餐的影响，习惯上主张铁剂在餐后即刻服用较好，餐后口服铁剂固然可减少胃肠刺激，但食物中的磷酸盐、草酸盐等影响使铁剂吸收减少。实验证明，铁剂与食物同时服用，其生物利用度为空腹时的 1/2 或 1/3。因此，应在餐前或两餐间服用，最佳时间是空腹。当然，有条件可服用有机铁。

（6）铁制剂对血色素病或含铁血黄素沉着症及不伴缺铁的其他贫血（地中海贫血）、肝肾功能严重损害、尤其伴有未经治疗的泌尿系感染者不宜应用。

（7）口服铁剂治疗有效的最早指标是在服后 3～7 天网织红细胞开始上升，第 7～10 天达高峰，2 周后血红蛋白上升，一般约 2 个月恢复至正常。血色素正常后，继续服用铁剂 3 个月，补充贮存铁。

（8）使用铁剂治疗，要先从小剂量开始逐渐达到足量。

（9）服用铁剂后可出现黑便，应事先向患者说明。

（八）生活指导

（1）由于缺铁影响多种酶的功能，致使细胞免疫功能也有缺陷，容易产生感染。因此，患者衣着要适宜，随着气候的变化而增减，预防发生感冒以及其他疾病。

▶ 技能点 ◀
生活指导

（2）运动可提高单核细胞吞噬功能和 T 细胞功能，良好的运动习惯对机体防御和综合免疫功能大有裨益。但贫血患者一般有心率加快，故运动不宜太激烈。一般采用散步、体操、气功、太极拳等运动方式。

（3）贫血患者多数头昏乏力，所以不宜进行高空作业；即使解大便也不宜蹲得太久，起来要缓慢，以免晕倒跌伤。

（4）日常饮食方面要考虑铁的补充与吸收。动物食物中的铁容易吸收，其吸收率高达 10%～25%；植物食物中的铁吸收率较低，只有 1%～7%。目前提倡最好动、植物食物混合食用。因为动物食物中某些氨基酸能将食物中的三价铁还原成二价铁，有利于铁的吸收。

二、同步案例

（一）抛砖引玉

1. 病例描述

患者，女，34 岁。1 年前无明显诱因出现面色苍白、头晕、乏力，曾到医院检查，血红蛋白含量为 64g/L，外周血涂片红细胞以小红细胞为主，给予铁剂口服治疗 1 周。患者进食正常，无挑食习惯，睡眠好，体重无明显变化。尿色无异常，无便血和黑便，无鼻出血和齿龈出血。近 2 个月月经量增多，而且病情也突然加重来药店购药咨询。

2. 病例分析

根据以上情况显示该患者1年前曾在医院被诊断为缺铁性贫血，仅口服铁剂1周治疗。近2个月因月经量增多病情加重，所以可以初步判断为：患者1年前所患缺铁性贫血病因不明确，也未能得到彻底治疗，当近2个月有明显失血时导致病情恶化。

3. 推荐药物

先要积极治疗原发病"月经过多"，同时补充铁剂。口服的药物有硫酸亚铁、富马酸亚铁、葡萄糖酸亚铁，都有多种剂型可供选用，不过硫酸亚铁对胃肠道刺激大，患者有时难以耐受，可在饭后服用，或者可以选择富马酸亚铁的制剂。补铁同时补充些维生素C，有利于铁剂的吸收。补充铁剂一定要达到治疗疗程，需要将贮存铁量补足。另外在生活中要增加含铁食物的摄入。

小试牛刀提示

（二）小试牛刀

患者，女，22岁，8个月前因父亲去世，心情抑郁而出现食欲差，饭量减少，挑食，很少吃蔬菜及肉类，随后渐出现面色苍黄，并逐渐加重，伴疲乏、多汗、不爱活动，无头晕、头痛，无发热、咳嗽、恶心、呕吐、腹痛，无皮肤黏膜出血。曾在当地医院检查，提示血红蛋白低，口服葡萄糖酸亚铁等，症状好转后停药。1个月前上述症状又出现并逐渐加重。发病以来精神差，二便正常。今到药店购药。请根据此案例设计药店问病荐药情景。

三、稳扎稳打

单项选择

1. 下列哪些药物或食物可以促进铁剂的吸收（　　　）

A. 四环素 　　　　　　　　B. 胰酶 　　　　　　　　C. 碳酸氢钠

D. 牛奶、蛋类 　　　　　　E. 肉类、果糖、氨基酸、脂肪

2. 铁剂的治疗宜选择一日口服多少毫克元素铁较好（　　　）

A. 150mg 　　　　　　　　B. 180mg 　　　　　　　C. 210mg

D. 240mg 　　　　　　　　E. 270mg

3. 患者，女，24岁，患有缺铁性贫血伴慢性腹泻。实验室检查：Hb 55g/L，血清铁12μg/L，首选的治疗方案是（　　　）

A. 口服铁剂及维生素C 　　B. 静脉滴注铁剂 　　　　C. 肌内注射维生素B_{12}

D. 雄性激素治疗 　　　　　E. 叶酸治疗

4. 口服铁剂常见的不良反应是（　　　）

A. 胃肠道反应 　　　　　　B. 便秘 　　　　　　　　C. 坏死性胃肠炎

D. 腹泻 　　　　　　　　　E. 血压下降

5. 患者，男，31岁，慢性失血性贫血，下列关于铁剂说法错误的是（　　　）

A. 尽量选择三价铁 　　　　B. 注意预防铁负荷过重

C. 选择适宜的疗程和监测　　D. 对胃酸缺乏者，宜与稀盐酸合用

E. 口服铁剂不能起效者，可选用注射铁剂

6. 妨碍铁剂在肠道吸收的物质是（　　　）

A. 维生素 C　　　　　　　　B. 枸橼酸钠　　　　　　　C. 食物中半胱氨酸

D. 食物中高磷和鞣酸　　　　E. 稀盐酸

7. 易使牙齿变黑的是（　　　）

A. 硫酸亚铁糖浆　　　　　　B. 硫酸亚铁片　　　　　　C. 硫酸亚铁缓释片

D. 硫酸亚铁胶囊　　　　　　E. 蔗糖铁

8. 胃肠道不良反应较轻的是（　　　）

A. 硫酸亚铁糖浆　　　　　　B. 硫酸亚铁片　　　　　　C. 硫酸亚铁缓释片

D. 硫酸亚铁胶囊　　　　　　E. 蔗糖铁

9. 需要迅速纠正缺铁的患者宜用（　　　）

A. 硫酸亚铁糖浆　　　　　　B. 硫酸亚铁片　　　　　　C. 硫酸亚铁缓释片

D. 硫酸亚铁胶囊　　　　　　E. 蔗糖铁

10. 不会抑制铁吸收的药物有（　　　）

A. 抑酸药物　　　　　　　　B. 四环素　　　　　　　　C. 考来烯胺

D. 碳酸氢钠　　　　　　　　E. 维生素 C

四、学以致用

1. 患者，男，36 岁，农民。感觉头昏乏力入院。查体：寄生虫感染，血红蛋白 60g/L，诊断为钩虫感染、缺铁性贫血。

（1）该患者的药物治疗方案应包括（　　　）

A. 驱钩虫＋亚叶酸钙　　　　B. 驱钩虫＋口服铁剂

C. 驱钩虫＋注射右旋糖酐铁　D. 输血＋注射右旋糖酐铁

E. 口服叶酸和注射维生素 B_{12}

（2）关于口服铁剂注意事项的描述，错误的是（　　　）

A. 宜在餐后或餐时服用　　　B. 治疗期间应定期检查血象和血清铁水平

C. 进食可促进铁剂的吸收

D. 铁剂不应与浓茶同服，浓茶中的鞣酸可与铁形成沉淀，使铁剂的吸收减少

E. 应用铁剂治疗期间会出现黑便，潜血试验阳性

（3）若患者口服铁剂不能使症状得到有效缓解，应使用（　　　）

A. 蔗糖铁　　　　　　　　　B. 琥珀酸亚铁　　　　　　C. 硫酸亚铁

D. 叶酸　　　　　　　　　　E. 维生素 B_{12}

2. 1 岁的小强出生后胃肠一直不好，长期腹泻，体弱，脸色苍白，哭闹都有气无力的，家长怀疑其贫血，带去就诊，查血象为血红蛋白（Hb）50g/L，红细胞计数（RBC）$2×10^{12}$ 个/L，诊断为营养型缺铁性贫血。根据此案例分析怎样预防婴幼儿贫血。

扁鹊的医术

魏文王问名医扁鹊说："你们家兄弟三人，都精于医术，到底哪一位最好呢？"

扁鹊答："长兄最好，中兄次之，我最差。"

文王再问："那么为什么你最出名呢？"

扁鹊答："长兄治病，是治病于病情发作之前。由于一般人不知道他事先能铲除病因，所以他的名气无法传出去。中兄治病，是治病于病情初起时。一般人以为他只能治轻微的小病，所以他的名气只及本乡里。而我是治病于病情严重之时。一般人都看到我在经脉上穿针放血、在皮肤上敷药等操作，所以以为我的医术高明，名气因此响遍全国。"

事后控制不如事中控制，事中控制不如事前控制。

开宗明义

项目十三　失眠的用药指导

一、必备知识

失眠又称入睡和维持睡眠障碍（DIMS），是以经常不能获得正常睡眠为特征的一种病症，为各种原因引起入睡困难、睡眠深度或频度过短（浅睡性失眠）、早醒及睡眠时间不足或质量差等。临床以不易入睡、睡后易醒、醒后不能再寐、时寐时醒或彻夜不寐为特点，并常伴有日间精神不振、反应迟钝、体倦乏力，甚则心烦懊恼，严重影响患者身心健康及工作、学习和生活。失眠对人体最大影响是精神方面的，严重的会加重原有疾病如精神分裂、抑郁症、焦虑症、自主神经功能紊乱等功能性疾病的程度。

睡眠是一种主动过程，睡眠是恢复精力所必需的休息，有专门的神经中枢管理睡眠与觉醒，睡时大脑只是换了一个工作方式，使能量得到贮存，有利于精神和骨骼肌疲劳的恢复；足够的睡眠时间既是维护健康和体力的基础，也是取得高效率工作能力的保证。失眠通常是患者对睡眠时间或质量不满足并影响次日社会功能的一种主观体验。

（一）病因

（1）环境原因　常见的是睡眠环境的突然改变。

（2）个体因素　不良的生活习惯，如睡前饮浓茶、喝咖啡、吸烟、经常熬夜、临睡前剧烈运动等。

（3）饮食原因　临睡前饮食过饱、过饥或胃肠不适。

（4）精神情绪因素　包括因某个特别事件引起兴奋、忧虑、恐惧所致的机会性失眠，常见于学生。

（5）安眠药或嗜酒者的戒断反应。

（6）其他疾病　老年人、高血压、动脉粥样硬化、精神抑郁症及任何躯体的不适均可导致失眠。

（7）职业病　夜班司机、护士、网络管理员等易患失眠。

（二）失眠分类

1. 按临床表现分类

（1）睡眠潜入期　入睡时间过长，每次超过 30min。

（2）睡眠维持　夜间觉醒次数超过 2 次或凌晨早醒，醒后难以入睡。

（3）睡眠质量　睡眠深度浅，多噩梦。

（4）睡眠时间　睡眠持续时间少于 6h。

（5）日间残留效应　次晨感到头昏、两太阳穴胀痛、精神不振、嗜睡、乏力、记忆力差等。

2. 按病程分类

（1）单次性或急性失眠　病程小于 4 周。

（2）短期或亚急性失眠　病程大于 4 周、小于 3～6 个月。

（3）长期或慢性失眠　病程大于 6 个月。

3. 按严重程度分类

（1）轻度　偶发，多发生于情绪情感变化或有心理压力时，对生活质量影响小。

（2）中度　每晚发生，但失眠时间较短，影响生活质量和情绪，伴一定症状（易怒、焦虑、疲乏等）。

（3）重度　每晚发生，严重影响生活质量和身体健康，临床症状表现突出。

（三）临床表现

失眠患者在夜间有睡眠不足、入睡困难、睡眠中易醒并难于再次入睡、多梦、早醒，白天则出现精神疲劳、头昏眼花、头痛耳鸣、心悸气短、记忆力不集中、健忘、工作效率下降等表现。

经常失眠的患者常对失眠感到焦虑和恐惧，这又加重失眠的症状，形成恶性循环。

诊断依据：

① 入睡困难。

② 不能熟睡，睡眠时间减少。

③ 早醒、醒后无法再入睡。

④ 频频从噩梦中惊醒，自感整夜都在做梦。

⑤ 睡过之后精力没有恢复，精神状态差。

⑥ 发病时间可长可短，短者数天可好转，长者持续数月，难以恢复。

⑦ 睡眠容易被干扰，有的患者对声音敏感，而有的对灯光敏感。

▶ 技能点 ◀

辨识失眠

⑧ 很多失眠的患者喜欢胡思乱想。

⑨ 长时间的失眠会导致神经衰弱和抑郁症，而神经衰弱患者的病症又会加重失眠。

（四）治疗

1. 治疗原则

（1）失眠可以独立存在，也可以作为各类型睡眠障碍中的一个症状，还可以并发或并存于其他多种躯体和精神疾病。帮助患者分析与寻找不良睡眠习惯产生的原因，并用适应人体精神活动规律的方法进行纠正，建立良好的睡眠习惯是治疗失眠的首要原则。

（2）对于继发性失眠，以处理引起失眠的原发性疾病为主，一般来说，对失眠的病因解决后，失眠可不治而愈。如支气管炎所引起的咳嗽在夜间加重，会影响患者的睡眠，造成患者失眠，在使用足量有效抗生素控制炎症后，患者即可入睡，如果原发病对患者失眠症状影响较重，也要适当应用催眠药物。

（3）治疗原发性失眠，根据病情选择合适的催眠药物和非药物治疗方法，同时配合调整睡眠习惯，恢复正常的生物节律。

2. 非药物治疗

（1）睡眠卫生指导

① 梳理头皮法：睡前取梳齿不尖锐的木质梳，从前额经头顶向后枕梳行，先中央渐至两侧，反复梳理 15min 左右，梳理时静心体验头部感觉，手法轻重以舒适为度。

② 药枕法：杭菊花、灯芯草各 250g 作枕头芯用。

③ 肌松弛疗法：此法是在医生指导下，使全身骨骼肌尤其是四肢肌肉处于交替的紧张-放松过程，并配合呼吸，以诱导睡眠。适用于各种原因引起的入睡困难或夜间醒后难以再睡的慢性失眠症，对伴有轻度焦虑的失眠症效果更好。

（2）认知-行为治疗　帮助患者了解生活习惯和环境因素如食物、运动、药物、光、噪声和温度对睡眠的影响。内容包括：午后不要喝茶和咖啡；晚上避免过量饮酒；睡前不要以卧位看电视节目；睡前避免吃不易消化的食物；不要在觉醒状态下长时间躺在床上；了解年龄相关性睡眠时间的改变，以降低睡眠期待；要求患者只有在有睡意时才可以卧床，床只用来睡眠；如果 15～20min 内还未入睡，则起床进行放松活动，直到有睡意时才再上床；每天定时起床（无论晚上睡眠时间多长），白天不要睡眠。

（3）风油精涂穴法　在心烦胸闷、头昏脑涨不能入睡时，用风油精涂擦太阳、风池两穴。太阳穴：位于外眼角向后一寸（约 3cm）凹陷中。风池穴：位于头后枕部、颈项大筋两侧向上推至枕骨下凹陷中。

（4）按摩穴位法　取涌泉、太溪、失眠三穴，用指端按掐穴位各 3～5min。如果结合温水洗足后按掐效果更佳。

太溪穴：位于内踝骨后缘与跟腱连线的中点。失眠穴：位于内踝骨与外踝骨连线在脚底的中点。涌泉穴：位于脚掌前 1/3 之处凹陷中。

3. 药物治疗

▶ 技能点 ◀

问病荐药

（1）苯二氮䓬类（BZD）　是目前临床上最为常用的催眠药物，机制为抑制边缘系统向大脑皮质传递的兴奋性冲动。本品可缩短入睡时间，减少觉醒次数和时间，增加睡眠总时间，不影响慢波睡眠和快波睡眠的出现频率；有抑制慢波睡眠的深睡时相而增加其浅睡时相的倾向，停药后的反跳现象较轻，患者易于接受。本类药物较大剂量服用也不产生麻醉效果。本类药物除催眠作用外，还能选择性地缓和患者的焦虑、紧张、忧虑、烦躁和恐惧等不良情绪，对因情绪波动和精神不安引起的失眠疗效较好。

按作用时间的长短可分为三类：短效制剂常用的有三唑仑（triazolam，甲基三唑氯安定）、艾司唑仑（estazolam，舒乐安定）、奥沙西泮（oxazepam，去甲羟基安定，舒宁），用于入睡困难，入睡时间过长；中效制剂常用的有替马西泮（羟基安定）、硝西泮、氯硝西泮，用于睡眠不实、睡中易醒、醒后再入睡困难者；长效制剂常用的有地西泮（diazepam，安定）、氯氮䓬（chlordiazepoxide，利眠宁）、氟西泮（flurazepam，氟安定），用于睡眠不实、维持睡眠困难，多梦易醒，觉醒过早、醒后难以再入睡者。

如果患者精神刺激较重或时间较长，已成伴抑郁状态的失眠，宜选用抗抑郁药如多塞平或曲唑酮，使用剂量由小递增，常需连用数月；心理性失眠而无抑郁状态者，可用塞洛特（帕罗西汀），本品无镇静催眠作用，可改善患者心理生理状态而纠正失眠。

老年人失眠的生理原因是入睡潜伏期延长，入睡后觉醒次数增加，浅睡眠增加，深睡眠减少，睡眠-觉醒节律的振幅低下。在治疗上，可用苯二氮䓬类药物短效制剂如艾司唑仑，该药催眠作用弱，抗焦虑作用强，容易诱导入睡，有一定的肌肉松弛作用，需要注意防止夜间摔倒；对于中途觉醒和早醒者，可选择劳拉西泮（lorazepam），其肌肉松弛作用更低，故安全性较高。唑吡坦（zolpidem）是短效的非苯二氮䓬类催眠药，无肌肉松弛作用，出现跌倒的危险性很低。夸西泮是长效型药物，少量应用（每日7.5mg）即能有效改善睡眠，防止中途觉醒、早醒等作用。

由于苯二氮䓬类镇静催眠药使用时间较长，对不能耐受其不良反应或有停药困难的患者，可以使用曲唑酮。曲唑酮（trazodone）是5-羟色胺（5-HT）再摄取抑制药和5-HT$_2$受体拮抗药，能加深睡眠深度，延长总睡眠时间和慢波睡眠，减少夜间觉醒和早醒，对快动眼睡眠时程无影响；还具有良好的抗抑郁、抗焦虑作用，同时选择性阻断组胺H$_1$受体，中枢性镇静作用强，适用于伴有情绪障碍的失眠症，尤其对苯二氮䓬类镇静催眠药依赖者为首选。它与苯二氮䓬类镇静催眠药相比，虽然都具有抗焦虑和镇静催眠作用，但曲唑酮没有中枢性药物依赖性和停药困难，而且能用于治疗催眠药停药后的焦虑、抑郁症状，可帮助长期服用安眠药的失眠病人成功地逐渐减少催眠药用量，减轻患者的戒断症状。曲唑酮与催眠药催眠作用相仿，在睡眠时间、睡眠效率和后遗作用方面优于催眠药。

（2）非苯二氮䓬类镇静催眠药　为第三代镇静催眠药物，口服吸收良好，半小时达血药浓度高峰，药物代谢排泄快，半衰期为 3～6h，经肾脏代谢。本类药物治疗指数高，安全性高。基本不改变正常的生理睡眠结构，不产生耐受性、依赖性。不良反应与患者的个体敏感性有关，偶尔有思睡、头昏、口苦、恶心和健忘等。这类较安全的催眠药包括唑吡坦、扎来普隆、佐匹克隆。

酒石酸唑吡坦片：规格 10mg。限用于下列情况下严重睡眠障碍的治疗：偶发性失眠症、暂时性失眠症。通常应使用最低有效剂量，不得超过最大治疗剂量。成人常用剂量：10mg/（片·日）。老年患者或肝功能不全的患者，剂量应减半即为 5mg。

佐匹克隆：规格 3.75mg，7.5mg。用于各种失眠症。口服，7.5mg，临睡时服；老年人最初临睡时服 3.75mg，必要时 7.5mg；肝功能不全者，服 3.75mg 为宜。

右佐匹克隆：规格 3mg。应个体化给药，成年人推荐起始剂量为入睡前 2mg，由于 3mg 可以更有效地延长睡眠时间，可根据临床需要起始剂量为 3mg 或增加到 3mg。主诉入睡困难的老年患者推荐起始剂量为睡前 1mg，必要时可增加到 2mg。有睡眠维持障碍的老年患者推荐剂量为入睡前 2mg。严重肝脏损伤者应慎重使用本品，初始剂量为 1mg。

扎来普隆：规格 5mg。适用于入眠困难的失眠症的短期治疗，临床研究结果显示扎来普隆能缩短入睡时间，但还未表明能增加睡眠时间和减少唤醒次数。成人口服一次 5～10mg（1～2 片），睡前服用或入睡困难时服用。体重较轻的病人，推荐剂量为一次 5mg（1 片）。老年患者、糖尿病患者和轻、中度肝功能不全患者，推荐剂量为一次 5mg（1 片）。每晚只服用一次。持续用药时间限制在 7～10 天。

（3）褪黑素受体激动剂　为新型的抗抑郁药和催眠药，在治疗重度抑郁症方面疗效明显，药品不良反应小，能有效调整生物节律，改善睡眠质量。

▶ 议一议 ◀

精神药品有何使用规定？

雷美替胺：选择性激动褪黑激素 1 型受体和 2 型受体（MT1、MT2），增加慢波睡眠（SWS）和快动眼睡眠（REW），从而减少失眠。雷美替胺是首个没有列为特殊管制的非成瘾失眠症治疗药物。

上述药品均为处方药，有些药品还属于精神药品，使用时一定严格按医嘱用药，以免对机体造成严重损害。

4. 中药调理

轻度和中度的失眠患者可以使用中药调理，从根本上改善睡眠质量。根据以下兼症选择成方：伴气短乏力、面白舌淡者用补中益气丸；伴心烦易怒、情绪不良时失眠加重者用血府逐瘀丸；伴心悸不眠者用柏子养心丸或天王补心丹；伴头痛头晕、血压升高者用牛黄上清丸；伴面色萎黄、不思饮食者用归脾丸。以上药物的剂量及用法，须遵医嘱。

现代治疗失眠的中成药也可以选用，如七叶神安片、安神补脑液、安康口服液、安神胶囊、灵芝片、刺五加片、甜梦口服液、安尔眠糖浆等，可根据个人失眠的兼症或在中医师指导下服用。

5. 选药原则

（1）理想的镇静催眠药物应能快速诱导入睡，减少觉醒次数，其作用持续整个晚上，次日无残存效应，无麻醉作用和停药困难，目前临床使用的镇静催眠药物较难全部达到这些标准，目前以苯二氮䓬类镇静催眠药为首选，一般不推荐使用巴比妥类，其他如 5-羟色胺（5-HT）再摄取抑制药和 5-HT$_2$ 受体拮抗药是在苯二氮䓬类效果不佳时使用。

（2）根据病情选药，尽量避免使用长半衰期的催眠药物，以免影响次日的工作与生活，老年人应尤其注意。如果患者白天同时存在有焦虑症状，可以选择中、长半衰期的苯二氮䓬类药物，而起到抗焦虑作用。

（五）用药注意事项

▶ 技能点 ◀
用药指导

（1）失眠的药物治疗是在非药物疗法无效的情况下使用，但又不能完全依赖药物，只有在失眠较严重的情况下，用镇静催眠类药物对症治疗。睡眠改善后，要缓慢减量停药，防止停药反跳和药物依赖性的发生。老年人使用镇静催眠药物时宜用青年人的半量，效果不佳时再加至全量，但不能过量应用；如患者同时有慢性肺功能障碍或睡眠呼吸暂停综合征，应慎用苯二氮䓬类催眠药，以免引起呼吸抑制；用药起效后不可突然停药，应缓慢减量，避免出现反跳，加重症状；对镇静催眠药物容易产生耐受的患者，应在医生指导下采用递减药量撤药法和轮换替代撤药法逐步停药，或用中药调理；对于已经产生依赖性的患者，特别是长期使用镇静催眠药物的老年人，在纠正不良睡眠习惯的前提下，可以考虑使用安慰剂或以中药进行治疗。

（2）失眠与某些慢性躯体疾病有很强的相关性，如高血压、糖尿病、心肺疾病、痴呆症和帕金森病（特别在接受左旋多巴治疗后）以及由此伴发的抑郁症状。失眠也与老年人的精神障碍相关，是情感障碍的常见症状，老年人常因存在慢性疾病而需长期药物治疗，许多药物可产生失眠副作用。在原发病控制的基础上加服镇静催眠药物如苯二氮䓬类或非苯二氮䓬类，巴比妥类药物因副作用较大不宜使用。情感障碍严重的失眠患者，要在精神科医生指导下加用抗精神病药物。

（3）服用安眠药的患者不可驾驶车辆和操纵机器，以免发生事故。儿童不宜用，老年病人应慎重使用，肝肾功能减退者慎用，哺乳期妇女及孕妇忌用。

（六）预防

▶ 技能点 ◀
生活指导

（1）规律作息，早晨准时起床，不要贪睡，晚上定点就寝，周末也不例外，以提高睡眠质量。睡前洗热水澡，或在睡前做 20min 的有氧运动操，对睡眠有帮助。适量饮酒可以助眠，但饮酒过量会引起中枢兴奋，破坏后半夜睡眠。

（2）因疾病引起的失眠应积极治疗原发疾病。

① 肺结核：多采取患侧卧位，若两边肺部都有病的人，最好是仰睡。

② 心肌炎、气管炎、哮喘、心力衰竭：采取半躺半坐的睡姿，可改善肺部的血液循环，减少肺部淤血，增加氧气的吸入量，有利于症状缓解与休息。

③ 中耳炎：脓汁会灌满患侧耳道，为使脓汁引流通畅，可采取患侧卧位，以促使脓液排出。

④ 脑血栓：宜采用仰卧睡姿。

⑤ 胃病：胃溃疡患者应向右侧卧。

⑥ 胆囊结石：应尽可能平卧或向右侧睡。

⑦ 腰背痛：宜侧卧睡，这样可以使肌肉完全松弛，避免肌肉牵拉紧张、刺激或压迫神经，引起或加重腰背痛。

二、同步案例

（一）抛砖引玉

1. 病例描述

患者，男，18 岁，高中生，失眠两周，睡则多梦，自觉气短，周身疲乏，四肢无力，饮食欠佳，并伴有消化不良，大便稀溏。

2. 病例分析

从患者主诉来看，是失眠伴有气血不足。患者为高中学生，可能学习任务繁重，加上考试压力，使得患者心理压力过大，如再有运动减少，不按时吃饭，均可造成急性失眠。

3. 推荐用药

根据患者的实际情况，为满足其日间学习要求，可服用少量三唑仑，同时服用归脾丸，一周后减量停用安定，整个治疗过程须配合心理辅导。

（二）小试牛刀

小试牛刀提示

患者，男，30 岁，司机，主诉睡眠不佳，多梦易醒，白天工作时精力不集中，伴有心悸、耳鸣、烦躁易怒，情绪不佳时失眠会加重，以上情况已有 3 个月。请分析本案例，为患者制订用药方案，进行用药指导和预防治疗的建议。

三、稳扎稳打

（一）单项选择

1. 失眠症的临床表现为（　　　）

A. 思维迟缓 　　　　B. 心境低落 　　　　C. 认知功能损害

D. 意志活动减退 　　E. 睡眠障碍、乏力

2. 因不良反应很小，可在老年人群使用的治疗失眠症的药物为（　　　）

A. 艾司唑仑 　　　　B. 佐匹克隆 　　　　C. 雷美尔通

D. 米氮平 　　　　　E. 唑吡坦和帕罗西汀联用

3. 具有临床耐受性良好、无戒断效应等特点的治疗失眠症的药物为（　　　）

A. 艾司唑仑 　　　　B. 低剂量多赛平 　　C. 阿戈美拉汀

D. 小剂量米氮平 　　E. 佐匹克隆

4. 原发性失眠首选的助眠药为（　　　）

A. 氯氮䓬 　　　　　B. 唑吡坦 　　　　　C. 阿戈美拉汀

D. 米氮平 　　　　　E. 地西泮

5. 已经获准可以长期用于治疗失眠的药物为（　　　）

A. 雷美尔通 　　　　B. 艾司唑仑 　　　　C. 佐匹克隆

D. 多赛平 　　　　　E. 扎来普隆

6. 下列关于失眠药物治疗策略的说法，正确的是（　　）

A. 原发性失眠在非药物治疗无效时首选苯二氮䓬类抗失眠药

B. 失眠继发于或伴发于其他疾病时，应同时治疗原发或伴发疾病

C. 药物治疗开始就应及时开展血药浓度监测

D. 焦虑症患者存在失眠时，以抗失眠药物为主

E. 对于长期应用镇静催眠药物的慢性失眠患者，提倡药物连续治疗

7. 对入睡困难者首选（　　）

A. 三唑仑　　　　　　B. 氟西泮　　　　　　C. 艾司唑仑

D. 地西泮　　　　　　E. 氯美扎酮

8. 内分泌平衡障碍所致的失眠首选（　　）

A. 卡马西平　　　　　B. 乙琥胺　　　　　　C. 唑吡坦

D. 地西泮　　　　　　E. 谷维素

9. 老年人对苯二氮䓬类药物较为敏感，用药后可导致平衡功能失调，觉醒后可发生步履蹒跚、思维迟缓等症状，在临床上被称为（　　）

A. 震颤麻痹综合征　　B. 老年期痴呆　　　　C. "宿醉"现象

D. 戒断综合征　　　　E. 锥体外系反应

10. 下列属于新型非苯二氮䓬类催眠药的是（　　）

A. 阿普唑仑　　　　　B. 劳拉西泮　　　　　C. 三唑仑

D. 佐匹克隆　　　　　E. 谷维素

（二）多项选择

1. 关于失眠症的药物治疗，说法正确的是（　　）

A. 使用最低有效剂量　B. 每日给药　　　　　C. 常规用药不超过3～4周

D. 缓慢减药　　　　　E. 每天减掉原药的30%

2. 苯二氮䓬类药物禁用于（　　）

A. 妊娠期妇女　　　　B. 哺乳期妇女　　　　C. 肝肾功能损害者

D. OSAS患者　　　　　E. 重度通气功能缺损者

3. 临床耐受性良好，无戒断效应的治疗失眠症的药物为（　　）

A. 吡唑坦　　　　　　B. 佐匹克隆　　　　　C. 雷美尔通

D. 低剂量的多塞平　　E. 米氮平

项目十四　手足癣的用药指导

开宗明义

一、必备知识

▶重点难点◀

手足癣分类及临床表现

手足癣是手癣、足癣和甲癣的总称，常由多种致病性皮肤癣菌（主要是红色毛癣菌、须癣毛癣菌和絮状表皮癣菌，白色念珠菌也不少见）侵入掌、跖和指（趾）间皮肤、指（趾）甲所引起。手癣又称为"鹅掌风"，多为单侧发病，亦可见于双侧。足癣俗称"脚气"，有些地区称为"香港脚"，是极为常见的皮肤传染病，常见

双足对称发病，自觉脚趾瘙痒和灼热感，局部可见水疱、脱皮，气味难闻，男性患病率高，可能与汗腺分泌旺盛有关。足癣可导致身体其他部位感染真菌，是癣病的主要来源。甲癣又称"灰指甲"，是皮肤真菌所致病种中最顽固难治的一种疾病。

（一）分类

1. 根据病变部位分类

（1）手癣　手癣发于手掌或手指屈侧，初起时为小水疱，破溃或吸收后出现脱皮，或伴有局部皮肤潮红，以后扩大融合成不规则或呈环形的病灶区；发于指缝间者，可见患部潮红、湿润、脱皮，瘙痒难忍，搔抓后皮肤变粗糙、增厚，夏季病情加重，秋冬季略有减轻。若不经治疗或治疗不当可经年不愈。在秋冬气候干燥的季节，可出现皮肤皲裂、疼痛、出血，关节屈伸不利。

（2）足癣　足癣的发病率比手癣高出约 10 倍，绝大多数患者的手癣、甲癣都是由足癣继发感染所致。足掌及趾部没有皮脂腺但汗腺丰富，而且足掌部角质层较厚，角质蛋白成为皮肤真菌的寄生营养物；由于穿着鞋袜，若局部透气性不佳或出汗过多，使足掌部潮湿闷热，有利于真菌生长。

（3）甲癣　甲癣是由癣菌侵犯甲板或甲下组织所致，各种类型的致病真菌也可引起甲癣的发生。

2. 根据皮损类型分类

（1）水疱型　皮疹好发于掌跖、足弓及 4～5 趾缝间，呈群集或散在分布的张力性水疱，疱壁厚而不易破裂，瘙痒较显著。若伴发细菌感染则呈脓疱，基底红晕，可感疼痛。该型易诱发真菌性湿疹。

（2）浸渍糜烂型　以浸渍糜烂为主的手足癣：该型以足癣多见，皮疹好发于足 3～4 及 4～5 趾缝间，因湿润而致皮肤发白松软，瘙痒剧烈，发出难闻的臭味。患者常因不堪瘙痒而搔抓出血，极易引发局部细菌感染或丹毒，严重时伴寒战、发热等全身症状。

（3）鳞屑角化型　又称为干性手足癣，以手癣最为常见，皮疹好发于手掌、足跟等部位，表现为皮肤增厚、粗糙、干燥，或伴脱屑，秋冬季节常有皮肤皲裂、疼痛，大多无瘙痒。该类型以老年人为多发，病情顽固，难以治疗。

（二）临床表现

1. 手足癣

手足癣虽发病部位不同，但其症状有共同之处。

（1）自觉症状　本病的症状以局部瘙痒为主，常伴有灼热感。症状的反应程度与患者个体耐受性有关，有些人自觉症状轻微，而有的则瘙痒难忍，严重者可因过度搔抓而致皮肤破裂出血。

（2）体征　分为原发性损害和继发性损害两种。

① 原发性损害：包括水疱、脓疱、丘疹等。

a. 水疱：位于角质层下、表皮内或在表皮下，呈腔隙性损害，内含液体，表面多隆起。

b. 脓疱：可为原发，也可继发于水疱，内含脓液，周围可见红晕。多见于继发细菌感染情况下。

c. 丘疹：为表皮和真皮浅层病理改变，形成皮肤局限性充实性隆起，高于皮肤，多见于真菌繁殖活跃期。

② 继发性损害：由于疾病演变或机械性损伤（搔抓）而引起，包括鳞屑、浸渍、糜烂、痂、皲裂、环形损害等。

a. 鳞屑：为脱落的角质层细胞，由于患处皮肤角化过度、水疱的干枯等引起。

b. 浸渍：局部皮肤长时间处于潮湿状态，皮肤变软变白，甚至起皱、脱皮，称为浸渍。足掌部多汗，易发此症。

c. 糜烂：由于水疱、脓疱或浸渍后表皮脱落及丘疹表皮的破损（搔抓、摩擦），露出潮湿面称为糜烂，愈后一般不留瘢痕。

d. 痂：由创面上的浆液、脓液、血液与脱落的碎屑及细菌等干燥凝结而成，常见于并发细菌感染时。

e. 皲裂：为顺皮纹方向的线状裂隙，常发于手掌、手指、足跖和足跟部。可引起疼痛和皮肤破裂出血。

f. 环形损害：呈环形或弧形边缘损害，多见于手足癣继发的体癣。

2. 甲癣

（1）近端甲下型灰指甲　较少见，多数继发于甲沟炎，首先是甲板的近心端发白，尔后渐渐扩大成斑，最终局部甲板缺失，可扩至全甲，此型为红色毛癣菌和玫瑰色毛癣菌所致。

（2）远端甲下型灰指甲　最初表现为甲的远端（侧缘）甲板面出现不规则的小片白斑，随后变成无光泽的灰斑，并逐渐变为黄棕色直至黑色，不久甲板变质，甲下角质碎屑堆积，甲床增厚，最后甲板变萎缩，偶有出血，此型常由红色毛癣菌、石膏样毛癣菌或絮状表皮癣菌引起。

（3）白色表浅型灰指甲　常见于指趾甲。表现为甲板表面有白点或白色直径1mm大小的斑片，病甲呈脆性而刮落，此型由石膏样毛癣菌或霉样菌、镰刀菌、曲菌所致。

（4）全甲营养不良型灰指甲　本型不多见，常为以上各型最终发展的结果，表现为全甲失去光泽，变质，指甲增厚或碎裂，脱落后留下异常增厚的甲床。

（5）慢性皮肤黏膜念珠菌性甲型（或真性念珠菌甲癣）灰指甲　表现为全甲变质，膨起，松脆，表面疣状，凹凸不平。

（6）慢性甲沟炎型灰指甲　表现为外侧甲皱襞及近端甲皱襞，表皮护膜变质或变棕色。本型最重要的特点是伴有甲沟炎存在，甲周皱襞肿胀而没有甲下角化过度，可有少量渗液，但一般不渗出脓液。

（7）真菌性甲型灰指甲　表现为足部气味浓重，同时伴有趾沟糜烂、水疱。

（三）治疗

1. 治疗原则

（1）以局部外用药为主，分型诊治，酌情选用抗真菌药外用制剂。

（2）单纯外用药物效果较差者或比较严重的手足癣，可酌情选用口服抗真菌药。

（3）手足癣合并细菌感染或湿疹化者，先处理感染或先按湿疹治疗。

2. 外用治疗药物

（1）以水疱为主的手足癣　此型可选用治癣药液湿敷和治癣药膏交替治疗。如选用 1∶2000 醋酸铅溶液、稀释 10 倍后的聚维酮碘溶液、中药土槿皮煎液、藿香浸液（藿香 30g，黄精、大黄、白矾各 12g，醋 1000g）湿敷患处 15～30min 后，再选用 1％～2％克霉唑软膏、咪康唑霜、联苯苄唑乳膏（凝胶）、盐酸特比萘芬软膏、环利软膏（环吡酮胺）中的一种外搽患处，每日 1～2 次。水疱干涸后可改用癣药水，如克霉唑癣药水、益康唑癣药水、卡氏搽剂、5％水杨酸酒精、联苯苄唑癣药水等涂抹，每天 2 次，直至痊愈。或与上述抗真菌药软膏（乳膏、凝胶）交替使用。

（2）以浸渍糜烂为主的手足癣　若患者皮肤浸渍，色白起皱而无糜烂，可使用扑粉，如达克宁散、足癣粉等，待浸渍干燥后改用抗真菌外用软膏、乳膏等涂抹患处，每日 1～2 次；若皮肤糜烂渗液明显，可使用 3％硼酸溶液、1∶2000 醋酸铅、3％硼酸溶液、0.1％依沙吖啶溶液、稀释 10 倍后的聚维酮碘溶液、藿香浸剂、土槿皮煎液、生理盐水湿敷，每天 2～3 次，每次 20～30min。继发感染后可选用 0.1％庆大霉素或 0.1％多黏菌素液湿敷。待皮肤浸渍干燥后，可改用癣药水或涂抹霜剂，如特比萘芬软膏、益康唑霜、联苯苄唑霜、水杨酸乙醇、卡氏搽剂等，每天 2 次，连续治疗至少 4 周以上。

（3）以鳞屑角化为主的手足癣　治疗此型忌用刺激性剂型，如酊剂，可选用渗透性强、药物浓度高的角质剥脱剂，如 10％水杨酸软膏、怀氏软膏厚涂，必要时外加无菌砂布封包，每晚 1 次，使其角质软化剥脱；可选用抗真菌霜剂与软膏，一般在涂药前可先用温水浸泡手足 20min，涂药后可使患处保持在温暖干燥的环境中 10～15min，对皮肤显著增厚并伴皲裂者效果最好。常用药物有复方水杨酸软膏、复方苯甲酸软膏、硫黄软膏、特比萘芬软膏等。

（4）甲癣的治疗　用小利刀轻轻刮除松脆病甲，或削薄增厚的病甲，然后涂 10％碘酊或 30％冰醋酸溶液，坚持治疗几个月后，即可生出新甲；或用外涂药环吡酮胺，取本品适量涂于患处，一日 1～2 次，疗程 2～4 周；或先用温水泡软甲板，尽可能把病甲削薄，将上述药膏用胶布固定在患处，每天 1 次，疗程 3～6 个月。

3. 口服治疗药物

癣病发病面积大、皮疹多，发作频繁，手足部皮肤发生角质化，指（趾）甲损害严重，局部外用药物难以控制感染，较难彻底清除真菌，可以配合口服一些抗真菌药物，如灰黄霉素、酮康唑、伊曲康唑（斯皮仁诺胶囊）等。

◉ 用药贴士

患手足癣不可随意涂抹激素类药膏

　　很多人皮肤一有瘙痒就喜欢涂抹激素类药膏，这些药膏虽然能止痒，但因有免疫抑制作用，用来治疗手脚癣，会降低皮肤的免疫力，真菌感染范围反而会越来越大。像含有激素类的皮炎平之类的药膏，它们主要是用来治疗皮炎和湿疹的。再者，激素类药膏并不适宜于部分老人、小孩和孕妇。

（四）用药注意事项

▶ 技能点 ◀

用药指导

（1）要坚持用药，手足癣是一种慢性感染，真菌寄生于角质层中生长繁殖，需长期用药才能有效，本病易复发，症状消失后要坚持用药一段时间，用药疗程应以4周左右为宜或遵医嘱。平时注意预防重复真菌感染。

（2）用药要根据病变的具体情况，破溃处不能用酊剂；皮肤变厚或出现裂口处用软膏；溃烂出血时应该及时就医。

（3）足癣发生继发急性细菌感染时，就不能按一般足癣治疗，应该先处理继发感染，如局部红肿，局部可外用硼酸水或呋喃西林液冷敷消炎消肿，必要时使用广谱抗生素，并按照医生嘱咐适当休息。

（4）口服抗菌药治疗甲癣的效果并非100%，其治愈率为40%～70%，且服药时间长，对肝肾有不良反应，在应用过程中要定期检查肝肾功能，发现异常，立即停药。

（5）手足癣若并发湿疹样病变时可先按湿疹处理，皮疹改善后再给予抗真菌药物治疗。

（五）预防

▶ 技能点 ◀

生活指导

足部由于穿着鞋袜，加上汗腺分泌旺盛，最容易感染真菌，形成足癣。如不注意个人卫生又可继发手癣、体癣和股癣等皮肤病，因此，预防足癣是防治癣病的根本。

（1）平时要讲究个人卫生，勤洗脚、勤洗鞋袜，保持鞋内的通风、干燥；不要用公用拖鞋、脚盆、脚布等，鞋袜、脚布要定期洗晒灭菌，保持足部清洁干燥。

（2）手足多汗和损伤往往是足癣或手癣最多见的诱因之一，平时要减少化学性、物理性、生物性物质对手足皮肤的不良刺激。

（3）晚上洗脚或洗澡后，要揩干趾缝间的水分，扑上消毒撒布粉（薄荷脑0.1g、麝香草酚碘化物2g、硬脂酸锌4g、碳酸镁2g、硼酸15g、滑石粉加至100g），目的在于尽量保持各趾间的干燥，以防止表皮真菌的再感染。

（4）浴室、游泳池等公共场所是传染足癣的主要地方，应严格执行消毒管理制度。

（5）不乱穿他人鞋袜，不用他人洗浴用品。

（6）如已患有手足癣、甲癣，应积极治疗，以防经手传染于头部、阴股部及全身皮肤；同时注意与亲友的隔离，防止传染他人。

二、同步案例

（一）抛砖引玉

1. 病例描述

患者，男，30岁，公司职员，形体肥胖，平素多汗，以手足为最，入夏以来，自觉足趾间灼热，有瘙痒感觉，两足气味酸臭，足第4～5趾趾间有水疱形成。请分析此病例并推荐合适药物。

2. 病例分析

从患者症状来看，是水疱为主的手足癣。

3. 推荐用药

克霉唑适量，每天2次涂搽，一般水疱干枯后，可改用卡氏搽剂、5％水杨酸乙醇、联苯苄唑癣药水等涂抹，每天2次，直至痊愈。

（二）小试牛刀

小试牛刀提示

患者，男，40岁，司机，两年前开始觉得脚趾间非常痒，穿鞋时觉得足趾灼热，现今脚趾作痒，越抓越痒，自购软膏之类的药无效。现在开始有脱皮现象，而且脚干燥后痒的地方会感觉皮比较硬，气味难闻。请分析本案例，为患者制订用药方案，进行用药指导和预防治疗的建议。

三、稳扎稳打

（一）单项选择

1. 以下治疗手足浅表性真菌感染的药物中，尤其适用于角化皲裂型足癣的处方药是（　　）

A. 尿素　　　　　　　　B. 苯甲酸　　　　　　　　C. 特比萘芬

D. 依沙吖啶　　　　　　E. 十一烯酸

2. 达克宁的主要成分是（　　）

A. 硝酸咪康唑　　　　　B. 酮康唑　　　　　　　　C. 益康唑

D. 氟康唑　　　　　　　E. 克霉唑

3. 兰美抒的通用名是（　　）

A. 盐酸特比萘酚乳膏　　B. 联苯苄唑乳膏　　　　　C. 曲咪新乳膏

D. 硝酸益康唑乳膏　　　E. 酮康唑软膏

4. 有关手足癣的治疗药物的选用，下列说法不正确的是（　　）

A. 孕妇及哺乳期妇女慎用　　B. 应用时避免接触眼睛

C. 切忌口服　　　　　　　　D. 为减少副作用，本类药物不宜连续使用

E. 使用本类药物之前，用温水洗净并擦干患处

5. 酮康唑乳膏的疗程是（　　）

A. 3天　　　　　　　　　B. 1周　　　　　　　　　C. 2～4周

D. 2个月　　　　　　　　E. 半年

6. 使用硝酸咪康唑乳膏治疗足癣，症状消失后应继续使用多久以巩固疗效（　　）

A. 1天　　　　　　　　　B. 3天　　　　　　　　　C. 7天

D. 15天　　　　　　　　E. 30天

7. 关于手足癣的治疗剂型的选择，下列表述不正确的是（　　）

A. 水疱鳞屑型应选择刺激性小的霜剂或水剂

B. 浸渍糜烂型首选湿敷，干燥后可用霜剂、膏剂

C. 浸渍糜烂型首选霜剂，干燥后可用湿敷、膏剂

D. 角化过度型无皲裂时可用剥脱性较强的膏剂

E. 角化过度型可选用封包疗法

8. 下列手足癣中，不适宜内服抗真菌药伊曲康唑治疗的是（　　）

A. 间擦型足癣　　　　B. 水疱型足癣　　　　C. 糜烂型足癣

D. 鳞屑型足癣　　　　E. 角化皲裂型足癣

9. 渗透性强，可渗透过甲板用于甲癣的抗真菌药是（　　）

A. 联苯苄唑　　　　　B. 氟康唑　　　　　　C. 克霉唑

D. 环吡酮胺　　　　　E. 特比萘芬

10. 治疗甲癣、手足癣、体癣等浅表真菌感染的药物是（　　）

A. 伏立康唑　　　　　B. 卡泊芬净　　　　　C. 两性霉素 B

D. 特比萘芬　　　　　E. 氟胞嘧啶

（二）配伍选择

A. 溶液剂湿敷　B. 先用溶液剂湿敷，后用油剂　C. 可用糊剂、粉剂和洗剂
D. 软膏剂和乳膏剂　E. 贴剂

1. 慢性期皮损增厚，呈苔藓样病变时可选用（　　）

2. 一般急性期局部有红肿、水疱、糜烂时应选用（　　）

3. 皮损处于亚急性期时，红肿减轻，渗液减少，可酌情选用（　　）

4. 皮损处有渗液者可选用（　　）

（三）多项选择

1. 手足癣的药物治疗选择（　　）

A. 水疱型足癣可外搽复方苯甲酸酊

B. 水疱型足癣也可用 1％咪康唑霜剂外用涂擦

C. 糜烂型足癣，可用水洗或使用肥皂

D. 对鳞屑型如角化型足癣可用 3％克霉唑软膏外用涂擦

E. 手癣的用药与足癣相同，可选用复方苯甲酸软膏、3％克霉唑乳膏

2. 关于足癣的药物治疗，描述正确的是（　　）

A. 水疱型足癣可外用咪康唑霜　　　　　B. 若继发感染，先治疗感染

C. 角化过度伴皲裂者可用复方苯甲酸软膏

D. 浸渍糜烂型可外用咪康唑溶液或 10％水杨酸醑剂

E. 单纯外用疗效不好时，可口服抗真菌药

项目十五　痤疮的用药指导

开宗明义

一、必备知识

▶**重点难点**◀

痤疮病因、分
类、治疗药物

痤疮因多发生在青春期俗称青春痘，又称粉刺，是最常见的一种毛囊皮脂腺的慢性炎症性疾病。发病原因与体内雄性激素分泌增多，皮脂腺功能亢进，毛囊漏斗部及皮脂腺导管角化，毛囊内痤疮丙酸杆菌大量繁殖有密切关系。其形成过程如下：体内脏腑功能失调→内分泌失调→皮脂腺分泌旺盛，皮脂腺导管角质层增厚→

毛孔堵塞，角质层隆起，隆起的顶点氧化变成黑色→痤疮丙酸杆菌在缺氧情况下大量繁殖→导致炎症、脓疱、结节→形成痤疮。另外化妆品使用不当造成毛囊口的堵塞，精神因素所致的内分泌紊乱，烟、酒及辛辣食物的刺激，摄入过多的糖、脂肪、便秘、药物性雄激素、环境因素（包括空气、土壤、水、食物、噪声、射线污染）等均可成为加重或诱发痤疮的因素。临床表现以粉刺、丘疹、脓疱、结节、囊肿为主，重症可形成瘢痕，痤疮好发于面、背、胸等皮脂腺丰富的部位。

（一）分类

1. 按临床表现分

（1）粉刺性痤疮　初发者有白头和黑头粉刺两种。白头粉刺又称闭合性粉刺，为皮色丘疹，开口不明显，不易挤出；黑头粉刺又称开放性粉刺，位于毛囊口的顶端，可挤出，叫硬脂栓。

（2）丘疹性痤疮　痤疮炎症可继续发展扩大并深入，表现为炎性丘疹和黑头粉刺者称丘疹性痤疮。

（3）脓疱性痤疮　表现以脓疱和炎性丘疹为主者称为脓疱性痤疮。

（4）囊肿性痤疮　表现以大小不等的皮脂腺囊肿内含有带血的黏稠脓液，破溃后可形成窦道及瘢痕称囊肿性痤疮。

（5）结节性痤疮　脓疱性痤疮漏治误治以后，可以发展成壁厚、大小不等的结节，位于皮下或高于皮肤表面，呈淡红色或暗红色，质地较硬，称为结节性痤疮，又称硬结性痤疮。

（6）萎缩性痤疮　丘疹或脓疱性痤疮破坏腺体而形成凹坑状萎缩性瘢痕者，称萎缩性痤疮。

（7）聚合性痤疮　数个痤疮结节在深部聚集融合，有红肿、颜色青紫，称为融合性痤疮或聚合性痤疮。

（8）恶病质性青春痘　超重型青春痘，虽极少见，但却相当严重。损害为小米至黄豆大的紫红色丘疹、脓疱或结节，黑头粉刺不多，经久不愈；多并发于贫血、结核病或其他全身性疾病。

▶技能点◀
判断痤疮类型

2. 按发病原因分

（1）外源化学性痤疮　由于职业因素长期接触刺激性化学物质、毒性物质而诱发痤疮。

（2）机械性痤疮　由于物理摩擦刺激局部皮肤而导致的痤疮，多见于穿着化纤制品衣物反复摩擦所致，好发于胸、背和大腿部。

（3）化妆品性痤疮　化妆品选择或使用不当可以引起闭合型粉刺，多见于20～40岁女性，常使用增白、美白、夏季防晒的化学性化妆品导致的白头粉刺。男性常见于头皮、胸背部，多是由于使用护发、洗发等用品或内衣有较高化学物质的洗涤残留所导致。

（4）夏季性痤疮　多表现为红色丘疹，季节性强，秋冬季节不发生，春夏天气炎热发病快，消退也快，一般只做防敏处理即可，不必挑刺。

（5）聚合型痤疮　多伴有感染，炎症反应强烈，以慢性化脓性毛囊炎并且伴有粉刺、囊肿、脓疱为表现，好发于成年男性，在身体部位多见于面部、胸部、大腿及臀部。特点：炎症皮损较大，质地柔软，颜色较暗并且含有脓液。

（6）月经前痤疮 与月经周期的发生密切相关。

（二）临床表现

基本表现有以下几种。

（1）粉刺 以毛囊漏斗过度角化为主，根据临床表现可分为开放性（黑头粉刺）和闭合性（白头粉刺）。黑头是由于皮肤毛囊口扩大，由角质碎屑、皮脂及脏污物等堆积而成黑色颗粒状丘疹；白头是由于毛囊口处角质层增生、堆积、阻塞毛囊漏斗膨胀而形成白色颗粒大丘疹。粉刺因炎症或人为的按压抠剥导致继发化脓性感染，此种情况多见于男性，不易消退。

（2）丘疹 是局限性隆起表皮的实质性损害，直径大于 0.1mm，甚至达到 4mm。

（3）脓肿 为局限性隆起的皮肤损害，内含脓液，呈白色或黄绿色，患部周围常有皮肤炎性潮红，直径为 4～8mm。

（4）囊肿 是液体或半固体物质（液体、细胞及细胞产物）的囊性损害，如不进行治疗会经久不愈，并可感染化脓而成脓肿，导致严重瘢痕或色素沉着。

（5）结节 为皮肤隆起性损害，直径大于 4～8mm，结节可发生坏死，形成溃疡而遗留皮肤瘢痕。

（二）治疗

1. 治疗原则

去除诱因，调节脏腑功能，平衡激素分泌，减少皮脂分泌，溶解角质，抗菌及消炎；根据痤疮的严重程度，选择外治，或内外兼治的方法。

▶ 技能点 ◀
问病荐药

2. 外用药物

（1）维 A 酸 外用的维 A 酸主要有第一代、第三代维 A 酸类药物，第一代维 A 酸能调节表皮细胞的有丝分裂和促进表皮细胞更新，使病变皮肤分化恢复正常。促进毛囊上皮更新，防止角质栓塞，抑制和减少粉刺的形成，清除成熟粉刺和炎性皮损，使痤疮皮损消退。对于丘疹和粉刺效果较佳，能逆转上皮异常角化，降低角化细胞黏聚力，使粉刺松动易于自然排出。常用维 A 酸浓度为 0.05%～0.1%。第三代维 A 酸阿达帕林，其化学性质稳定，亲脂性强，通过抗毛囊腺细胞异常角化、抑制脂质体和花生四烯酸的氧化代谢而发挥抗炎作用，主要不良反应有皮肤干燥、脱屑。在药物合用上，阿达帕林可增加抗生素等外用药物的穿透性，缩短疗程，提高疗效，还能减少过氧苯甲酰对皮肤的刺激，耐受性明显优于传统维 A 酸类药物。

（2）过氧苯甲酰 氧化性强，有杀灭痤疮丙酸杆菌以及角质剥脱、溶解粉刺和抑制皮脂分泌的作用，适用于丘疹性、脓疱性痤疮，治疗浓度以 5% 和 10% 为最佳。不良反应主要表现为皮肤刺激，但耐受性好，可单独或与其他药联合应用。

（3）抗菌药 主要有红霉素、克林霉素、四环素、氯霉素、硝基咪唑类等，常用浓度 1%～2%。可杀灭皮肤表面和毛囊中的痤疮丙酸杆菌，对脓疱性和丘疹性损害有效，不良反应是产生耐药、皮肤刺激。轻中度患者一般可用维 A 酸与克林霉素或过氧苯甲酰等抗生素药物联合外用，局部外用克林霉素和过氧苯甲酰混合剂比单独应用一种抗生素消炎效果要好。3% 甲硝唑霜是治疗寻常性痤疮安全有效的药物。抗生素治疗的疗程不宜过长，以防耐药菌株的出现。

阿达帕林凝胶的使用方法

（4）水杨酸　有角质松解作用，且亲脂性强，可以深入到毛囊皮脂腺导管部位中发挥作用。常用 2％浓度的水杨酸凝胶，治疗轻、中度寻常性痤疮。

（5）硫黄制剂　能减少皮脂分泌，同时抑制或杀灭细菌，还有角质剥脱的作用，适用于油性皮肤，但有异味和一定的皮肤刺激性。

（6）壬二酸　对粉刺内各种需氧菌和厌氧菌有抑制和杀灭作用。不仅有抗菌、抗粉刺、抗炎作用，还可改善痤疮后的色素沉着，适用浓度 15％～20％。不良反应为局部红斑、刺痛等。

（7）中药面膜　可以提高皮肤局部温度，促进皮肤新陈代谢，有利于皮脂腺、汗腺的分泌，加速药物的吸收。外用中药常用的有蛇胆霜、四黄洗剂、芦荟、玫瑰、当归、丁香、三七等。芦荟富含多种成分，其提取物可增强上皮细胞活性兼有抗真菌、抗细菌的作用；玫瑰含多种有机醇，可抑制真菌、细菌；丁香酚则具有镇静、止痛止痒、抑制炎症反应等功效。当归具有抗氧化、清除自由基的作用，可抑制酪氨酸酶，抗炎抑菌；三七总苷具有扩张血管、改善微循环等功效，以上中药可以制成中药面膜，每晚睡前使用。

3. 内服药物

（1）维 A 酸类药物　调节细胞的生长和分化，调节免疫和炎症过程，加速表皮角质的脱落，保持皮肤的干燥，对中重度痤疮有明显的疗效。第一代维 A 酸主要包括全反式维 A 酸、异维 A 酸和维胺酯。异维 A 酸是人工合成的药物，可以抑制皮脂腺细胞的分化，改善毛囊皮脂腺导管的过度角化，是严重痤疮或用抗生素治疗效果不佳的瘢痕性痤疮的首选药物。主要不良反应有皮肤、口唇、眼干燥，高脂血症，肝功能异常，异维 A 酸有致畸性和胚胎毒性，孕妇禁用。停药可导致痤疮复发，故停药后需外用维 A 酸维持治疗。

▶ **技能点** ◀
制订联合用药方案

（2）口服抗生素　主要用于中重度炎症性痤疮，常用第二代四环素类药物如米诺环素、多西环素和赖甲四环素。米诺环素亲脂性好，能减少游离脂肪酸浓度，并能抑制痤疮丙酸杆菌和中性粒细胞趋化，抗菌力强、耐药性低，是目前首选药物；多西环素能影响细菌蛋白质的合成，抑制痤疮丙酸杆菌引起的炎症反应。阿奇霉素属大环内酯类，具有抗菌谱较广、抗菌活性强、组织半衰期长等特点，对中、重度痤疮伴有感染的局部症状，如潮红、炎性丘疹、脓疱、囊肿的改善效果明显，对结节、瘢痕、软化粉刺效果不佳。在药物联合使用上，四环素类和西咪替丁配合治疗痤疮疗效较为满意。

（3）激素类药物　螺内酯为弱效利尿药，也具有抗雄激素作用，可减少雄激素的产生，还能减少皮脂分泌。与口服雌激素联用可减少不良反应。醋酸氯羟甲烯孕酮（CPA）和炔雌醇具有较强的抗雄激素作用，用于治疗女性痤疮患者雄激素过多。CPA 为强效雄激素受体阻滞药，亦有孕酮样活性，应用时应注意其副作用。

（4）西咪替丁　为 H_2 受体阻滞药，有免疫调节、抗雄激素作用，其治疗痤疮的机制为能选择性阻断双氢睾酮与毛囊受体的结合，使皮脂分泌减少。西咪替丁不影响血清雄激素水平，其抗雄激素作用弱于螺内酯。螺内酯和西咪替丁一般不作为常规用药，只作为辅助药用于严重的痤疮患者。

（5）中药　中药抗痤疮丙酸杆菌的有青蒿油、黄芩苷等药物，有拮抗雄激素对皮脂腺细胞活性的作用。皮肤有丘疹性损害伴有瘙痒者可选用防风通圣丸；对伴有多形皮损色红者可口服丹栀逍遥丸；对伴发便秘小便黄者可服用栀子金花丸；对湿热血瘀痤疮质硬色暗者可服清热暗疮丸或口服当归苦参丸。

（6）糖皮质激素类 有抗炎作用，使机体对炎症的耐受性增加，降低炎症的血管反应与细胞反应，并能抑制炎症后期毛细血管和成纤维细胞增生，抑制肉芽组织形成，防止粘连和瘢痕形成。对某些严重的结节，囊肿性、聚合性痤疮损害可减轻其炎症反应，多用口服，且与雌激素、抗雄激素等药物合用。短期口服用于聚合性痤疮、暴发性痤疮或严重痤疮造成的瘢痕，如醋酸曲安奈德。

（7）其他 锌制剂是目前对于痤疮治疗有较好作用的辅助药。

痤疮的维持治疗

系统应用异维A酸和抗生素疗程结束后，在急性期痤疮症状得到改善的情况下（改善率＞90%），应尽可能考虑维持治疗以防复发，因为目前所有针对痤疮的治疗方法仅仅是抑制其发病过程，而不是治愈痤疮。因此，有必要在治疗后进行维持治疗。在最初的系统治疗完成后，局部使用维A酸是维持治疗的主要方法，当伴有炎症性损害时，可考虑联合应用过氧化苯甲酰。

维持治疗方案：①局部外用维A酸是维持治疗的主要选择；②维持治疗的时间为6～12个月；③过氧苯甲酰，与局部维A酸联合应用可降低抗生素治疗后的耐药性；④第2线治疗药物的选择为壬二酸和水杨酸。

4. 选药原则

① 轻度痤疮可选用局部用药，包括外用维A酸制剂如0.1%他扎罗汀凝胶、0.1%阿达帕林凝胶、2.5%～10%过氧苯甲酰制剂。②抗生素应用只针对有炎性病损的患者，如1%克林霉素制剂、2%氯霉素、水杨酸乙醇等。其中0.1%阿达帕林凝胶和5%过氧苯甲酰制剂联合使用效果较好。局部应用抗生素，可采用维A酸与过氧苯甲酰或局部用抗生素联合使用，或使用过氧苯甲酰与红霉素或氯霉素的合剂。③中、重度痤疮需要外用与内服联合用药，包括抗生素、维A酸、激素等，常用第二代四环素或红霉素，如可选用米诺环素，疗程最短6～8周。为了防止耐药性产生，可与过氧苯甲酰联合应用。异维A酸每日0.5～1mg/kg，疗程4～6个月，适用于结节型、囊肿型痤疮。激素治疗包括口服避孕药、螺内酯，适用于有中度痤疮或对激素治疗无禁忌证的女性患者。

（四）用药注意事项

（1）维A酸类药物外用时应避免涂敷于皮肤较薄的皱褶部位，浓度不宜过高（0.3%以下），以免刺激性强引起红斑、脱皮、灼热感及微痛等局部症状，如反应轻微可继续使用，严重的立即停药；对急性皮炎、湿疹患者不宜使用；肝、肾功能不全者慎用；孕妇禁用。

▶ 技能点 ◀
用药指导

（2）口服抗生素只适用于中、重度痤疮患者，一般不应单独使用。使用后达到治疗效果后应尽快停止使用（通常在8～12周内）。

（3）外用维A酸类药物和外用抗生素联合应用的效果优于单独使用。

（4）临床症状改善后应使用外用维A酸类药维持治疗。对于炎性痤疮，适合用抗生素类药物，其中克林霉素凝胶有最好的性价比。

（5）雌激素和抗雄激素类药物长期应用可导致体内激素水平紊乱，雌激素还可致子宫内膜癌变，因而不作为常规治疗药物使用。一般连续应用不要超过20天，上述激素于月经前、后1周都要停用。

（6）过氧苯甲酰偶见局部刺痛、发红、过敏、皮肤干燥等刺激症状，一般可自行消退。不可用于眼周围和黏膜丰富的器官，使用后应洗手，用量宜从小到大递增，如出现严重的刺激症状应立即停药。

（五）预防与护理

（1）饮食调整：逐步建立健康的饮食习惯，少食糖果甜食，不食高脂及辛辣刺激的食物，忌烟酒，多吃新鲜的蔬菜和水果，多饮水，少喝碳酸类饮料；保持大便通畅。

（2）心理护理：正确引导患者消除紧张及自卑心理，使患者心情保持舒畅，要保持充足睡眠。

（3）清洁：注意面部皮肤的清洁卫生，保持皮肤毛孔畅通，每天用温水清洗面部，早起后与临睡前各一次，也可以根据个人皮肤情况增加次数。使用中性、弱碱性或含有硫黄的香皂，也可用洗面奶，不能用强碱性洗涤品，去掉皮肤表面的过多油质，清除毛孔内堵聚物和皮肤表面的过多油质，使皮脂能正常排出。日常使用水质类化妆品，不宜使用油质及修饰性化妆品，不化浓妆，痤疮发生部位平时勿用手挤压患部，以防疤痕的发生。

（4）挑治：为促进粉刺排出，除药物外还可以用75%乙醇消毒皮损处，用粉刺针（尖端点刺，尾端圆环点压）对黑头粉刺、结节、囊肿进行清理，挑治皮损时以白色脓点或皮肤最薄欲破溃处为进针部位，用环状刮匙挤压痤疮用力应适中，挑挤时手法应轻柔，尽量排净皮损内容物以不出血或少出血为度；对较大囊肿结节型痤疮，排净内容物和淤血后，用无菌注射器抽取硫酸庆大霉素适量冲洗，防止残留皮脂栓、脓液、腐肉等刺激毛囊使痤疮反复发作。

二、同步案例

（一）抛砖引玉

1. 病例描述

王某，女，29岁，在读研究生。患者面部痤疮已有十余年，米粒大小痤疮遍布面颊及前额部，面颊部痤疮融合成片，色红，尖部有脓疱。整个面部出油较多。平日喜欢吃油腻、辛辣食物，经常性便秘。有痛经史，且痤疮在月经前症状加重，患者因读研究生，学习任务重，经常熬夜。请分析病人情况，并推荐合适药物。

2. 病例分析

从目前的情况来看，患者面部痤疮已合并感染，该患者发生痤疮的原因可能与以下因素有关：油性皮肤，喜欢吃油腻、辛辣食物，经常性便秘，有痛经史（内分泌失调、精神紧张），经常熬夜等。月经前痤疮。

3. 联合用药

外用阿达帕林及克林霉素、过氧苯甲酰。症状改善不明显时可口服维A酸、抗生素和螺内酯等，因患者为年青女性，在不了解病人婚孕情况时，最好不要用激素类药物。该病人除了药物治疗外，更重要的是改变饮食习惯，保证排便通畅，调整情绪、注意劳逸结合，保持面部清洁卫生。

（二）小试牛刀

陈某，男，25 岁，司机。一年来面部出现许多痤疮，开始是黑头粉刺，继而形成脓疱和囊肿，有痒痛，排出脓液以后形成瘢痕，检查面部除密集的黑头粉刺外，还有散在的脓肿、囊肿，部分形成凹陷性瘢痕，另见下颌部有多处瘢痕，皮脂溢出明显，颈部、前胸、后背也有多处损害。请分析本病例，为患者制订用药方案，进行用药指导和预防的建议。

小试牛刀提示

◎ 文化与素养

靠　谱

一家百货商店里，衣着简朴的老太太浑身湿透进来避雨。所有售货员都不愿搭理，只有一位小伙子问道："夫人您好，能为您做些什么？"老太太觉得借别人的地方躲雨，有点不安："不用了，我躲一下雨马上就走。"小伙子看出了老太太的难堪："夫人，不必为难！我搬了一张椅子放在门口，您安心休息就好了。"两个小时后雨停了，老太太要了小伙子的名片离开了。

几个月后，这个小伙子获得一个机会，被指定代表这家百货公司与另一家大的家族公司洽谈业务，利润巨大。后来才知道是一位老太太给的机会，这位老太太不是别人，正是美国亿万富翁"钢铁大王"卡内基的母亲。

没有什么道路可以通往真诚，因为真诚本身就是道路。

《中庸》里说：诚者物之终始，不诚无物。是故君子诚之为贵。

真正靠谱的人，从不想着投机取巧，永远真诚地对待他人，依靠自己的努力获取想要的结果。

三、稳扎稳打

（一）单项选择

1. 可用于治疗重度痤疮，但妊娠期妇女禁用的是（　　）

A. 硫黄　　　　　　　B. 环吡酮胺　　　　　　C. 克罗米涌

D. 异维 A 酸　　　　　E. 维 A 酸

2. 下列治疗痤疮的药物中，患者在治疗期间及结束后 1 个月内应该避免献血的是（　　）

A. 红霉素　　　　　　B. 异维 A 酸　　　　　　C. 克林霉素

D. 过氧化苯甲酰　　　E. 米诺环素

3. 维 A 酸联合过氧化苯甲酰治疗寻常痤疮的正确方法是（　　）

A. 将两药的凝胶或乳膏充分混合后使用

B. 两药的凝胶或乳膏间隔 2h 交替使用

C. 睡前用维 A 酸凝胶或乳膏，晨起洗漱后用过氧化苯甲酰凝胶

D. 睡前过氧化苯甲酰凝胶，晨起洗漱后用维 A 酸凝胶或乳膏

E. 颜面部用维 A 酸凝胶或乳膏，胸背部用过氧化苯甲酰凝胶

4. 可用于重度痤疮（尤其是结节囊肿型痤疮）的药品是（　　）

A. 过氧苯甲酰　　　　B. 克林霉素　　　　　C. 阿达帕林

D. 异维 A 酸　　　　　E. 克罗米通

5. 女性，34 岁，面部痤疮 1 年，逐渐加重，伴多毛，内分泌检查示睾酮增高，最适合选用的药物是（　　）

A. 炔雌醇环丙孕酮片　B. 溴隐亭　　　　　　C. 尼尔雌醇

D. 甲羟孕酮　　　　　E. 二甲双胍

6. 以下关于过氧化苯甲酰的描述错误的是（　　）

A. 为强还原剂，容易分解　　　　　　　　　B. 可杀灭痤疮丙酸杆菌

C. 可分解产生新生态氧而发挥作用　　　　　D. 可导致皮肤干燥、脱屑

E. 具有杀菌除臭作用

7. 皮脂腺分泌过多导致的寻常痤疮首选（　　）

A. 0.1％阿达帕林凝胶　B. 维 A 酸乳膏　　　C. 维 A 酸凝胶

D. 克林霉素磷酸酯凝胶　E. 5％～10％过氧化苯甲酰凝胶

8. 不属于异维 A 酸注意事项的是（　　）

A. 用药前应排除妊娠　　　　　　　　　　　B. 治疗期间应避免献血

C. 治疗期间应避免使用有收敛作用的化妆品　D. 血脂升高应减量或停药

E. 儿童慎用

9. 有关痤疮治疗用药注意事项，错误的是（　　）

A. 痤疮伴显著感染者应服用抗菌药物联合治疗

B. 维 A 酸宜在晚间睡前应用，避免强烈日光照射

C. 维 A 酸与过氧化苯甲酰联用，在同一时间、同一部位有物理性配伍禁忌

D. 对克林霉素磷酸酯凝胶过敏者禁用

E. 过氧化苯甲酰凝胶合用维 A 酸乳膏可增强疗效

10. 以下关于痤疮治疗药物的描述中，正确的是（　　）

A. 维 A 酸可用于大面积严重痤疮

B. 过氧化苯甲酰对严重的结节型痤疮高效

C. 使用非抗生素类抗菌药可增加痤疮丙酸杆菌耐药性

D. 皮肤有破损者禁用维 A 酸

E. 对伴有显著细菌感染的痤疮可加用红霉素

（二）配伍选择

1. A. 异维 A 酸　B. 维 A 酸　C. 阿达帕林　D. 过氧化苯甲酰　E. 壬二酸

（1）可调节表皮细胞有丝分裂和更新的是（　　）

（2）可缩小皮脂腺，减轻上皮细胞分化的是（　　）

（3）可抑制花生四烯酸转化为白三烯的是（　　）

（4）可直接抑制或杀灭皮肤表面细菌的是（　　）

（5）可分解产生新生态氧，杀菌除臭的是（　　）

2. A. 0.03％维 A 酸乳膏　B. 10％过氧化苯甲酰　C. 0.1％阿达帕林凝胶

D. 红霉素-过氧化苯甲酰凝胶　E. 维胺酯胶囊

（1）对痤疮伴细菌感染显著者可选用（　　　）

（2）对中重度痤疮伴细菌感染显著的推荐使用（　　　）

（3）对皮脂腺分泌过多导致的寻常痤疮首选（　　　）

（4）对囊肿型痤疮推荐使用（　　　）

（5）对轻中度寻常痤疮可选用（　　　）

3. A. 异维 A 酸　B. 维 A 酸　C. 阿达帕林　D. 壬二酸　E. 过氧化苯甲酰

（1）渗透到异常细胞的药量比正常细胞多的药物的是（　　　）

（2）治疗期间避免使用含磨砂剂的化妆品的药物的是（　　　）

（3）能漂白毛发，不宜用在有毛发的部位的药物的是（　　　）

（4）治疗期间避免献血的药物的是（　　　）

（5）避免同时使用"蜡质"脱毛方法的药物的是（　　　）

（三）多项选择

1. 下列关于寻常痤疮的药物治疗叙述正确的是（　　　）

A. 过氧苯甲酰、红霉素/过氧苯甲酰凝胶对皮肤有急性炎症和破损者禁用

B. 过氧苯甲酰能漂白毛发，故不宜用在有毛发的部位

C. 维 A 酸用于治疗痤疮，一般需 6 周后达到最大疗效

D. 过氧苯甲酰和维 A 酸联合应用时有物理性配伍禁忌，应早晚交替使用

E. 对油脂分泌多者可选用碱性大的肥皂洗除油腻

2. 下列哪些是寻常痤疮的病因（　　　）

A. 青春期雄激素增高　　　　　　　　B. 青春期雌激素增高

C. 毛囊口角化，角栓形成

D. 在厌氧环境下，痤疮丙酸杆菌在毛囊内大量繁殖

E. 遗传、精神紧张、内分泌障碍、高脂肪饮食等

3. 治疗痤疮用药注意事项与患者教育包括（　　　）

A. 应尽可能不用抗菌药，注意皮肤卫生

B. 克林霉素磷酸酯过敏症禁用，对幼儿不宜应用

C. 异维 A 酸可致畸，应在皮肤科医师指导监测下使用

D. 维 A 酸：初期可出现红斑等，用药部位避免强烈日晒

E. 过氧化苯甲酰：不宜用在有毛发的地方；皮肤有急性炎症及破损者禁用；妊娠期以及哺乳期妇女、儿童慎用

4. 下列关于壬二酸的描述，正确的是（　　　）

A. 对各种原因引起的皮肤病有良好的抗菌作用

B. 渗透到异常细胞的药量比正常细胞多　　C. pH 高时有较高的抗菌活性

D. 进入细胞后不可逆抑制主要酶的活性　　E. 可抑制蛋白质合成

5. 阿达帕林的作用特点包括（　　　）

A. 具有强大抗炎作用　　　　　　　　B. 抑制皮脂腺活性

C. 抑制外周血中多形白细胞的化学趋化　　D. 抑制角质形成细胞过度增生

E. 可杀灭痤疮丙酸杆菌

▶ 重点难点 ◀

痛经病因、治疗药物、用药指导

项目十六　痛经的用药指导

一、必备知识

凡在月经前后或月经期出现下腹疼痛、坠胀，伴腰酸或其他不适，程度较重以致影响生活和工作质量者称痛经。痛经为妇科最常见症状之一，约 50% 女性有痛经，其中 10% 痛经严重。痛经分为原发性和继发性两类，前者是指生殖器官无器质性病变的痛经，后者系指由于盆腔器质性疾病如子宫内膜异位症、盆腔炎或宫颈狭窄等所引起的痛经。

（一）分类

（1）原发性痛经　在青少年期常见，多在初潮后 6～12 个月发病，主要与月经时子宫内膜前列腺素含量显著增高有关。月经期子宫内膜剥脱时，过量释放的前列腺素使子宫肌肉痉挛性收缩，血管受到挤压，导致子宫缺血、缺氧而引起痛经。子宫发育不良、宫颈口或子宫颈管狭窄、子宫过度屈曲，使经血流出不畅，从而刺激子宫收缩也可以引起痛经。还有的患者在月经期内膜呈片状脱落，排出前子宫强烈收缩引起疼痛，排出后症状减轻，称膜性痛经。原发性痛经多能在生育后缓解。

（2）继发性痛经　除痛经相关症状外，还伴有原发病的症状，妇科检查可见相关的异常表现。根据病史、妇科检查及必要的辅助诊断方法明确痛经是由何种妇科疾病引起。常见引起痛经的疾病有盆腔子宫内膜异位症、子宫腺肌症、子宫肌瘤、慢性盆腔炎、生殖道畸形、宫内节育器、盆腔静脉淤血综合征等。

▶ 技能点 ◀

辨识痛经

（二）临床表现

痛经大多开始于月经来潮或在阴道出血前数小时，最早出现在经前 12h，月经第一天疼痛最剧烈，常为痉挛性绞痛，多为发生下腹部的胀痛、冷痛、灼痛、刺痛、隐痛、坠痛、绞痛，重者呈痉挛性、撕裂性疼痛，历时 0.5～2h。在剧烈腹痛发作后转为中等度阵发性疼痛，约持续 12～24h，少数患者持续 2～3d 缓解。疼痛延至骶腰背部，可放射至大腿内侧，经血外流通畅后逐渐消失。约有 50% 以上的人伴有全身症状，如乳房胀痛、肛门坠胀、胸闷烦躁、悲伤易怒、心惊失眠、头痛头晕、恶心呕吐、胃痛腹泻、倦怠乏力、面色苍白、四肢冰凉、冷汗淋漓、偶有虚脱昏厥等症状。妇科双合诊或肛诊阴性。

（三）治疗

1. 治疗原则

在治疗上，原发性与继发性痛经应用不同的治疗方法。原发性痛经的治疗原则是精神治疗与药物治疗并重。如果疼痛剧烈，可适当应用止痛药、镇静药和解痉药物。激素治疗主要用于已发育成熟女性，对青春期少女不宜使用。祖国医学对于治疗痛经积累了大量的经验，可选用中药进行治疗减轻现代化学药不良反应。

继发性痛经以治疗原发病为主。

2. 对症治疗药物

（1）前列腺素合成抑制药（PGSI） 青春期少女和未生育女性宜选择 PGSI，它抑制内膜的前列腺素合成，显著降低子宫收缩的振幅和频度，但不影响垂体-卵巢轴功能，也不会发生像口服避孕药那样的代谢性不良反应，只要在疼痛发作前开始服用，持续 2～3 天即可，为其最大优点。但须试用一个阶段，来确定每个人疗效最满意的药物种类及最适宜的剂量。

▶ 注 意 ◀
前列腺素在经期最初的 48h 释放量最多，因此 PGSI 应在经前 2～3 天给药。

常用的 PGSI：

① 吲哚美辛（消炎痛）：25mg，每日 3～6 次或 50mg，每日 3 次。

② 甲芬那酸：初次剂量 500mg，以后 250mg，每 6～8h 1 次。

③ 氟芬那酸：初次剂量 400mg，以后 200mg，每 6～8h 1 次。

④ 布洛芬：也称异丁洛芬（其缓释胶囊称芬必得），口服，片剂，每次 0.2g，每日 1～3 次；缓释剂可每次 0.3g，每日 1～2 次。

⑤ 保泰松类：保泰松或羟基保泰松，首次剂量 200mg，以后 100mg，每 6～8h 1 次。服用方法：一般于月经来潮痛经开始前连续服药 2～3 天，疼痛剧烈可以加倍，因为前列腺素在经期最初的 48h 释放量最多，早期用药可纠正月经期血中前列腺素合成释放过多。痛时再服用可能效果不明显，而且最少要 3h 后才起作用。

⑥ 阿司匹林（乙酰水杨酸）：它可通过抑制前列腺素合成酶而使前列腺素合成减少，产生镇痛作用。于经前或经期服用，每次 0.3～0.5g，每日 2～3 次。

⑦ 对乙酰氨基酚（扑热息痛）：于经前或经期口服，每次 0.3～0.5g，每日 2～3 次。

（2）颠茄浸膏片 作用与阿托品相同，能使平滑肌松弛，解除痉挛而止痛，每次 8～16mg，每日 1～3 次。

▶ 技能点 ◀
问病荐药

（3）钙通道阻滞药 硝苯地平，口服 20～40mg 治疗原发性痛经，给药后 10～30min 子宫收缩减弱或消失，肌肉收缩振幅、频率、持续时间均下降，基础张力减少，同时疼痛减轻，持续 5h，无特殊不良反应。

（4）维生素 B_6 及镁-氨基酸螯合物 利用维生素 B_6 促进镁离子（Mg^{2+}）透过细胞膜，增加胞浆内 Mg^{2+} 浓度，以此来治疗原发性痛经。每日 200mg，4 周后可见红细胞镁含量显著增加。亦可与镁-氨基酸螯合物合用，各 100mg，每日 2 次，治疗 4～6 个月，痛经的严重程度及持续时间均呈进行性下降。

3. 对因治疗药物

① 口服避孕药 痛经患者可通过口服避孕药治疗痛经，复方炔诺酮片或复方甲地孕酮片为治疗原发性痛经的首选药物。应用口服避孕药物 90% 以上症状可获得缓解，可能由于内膜生长受到抑制，月经量减少，前列腺素量降到正常水平以下导致子宫活性减弱。治疗可试服 3～4 个周期，如疗效满意，可继续服用；如症状改善不明显，可适当加用 PGSI 合成抑制剂。

② 孕激素类 口服甲羟孕酮 5～10mg、炔诺酮 2.5～5mg 或甲地孕酮 4～8mg，每日 1 次，月经第 5 天开始服用，连服 20～22 天，共 3 个周期，对子宫内膜异位

症及年龄较长者均可使用。

③ 雌激素　常用于子宫发育欠佳者，每晚服用己烯雌酚 1mg，月经周期第 5 天开始服用，连服 20 天，重复 3 个周期。此法能抑制排卵，亦能促使子宫发育，但应随访。

4. 选药原则

（1）原发性痛经　轻者可以服前列腺素合成抑制药（PGSI）如去痛片等药，短时间就可以止痛。重者可用阿托品、654-2 等解痉药物。也可以用单方或中药治疗，如艾叶 10g、生姜 5 片、红糖适量煎水后热服；或用益母草（干）30g 和红糖适量水煎服。口服避孕药可有效治疗痛经，其效果最佳，但须征求患者意见且在医师指导下用药。

（2）继发性痛经　积极治疗原发病，同时配合对症药物。

（3）中药　原发性和继发性痛经都可以使用，如果行经少腹冷痛、喜暖、喜按、腰酸痛、白带过多等，选用艾附暖宫丸；经期错后，行经小腹冷痛、白带过多、腰腿酸痛、四肢乏力者，使用女金丹；气血两虚、身体瘦弱、赤白带下、经期腹痛、血色不红、腰膝酸软、头晕耳鸣、倦怠乏力、夜睡不宁、小腹虚冷者，用乌鸡白凤丸。

> **⊙ 用药贴士**
>
> 桂枝茯苓丸：用于治疗子宫内膜炎、附件炎、月经不调、痛经等。口服，一次 1 丸，一日 1～2 次。
>
> 温经丸：养血温经，散寒止痛。用于妇女血寒，经期腹痛，腰膝无力，湿寒白带，血色暗淡，子宫虚冷。口服，一次 1 丸，一日 2 次。

（四）用药注意事项

▶技能点◀

用药指导

（1）治疗痛经的口服药物，在月经前 48h 内服用，但因月经来潮时间常有差异，一般宜在当次月经的前 3 天给药，以保证疗效。不良反应较轻微，多数均能耐受。其中只有吲哚美辛肠道反应发生率较高，还可发生头晕、疲乏虚弱感、头痛等症状，以致治疗中途停药者甚多。灭酸类或苯丙酸衍生物一类药物，尤其萘普生作用持续时间长，其钠盐在血中迅速达到高值，因而发生作用快，不良反应也小，为目前临床首选药物。有消化道溃疡及对上述药物过敏者禁忌。

（2）PGSI 用量较大时，偶尔出现较严重不良作用，应注意，必要时停止用药。常见的不良作用有以下几种。

① 胃肠道症状：消化不良、恶心、呕吐、腹痛、便秘或腹泻及由于消化道出血所致的黑便等。

② 中枢神经症状：头痛、头昏、晕眩、视力模糊、听力障碍、烦躁、抑郁、倦怠及嗜睡。

③ 药物过敏：皮疹、水肿、支气管痉挛。

④ 肝肾功能损害（转氨酶升高、黄疸、蛋白尿、血尿）。

（五）预防及护理

（1）要预防痛经的发生，做到平时加强体格锻炼，消除对月经的恐惧、忧虑和紧张情绪；注意经期及性生活卫生，防止月经期上行感染，积极预防和治疗可能引起经血潴留的疾病。

▶ 技能点 ◀
生活指导

（2）经期应注意保暖、防止着凉，注意休息、防止疲劳，加强营养、增强体质；控制情绪的剧烈波动，避免强烈的精神刺激，保持心情愉快；平时要防止房劳过度，经期禁止性生活。

（3）经期要注意饮食调理，经前和经期忌食生冷和辛辣食物。

二、同步案例

（一）抛砖引玉

1. 病例描述

王某，女，32岁，公司职员，主诉：痛经。每次月经腹部疼痛严重，必须卧床，血色不红，怕冷，伴有恶心呕吐和腹泻，睡眠质量差，身体瘦弱、腰膝酸软、头晕耳鸣、倦怠乏力、夜睡不宁。妇科检查无子宫发育及其他异常，细菌培养和血常规无炎症指标。排除由炎症或肿瘤、子宫内膜异位或子宫发育不良引起的痛经。

2. 病例分析

从患者主诉来看，诊断为原发性痛经经期综合征。

3. 推荐用药

针对症状可选用解痉镇痛药，如对乙酰氨基酚或阿司匹林等；疼痛剧烈可加用平滑肌解痉药如阿托品；发作频繁可用复方炔诺酮片或复方甲地孕酮片，但应先询问患者意见；可用中药乌鸡白凤丸。

（二）小试牛刀

李某，女，16岁，学生，13岁初潮，尚规则，一年以后经期腹痛，月经第2、第3天痛剧，喜温喜按，痛时伴肛门坠胀，伴恶心发冷，白带过多，需服用止痛片3～5片，平素体弱、冬天怕冷、腰酸痛。请分析本案例，为患者制订用药方案，进行用药指导和预防治疗的建议。

小试牛刀提示

三、稳扎稳打

单项选择

1. 推荐可用于治疗痛经的解热镇痛非处方药包括（　　）

A. 阿托品　　　　　　B. 黄体酮　　　　　　C. 阿司匹林

D. 萘普生　　　　　　E. 比沙可啶

2. 下列哪种药物可用来治疗原发性痛经（　　）

A. 氟西汀　　　　　　B. 氯丙嗪　　　　　　C. 氟芬那酸

D. 氟哌酸　　　　　　E. 帕罗西汀

3. 治疗痛经的药物不包括（　　）

A. 沙丁胺醇   B. 心痛定   C. 阿托西班

D. 维 A 酸   E. 维生素 B_6 和维生素 E

4. 下面对痛经的临床表现描述错误的是（   ）

A. 多在下腹部出现阵发性绞痛或下坠感

B. 伴有腰酸、头痛、胃痛等全身症状

C. 腹痛可持续 12～24h   D. 精神紧张或忧郁、恐惧

E. 疼痛多在经前 1～2 日或来潮后第 1 日开始

5. 治疗痛经药物与用药注意事项与患者教育内容不包括（   ）

A. 继发性痛经者在医师指导下用药

B. 伴有精神紧张者可口服谷维素

C. 肌注黄体酮 20mg，连续 5 天（内分泌治疗）

D. 以对乙酰氨基酚或布洛芬缓解疼痛，连续服用不宜超过 3 天

E. 月经期间不宜服用利尿剂，应少饮酒和少摄食盐，以减轻肿胀感

项目十七 慢性乙型肝炎的用药指导

开宗明义

▶重点难点◀

乙肝发病机制、治疗原则、治疗药物

一、必备知识

慢性乙型肝炎是由乙型肝炎病毒（HBV）引起的一种世界性疾病。发展中国家发病率高，据统计，全世界无症状乙肝病毒携带者（HBsAg 携带者）超过 2.8 亿，我国约占 1.3 亿。多数无症状，其中 1/3 出现肝损害的临床表现。乙肝的特点为起病较缓，以亚临床型及慢性型较常见。无黄疸型 HBsAg 持续阳性者易慢性化。乙肝疫苗的应用是预防和控制乙型肝炎的根本措施。

（一）发病机制

乙型肝炎病毒（HBV）感染后主要是通过机体对病毒的免疫应答而导致肝细胞的损害。肝细胞表面有主要组织相容性复合体（MHC），Ⅰ级 MHC 具有使细胞毒 T 细胞（T_C）识别非己抗原（病毒抗原）和自体正常细胞的作用，而 T_C 对受感染细胞及病毒的清除又需要辅助 T 细胞（T_H）的协助，Ⅱ级 MHC 可激活此细胞。这两种类型的 MHC 抗原表达不足，病毒就无法彻底清除，HBV 病毒再感染正常肝细胞，导致本病经久不愈。由于慢性 HBV 抗原持续存在，机体产生相对应的抗体，循环中免疫复合物不断形成，沉积于器官小血管和毛细血管壁，激活补体和炎细胞趋化，引起关节炎、血管炎和肾炎等肝外表现。

（二）传播途径

主要传播途径有：血液传播、母婴垂直传播、性传播。HBV 不通过消化道和呼吸道传播，所以日常接触如握手、拥抱、一起工作、吃饭等一般不会传染乙型肝炎，但由于乙肝患者口腔或消化道溃疡出血而公用餐具者可传播。

（三）临床表现

常见症状有：肝区感觉不适、有隐痛、全身倦怠、乏力、食欲减退、恶心、厌

油、腹泻，患者有时会有低热，严重病例可能出现黄疸，少数患者会发展成为重症肝炎，表现为肝功能损害急剧加重，直到衰竭。查体可见：肝脏肿大、肝脏触压痛及叩痛、脾脏肿大、肝掌及蜘蛛痣、面色晦暗等。

（四）实验室检查

1. 肝炎病毒学指标

乙肝五项（乙肝两对半），包括 HBsAg、HbsAb、HBeAg、HBeAb、HbcAb；HBV-DNA，了解乙肝病毒感染情况。乙肝病毒学检查阳性的临床意义见表 2-4。

表 2-4 乙肝病毒学检查阳性的临床意义

项目	HBsAg	HbsAb	HBeAg	HBeAb	HbcAb-IgM	HbcAb-IgG	HBV-DNA
传染性	无		有		有	无	有
阳性意义	有病毒感染	有抵抗力	病毒活动	传染性变弱	病毒活动	以往感染	病毒活动

▶ 技能点 ◀

辨别"大三阳"和"小三阳"

需要说明的是：

① 乙肝两对半中，阳性的组合不同，意义不一样。

② 俗称"大三阳"指的是 HBsAg、HBeAg、HbcAb 阳性，提示：a. 急性或慢性乙型肝炎感染；b. 病毒处于活动和复制期；c. 传染性强。

③ "小三阳"指 HBsAg、HBeAb、HbcAb 阳性，提示：急性或慢性乙型肝炎，体内病毒复制，为乙型肝炎病毒复制状态。

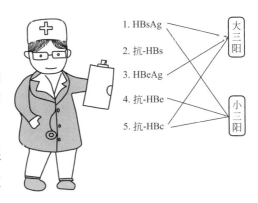

2. 肝功能

包括血清 ALT、AST、总胆红素、直接胆红素、间接胆红素、白蛋白、球蛋白、胆碱酯酶、碱性磷酸酶、转肽酶等，了解肝脏损伤程度。

3. 肝组织活检

是评估患者肝脏损害程度的金标准，包括炎症分级与纤维化分期两个方面。

（五）治疗

1. 治疗原则

慢性活动型肝炎的肝损害较重，并有可能导致肝硬化，故应尽早治疗。主要包括抗病毒复制、提高机体免疫功能、抗纤维化、保护肝细胞及促进肝细胞再生等，其中抗病毒治疗是关键，在治疗时先进行肝穿刺肝组织活检，依据病理组织学检查结果，明确是迁延型还是活动型肝炎后再选择治疗方案和药物。

要注意早期抗纤维化治疗，最大限度地长期抑制或消除 HBV，减轻肝细胞炎症坏死及肝纤维化，延缓和阻止疾病进展，减少和防止肝脏失代偿、肝硬化及其并发症的发生，从而改善生活质量和延长存活时间。

2. 一般治疗

早期严格卧床休息最为重要，症状明显好转可逐渐增加活动量，以不感到疲劳为原则。饮食以合乎患者口味、易消化的清淡食物为宜。应含多种维生素，有足够的热量及适量的蛋白质，脂肪不宜限制过严。

3. 抗病毒治疗

▶ 技能点 ◀

治疗药物选择

（1）干扰素　是目前公认的对 HBV 复制有一定抑制作用的药物。其作用机制为：阻断病毒繁殖和复制；诱导受感染肝细胞膜Ⅰ类 MHC 抗原表达，促进 T_C 细胞的识别和杀伤效应。适应证：血清 ALT 持续或反复增高，HBsAg、HBeAg 和 HBV-DNA 阳性，慢性肝炎和肝功能良好的慢性乙肝患者。剂量和疗程：临床一般用 300 万～500 万单位隔日 1 次肌内注射或每周 3 次肌内注射，连续使用 0.5～1 年。影响干扰素疗效的因素：a. 慢性活动性肝炎优于慢性迁延性肝炎；b. 女性较男性疗效好；c. ALT 增高者疗效优于 ALT 正常者；d. HBsAg、HBeAg、HBV-DNA 效价低者疗效较好；e. 未用过抗病毒药物和免疫抑制药者疗效较用过无效者好；f. 大剂量与长疗程者疗效较好。不良反应与疗程长短、剂量大小有关。目前多认为与其他抗病毒药或免疫调节药联用，可能提高疗效。

聚乙二醇干扰素：

聚乙二醇干扰素 α-2b 注射剂：最优化设计的聚乙二醇干扰素，在延长半衰期的同时，最大限度地保留了抗病毒活性。中国慢性乙肝防治指南推荐聚乙二醇干扰素 α-2b 作为 HBeAg 阳性慢性乙肝患者初始治疗的一线用药之一。规格 50μg、80μg、100μg。推荐剂量为 1.0mg/kg，每周 1 次，皮下注射。疗程：24 周。

聚乙二醇干扰素 α-2a 注射液：规格 180μg/0.5ml。推荐剂量为每次 180μg，每周 1 次，共 48 周，腹部或大腿皮下注射。

（2）核苷类药物

① 阿德福韦酯：为腺嘌呤核苷类似物，可与腺苷酸竞争性掺入病毒 DNA 链，作为 DNA 链的终止物抑制 DNA 聚合酶，终止 DNA 链的合成，使病毒的复制受到抑制。还可以诱导内生性 α-干扰素，增加自然杀伤细胞（NK）的活力和刺激机体的免疫反应。因此有较强的抗病毒的作用。适应证：有乙型肝炎病毒活动复制证据并伴有 ALT 或 AST 持续升高，或肝组织学活动性病变的肝功能代偿性成年慢性乙型肝炎患者。剂量和疗程：推荐剂量为 10mg，每日 1 次，治疗的最佳疗程尚未确定。注意事项：勿超过推荐剂量使用。至少每 6 个月监测 1 次乙型肝炎生化指标、病毒学指标和血清标志物，严密监测肝功能。

② 拉米夫定（LAM）：LAM 是目前临床应用中疗效最好、最具代表性的核苷类似物。适应证：慢性乙肝患者肝功能代偿期和失代偿期，尤其伴有 ALT 升高者。剂量和疗程：口服，成人每次 0.1g，每日 1 次，需长期用药。注意事项：治疗期间应对患者的临床情况及病毒学指标进行定期检查。一旦出现耐药，应及时加用或换用其他核苷类似物如阿德福韦、恩替卡韦等。

③ 焦磷酸盐类似物：膦甲酸钠为焦磷酸盐类似物，是 HBV-DNA 聚合酶抑制药，可用于耐药株感染的控制，有良好的抑制 HBV 的作用，但抑制 HBV 作用短暂，宜作为抗病毒序贯疗法的首程用药或联合用药的选择之一。用法为静脉滴注

乙肝核苷(酸)
类药物的
使用方法

2.4g，一个月为 1 个疗程。

④ 替比夫定：用于有病毒复制证据以及有血清转氨酶（ALT 或 AST）持续升高或肝组织活动性病变证据的慢性乙型肝炎成人患者。推荐剂量为 600mg，每天一次，口服，餐前或餐后均可，不受进食影响。替比夫定属于美国 FDA 药物妊娠安全性分类的 B 类药物。

⑤ 恩替卡韦：本品适用于病毒复制活跃，血清转氨酶 ALT 持续升高或肝脏组织学显示有活动性病变的慢性成人乙型肝炎的治疗。规格 0.5mg、1mg。成人：口服本品，每天一次，每次 0.5mg。拉米夫定治疗时发生病毒血症或出现拉米夫定耐药突变的患者为每天一次，每次 1mg（0.5mg 两片）。

4. 免疫调节药

① 胸腺肽：通过影响 cAMP 而增强 T 细胞活性。用法为每日 10～20mg，肌内注射或静脉滴注，疗程 2～3 个月。

② 白细胞介素-2（IL-2）：能刺激免疫效应细胞增殖及诱生 γ-干扰素。用法为每日 1000～2000U，肌内注射，每日 1 次，疗程 1～2 个月。

③ 猪苓多糖：对肝炎患者有减轻肝损伤、促进肝细胞再生及促使机体提前产生抗 HBs 抗体和增加效价的作用，对细胞免疫也有增强作用，猪苓多糖合并乙肝疫苗可提高其疗效。适应证：慢性传染性肝炎，尤其血清 ALT 升高、HBeAg 和 HBA-DNA 阳性的乙型肝炎。剂量和疗程：40mg 肌内注射，每日 1 次，连用 20 天，休息 10 天，3 个月为 1 个疗程。配伍乙肝疫苗每次 30μg 皮下注射，每 2 周 1 次，共 6 次。

④ 左旋咪唑：为非特异性免疫调节药。剂量和疗程：左旋咪唑涂布剂按 10mg/kg，涂药于腿部皮肤，涂药后局部皮肤保持 24h 不清洗，每 3 日涂 1 次，共用 3 个月。本品尤其适用于儿童患者。

5. 保护肝细胞药物

① 益肝灵：由水飞蓟草种子提取的黄酮苷，可稳定肝细胞膜，促进肝细胞再生。用法为每次 2 片，每日 3 次，疗程 3 个月。

② 齐墩果酸片：用法为口服每次 80mg，每日 3 次，疗程 3 个月。

③ 葡醛内酯：适用于急慢性肝炎、肝硬化。使用方法：口服，每次 0.1～0.2g，每日 3 次。肌内注射或静脉滴注：每次 0.1～0.2g，每日 1～2 次。

④ 甘利欣（甘草酸二铵）：用以改善症状、降酶、退黄等，适用于伴有谷丙转氨酶升高的慢性迁延性肝炎。用法：口服，150mg，每日 2 次；注射剂 30ml（150mg），稀释（10% 葡萄糖注射液 350ml）后缓慢静脉滴注，每日 1 次。长期大剂量使用可致水钠潴留，出现水肿、高血压、低血钾等。

⑤ 苦参碱：可缓解肝脏炎症，降酶迅速，改善慢性乙肝患者的肝功能和抗 HBV。一般 2～4 周 ALT 可恢复正常，对 AST 作用不明显。停药后可能反跳，重复应用仍有效。

⑥ 谷胱甘肽：用于治疗伴黄疸的慢性乙肝患者，可使疗程缩短，其疗效显著。用法：600～1200ml 加 10% 葡萄糖注射液 250～500ml 静脉滴注，每日 1 次，使用 2～4 周。

⑦ 联苯双酯：主要降低 ALT，对其他肝酶无明显影响。具有降酶速度快、幅度大、不良反应小等特点，但停药后约半数患者 ALT 反弹。

⑧ 凯西莱（硫普罗宁）：能有效稳定肝细胞膜、线粒体膜等，从而达到保肝护肝的作用，并对肝纤维化有一定抑制作用。用法：凯西莱注射液 200mg，加入 5% 葡萄糖注射液 250ml 中静脉滴注，每日 1 次。

6. 抗肝纤维化药

① γ-干扰素（γ-IFN）：每日 100 万～200 万单位，肌内注射或皮下注射，连续用药 5 天，停药 2 天，4 周为 1 个疗程，每疗程停用 2 周，一般使用 4～6 个疗程，禁用于病毒性肝炎的急性进展期、胆红素过高或 ALT 高、肝硬化失代偿期。注意事项：部分患者使用后会一过性发热，一般低于 38.5℃。停药后需进行长期追踪观察。

② 促肝细胞生长素（HGF）：可有效地抑制成纤维细胞的增殖与分化，从而减少胶原纤维的形成。具有护肝和抗肝纤维化作用，用于亚急性重症肝炎（肝功能衰竭早期或中期）的辅助治疗。用法：静脉滴注，每次 120μg 加入 10% 葡萄糖注射液中，疗程 4～8 周。

③ 华蟾素：可抑制 HBV 复制，提高细胞免疫功能和抗肝纤维化。静脉滴注，每次 10～20ml，用 5% 葡萄糖注射液 500ml 稀释后缓慢滴注每日 1 次。每个疗程 4 周，用药 1 周后停用 1～2 天。也可以肌内注射，每次 2～4ml，每日 2 次，疗程同静脉滴注。

7. 联合用药

① LAM＋IFN：LAM 和 IFN 联合应用可减少 HBeAg 血清转换后的复发。在 LAM 与 IFN 的联合应用中应注意：IFN 和 LAM 序贯应用，而不是同时应用。

② LAM＋泛昔洛韦（FCV）：LAM 和 FCV 联合应用可提高机体抗病毒能力，减少残余病毒，减少病毒突变和耐药性的发生，LAM 和 FCV 联用治疗慢性乙型肝炎，可提高 HBV-DNA 的阴转率、HBeAg/抗-HBe 的血清转换率，可维持一段时间，减少病毒变异。

③ α-IFN＋LAM：α-IFN 和 LAM 联合应用治疗，HBeAg 的血清转换率比单一用药高，并能减少 HBV 变异。

④ IFN＋中药：中药能显著提高 HBsAg 的血清转换率，与 α-IFN 治疗的 HBeAg 血清转换率和 HBV-DNA 阴转率接近，两者联合应用显著提高了 HBsAg、HBeAg 的血清转换率和 HBV-DNA 的阴转率。

8. 无症状 HBsAg 携带者的治疗

对病毒携带者，如肝功能正常，肝穿刺也无病理损伤者，一般不主张药物治疗，只要定期肝检查，远离烟酒等对肝脏损害较大的有毒物质即可。

9. 选药原则

▶ 技能点 ◀

用药指导

对慢性 HBV 感染，抗病毒治疗是一项重要措施。目前抗病毒药物，干扰素为首选。但应用后可暂时抑制 HBV 复制，停药后使原被抑制的指标又恢复到原水平。需合用提高免疫力的药物，故近年治疗慢性乙型肝炎倾向于中西药物联合用药，以提高疗效。

（六）用药注意事项

（1）使用干扰素治疗过程中应每 2～4 周监测 HBsAg、HBeAg、抗-HBe、HBV-DNA 和肝功能，以及血液和肾脏功能，严密观察不良反应。一般 ALT 增高不需停药。但如出现明显临床症状和黄疸、白蛋白和凝血酶原活力降低，需及时停药，作适当处理。

（2）慢性乙型肝炎患病日久，会沿着"乙型肝炎-肝硬化-肝癌"的方向演变，所以患病后应采取积极有效的治疗肝纤维化的措施，并定期复查。

（3）乙型肝炎患者饮食应掌握的原则：首先避免饮酒，酒精对肝脏有毒性作用；其次要保证足够的休息，避免过度疲劳；合理的营养与饮食。

（七）预防

（1）乙型肝炎疫苗预防　接种乙型肝炎疫苗是预防 HBV 感染的最有效方法。乙型肝炎疫苗的接种对象主要是婴幼儿和高危人群（如医务人员、经常接触血液的人员、托幼机构工作人员、器官移植患者、经常接受输血或血液制品者、免疫功能低下者、HBsAg 阳性者的家庭成员、静脉内注射毒品者等）。对高危人群还要进行抗-HBs 监测，如抗-HBs 活性下降，可给予加强免疫。

▶ 技能点 ◀
生活指导

（2）传播途径预防　大力推广安全注射（包括针刺的针具），对牙科器械、内镜等医疗器具应严格消毒。医务人员应按照医院感染管理中标准预防的原则，在接触患者的血液、体液及分泌物时，均应戴手套，严格防止医源性传播。服务行业中的理发、刮脸、修脚、穿刺和文身等用具也应严格消毒。注意个人卫生，不共用剃须刀和牙具等用品。进行正确的性教育，若性伴侣为 HBsAg 阳性者，应接种乙型肝炎疫苗。对 HBsAg 阳性的孕妇，应避免羊膜腔穿刺，并缩短分娩时间，保证胎盘的完整性，尽量减少新生儿暴露于母血的机会。

（3）对携带者的管理　对慢性 HBV 携带者及 HBsAg 携带者，除不能献血及从事国家法律规定的特殊职业（如服兵役等）外，可照常生活、学习和工作，但要加强随访，出现身体不适要立即就医。

二、同步案例

（一）抛砖引玉

1. 病例描述

赵某，女，25 岁，工人。该患者于 2 年前，无明确诱因出现间断性乏力，劳累后更甚，并伴有右季肋部胀痛，进食油腻后加重。当时曾就诊于医院，经检查后明确诊断为"慢性乙肝"，最近 3 个月全身乏力、右季肋部胀痛加重并伴有面色晦暗、心情郁闷、食欲缺乏、消瘦等症状。家族史：其母亲、舅舅都患有慢性乙型肝炎。查体：慢性病容，巩膜轻度黄染。无肝掌和蜘蛛痣，全身浅表淋巴结无肿大。腹部平坦，肝大右肋下约 2cm，质软、边缘锐，肝区叩痛阴性，胆囊未触及，Murphy 征阴性。脾未触及，移动性浊音阴性。辅助检查：HbsAg（＋），抗-HBe（＋），抗-HBc（＋）；HBV-DNA 小于 10^4 IU/ml；超声检查为慢性肝损害。

2. 病例分析

结合患者出现的临床表现、医院辅助检查和家族病史，诊断：慢性乙型肝炎、

（活动性）轻度。

3. 推荐用药

以"抗病毒、增免疫、保肝护肝、抗纤维化"为基本目的和治疗原则。可使用干扰素、甘利欣。

（二）小试牛刀

李某，男，37岁，经商，半年前饮酒后开始出现乏力、目黄、小便黄，同时伴有恶心、呕吐，呕吐物均为胃内容物，全身皮肤及黏膜明显黄染，巩膜重度黄染，肝掌、蜘蛛痣均为阴性，腹部平软，无压痛反跳痛，肝肋下可及2.0cm，质中，缘钝无触痛，脾肋下未及，腹水征阴性。实验室检查：HBsAg（＋）、HBeAg（＋）、HBcAb（＋）、HBcIgM（＋）。

请分析本案例，为患者制订用药方案，进行用药指导和预防治疗的建议。

三、稳扎稳打

（一）单项选择

1. 下列哪项检测指标可显示接种乙肝疫苗的效果（　　　）

A. HbsAg   B. HbsAb   C. HbeAg

D. HbeAb   E. HBcAb

2. 用于抗乙肝病毒的药物是（　　　）

A. 阿昔洛韦   B. 扎那米韦   C. 拉米夫定

D. 利巴韦林   E. 奥司他韦

3. 抗乙肝病毒药常见的不良反应是（　　　）

A. 肝炎恶化   B. 肾损害   C. 骨髓造血功能抑制

D. 腹痛   E. 头晕

4. 不属于抗乙型肝炎病毒的药品是（　　　）

A. 拉米夫定   B. 干扰素   C. 阿德福韦酯

D. 更昔洛韦   E. 恩替卡韦

5. 干扰素治疗慢性乙肝的不良反应一般不包括（　　　）

A. 流感症候群如头痛、疲劳或乏力、肌痛、关节痛、发热、寒战

B. 骨髓抑制   C. 精神异常，抑郁最常见

D. 多数患者没有明显临床表现

E. 肾脏损害、心血管并发症、视网膜病变、听力下降和间质性肺炎

（二）多项选择

1. 目前拥有的抗乙肝病毒核苷类药物有（　　　）

A. 拉米夫定   B. 阿德福韦   C. 恩替卡韦

D. 扎那米韦   E. 阿昔洛韦

2. 慢性乙肝的用药注意事项为（　　　）

A. 使用干扰素治疗过程中应每2～4周测HBsAg、HBeAg、抗HBe、HBV-DNA和肝功能

B. 乙型肝炎病毒携带者一般没有症状和体征，肝功能也可能是正常的，无需过多关注

C. 慢性乙肝患病日久，会沿着"乙肝-肝硬化-肝癌"的方向演变，所以患病后应采取积极有效的治疗肝纤维化的措施

D. 使用干扰素治疗过程一般 ALT 增高不需停药

E. 使用干扰素治疗过程一般 ALT 增高立即停药

3. 抗乙肝病毒药常见的不良反应是（　　）

A. 贫血　　　　　　　　B. 发热　　　　　　　　C. 寒战

D. 咳嗽　　　　　　　　E. 中性粒细胞减少

4. 关于拉米夫定描述正确的是（　　）

A. 不能自行停药

B. HBsAg 阳性但 ALT 水平正常的患者，即使 HBeAg 或 HBV-DNA 阳性，也不宜开始拉米夫定的治疗

C. 每 3 个月测一次 ALT 水平

D. 每 6 个月测一次 HBV-DNA 和 HBeAg

E. 停止拉米大定治疗，对患者临床情况和血清肝功能指标定期监测至少 4 个月

5. 属于抗乙型肝炎病毒的药物有（　　）

A. 阿德福韦　　　　　　B. 拉米夫定　　　　　　C. 扎那米韦

D. 金刚乙胺　　　　　　E. 奥司他韦

四、学以致用

患者，男，62 岁。以"间断巩膜黄染伴腹胀 2 年，再发并加重 2 周"之主诉入院。患者 20 年前诊断为慢性乙型肝炎并肝硬化，此后间断出现巩膜黄染、腹胀等，均为对症治疗后好转。2 周前患者上述症状再次出现并加重，为求进一步诊治，门诊以"乙肝后肝硬化失代偿期"收住入院。医嘱：0.9％氯化钠注射液 200ml＋还原型谷胱甘肽 2.8g，静脉滴注，2 次/日；5％葡萄糖注射液 200ml＋复方甘草酸苷注射液 60ml，静脉滴注，2 次/日；多烯磷脂酰胆碱胶囊 456mg，口服，3 次/日；螺内酯片 40mg，口服，2 次/日；拉米夫定片 0.2g，口服，2 次/日。

（1）上述治疗药物中具有抗乙肝病毒作用的是（　　）

A. 还原型谷胱甘肽　　　B. 拉米夫定　　　　　　C. 多烯磷脂酰胆碱

D. 复方甘草酸苷　　　　E. 螺内酯

（2）属于醛固酮竞争性抑制剂，利尿作用较弱的是（　　）

A. 还原型谷胱甘肽　　　B. 拉米夫定　　　　　　C. 多烯磷脂酰胆碱

D. 复方甘草酸苷　　　　E. 螺内酯

（3）属于人类细胞中正常合成的一种物质，使用中不良反应少的药物是（　　）

A. 还原型谷胱甘肽　　　B. 拉米夫定　　　　　　C. 多烯磷脂酰胆碱

D. 复方甘草酸苷　　　　E. 螺内酯

（4）治疗 2 周后，患者发现腹胀加重，血压轻微升高。可能是由于下列哪种药物引起的（　　）

A. 还原型谷胱甘肽　　　　B. 拉米夫定　　　　C. 多烯磷脂酰胆碱

D. 复方甘草酸苷　　　　　E. 螺内酯

（5）该患者使用螺内酯的目的是（　　　）

A. 预防消化道出血　　　　B. 治疗肝硬化　　　　C. 缓解腹胀

D. 抗乙肝病毒　　　　　　E. 保肝、退黄

项目十八　急性结膜炎及沙眼的用药指导

▶ 重点难点 ◀

急性结膜炎及
沙眼的临床表
现、治疗药物。

一、必备知识

急性结膜炎，俗称为"红眼病"，根据致病因素不同，可分为细菌性结膜炎和病毒性结膜炎，两者症状相似，但以病毒性结膜炎的流行程度更广和危害性更大。本病全年均可发病，多发于春夏季，主要是通过接触传染，最常见为眼→手→眼传播。

沙眼是由沙眼衣原体引起的一种急慢性传染性结膜角膜炎症，是致盲眼病之一。因其在睑结膜表面形成粗糙不平的外观，形似沙粒，故名沙眼。本病病变过程早期结膜有浸润如乳头、滤泡增生，同时发生角膜血管翳，晚期由于受累的睑结膜发生瘢痕，以致睑内翻畸形，加重角膜的损害，可严重影响视力甚至造成失明。

（一）分类

1. 急性结膜炎

（1）细菌性结膜炎　以结膜充血明显，并伴有脓性分泌物为特征，潜伏期1～3天，病程约1～2周，主要表现为眼红，分泌物增多，晨起时上下睑毛常粘在一起，不合并角膜病及全身症状。

（2）病毒性结膜炎：以结膜充血水肿、有出血点，并伴有水样或黏性分泌物为特征，潜伏期约24h内，主要表现为水性的分泌物增多，球结膜下出血，淋巴结肿大，多合并角膜病变，部分患者可有发热、肌痛等类似感冒的全身症状。

2. 沙眼

（1）亚急性期　潜伏期为5～12天，多发于儿童及少年，可双眼发病。有流泪、畏光、眼内异物感等症状；有黏稠分泌物，结膜充血显著，乳头增生，上下穹隆部结膜满布滤泡。急性期可不遗留瘢痕而愈。

（2）慢性期　沙眼经过急性期1～2个月不愈者即为慢性。眼结膜充血减轻，乳头增生，滤泡大小不等。滤泡主要分布于上睑上缘及上穹隆结膜，下睑少见。此期结膜因病灶逐渐为结缔组织所代替而形成瘢痕。该病早期即有血管从角膜上方结膜侵入角膜缘内，重者如垂帘状，称沙眼角膜血管翳。

（二）临床表现

▶ 技能点 ◀

辨识急性结膜
炎和沙眼

1. 急性结膜炎

初期表现包括眼睛刺痒、有异物感、结膜充血，后期表现包括畏光、流泪、眼

睑肿胀、结膜严重水肿或出血。双眼可以同时或先后发病。患者感到双眼烧灼感、畏光、眼红，自觉眼睛像进入沙子般研磨疼痛，眼部红肿，分泌物增加、畏光流泪，晨起时，因分泌物增多眼皮常被粘住，不易睁开。有的患者结膜上出现小出血点或血斑，分泌物可呈脓性，在睑结膜表面形成灰白色假膜，角膜边缘可出现灰白色浸润点，严重的可伴有头痛、发热、耳前淋巴结肿大等全身症状。本病一般不影响视力，急性期因大量黏性分泌物黏附在角膜表面，可有暂时性视物模糊或虹视，除去分泌物即可视物清晰。

2. 沙眼

本病有潜伏期，为5～12日，通常双眼发病，多发生于儿童少年时期。

（1）症状　多为急性发病，患者有异物感、畏光、流泪、黏性分泌物。如治疗不及时或效果不佳，数周后急性症状消退，进入慢性期，此时可无任何不适或仅觉眼易疲劳。如及时治愈或自愈，一般不留瘢痕。但在慢性病程中，或在流行地区，常有重复感染，则病情加重。角膜上出现活动性血管翳时，刺激症状显著，视力减退。慢性沙眼常有后遗症，如睑内翻、倒睫、角膜溃疡及眼球干燥等，可严重影响视力，甚至失明。

（2）体征

① 急性沙眼：呈现急性滤泡结膜炎症状，眼睑红肿，结膜高度充血，因乳头增生睑结膜粗糙不平，上下穹隆部结膜满面滤泡，严重的合并有弥漫性角膜上皮炎及耳前淋巴结肿大。

② 慢性沙眼：结膜增生肥厚，乳头增生及大小不等的滤泡形成，病变以上穹隆及睑板上缘结膜显著。同样病变亦见于下睑结膜及下穹隆结膜，严重者甚至可侵及半月皱襞，或可形成肥厚的厚血管翳；慢性沙眼过程中，重复感染时则常呈急性发作，若感染经常发生，则有严重的并发症和后遗症，常使视力减退，甚至失明。

（三）治疗

1. 治疗原则

（1）急性结膜炎　主要是由于接触病原体或致病因子所致，本病传染性强，应重视隔离消毒。治疗原则是以局部治疗为主，如眼内分泌物较多，可用生理盐水洗眼，清除分泌物，局部点眼药水和眼药膏，用药次数视病情而定，一般不遮盖患眼。如果病情较重，可根据患者情况适当全身用药。

（2）沙眼　局部应用抑制沙眼衣原体的眼药水及眼药膏；病变广泛、症状重者，加用磺胺类药；乳头增生严重者行沙眼摩擦术，滤泡过多者行沙眼挤压术。

2. 对症治疗药物

（1）急性结膜炎局部治疗　使用大量生理盐水、3％硼酸溶液或1：10000高锰酸钾溶液彻底冲洗结膜囊，1min 1次，冲洗0.5h后改为5min 1次，在1h后改为15～20min 1次，1天之后改为1h 1次。

（2）沙眼

① 眼分泌物较多者，可用生理盐水或0.3％的硼酸水冲洗眼结膜，一天2～3次或遵医嘱。畏光者可戴有色眼镜，但不可包封患眼，避免病原体滋生。

② 乳头增生严重的，可行药物摩擦，以棉签或海螵蛸棒蘸磺胺或四环素，摩擦睑结膜及穹隆结膜；滤泡多者，局麻下以轮状镊子挤破滤泡，排出其内容物，同时坚持抗生素药物治疗，以促进痊愈。对沙眼的后遗症如少数倒睫可行电烙术，睑内翻倒睫者，手术矫正。

3. 对因治疗药物

▶ 技能点 ◀
问病荐药

对混合病毒感染的结膜炎，除应用以上药物治疗外，必要时还可应用干扰素等。

（1）急性细菌性结膜炎　白天局部滴用眼药水，如15%磺胺醋酰钠、0.1%利福平、杆菌肽、0.5%氯霉素眼药水频滴患眼，晚上睡前可结合应用抗生素眼膏，如红霉素眼药膏、环丙沙星、金霉素或四环素眼药膏；如继发其他全身性感染，成人可肌内注射青霉素或头孢松钠，连续5天，青霉素过敏者可肌内注射大观霉素（每日2g）或喹诺酮类药物（环丙沙星每日0.5g或左氧氟沙星每日0.4g，每日3次，连续静脉滴注5天）。伴角膜病变者用头孢曲松钠静脉滴注每日2g，连续5天。新生儿可选用青霉素每日10万单位/kg静滴或分4次肌内注射，共7天；头孢曲松钠0.125g肌内注射；头孢噻肟钠25mg/kg静脉注射或肌内注射，间隔为8h或12h，连续7天；如果是淋球菌性结膜炎患者常伴衣原体感染，故加用对衣原体有效的抗生素如红霉素（每次0.25g，每日4次，连服1周）或阿奇霉素（每日1g）；感染金黄色葡萄球菌者易并发眼睑皮肤炎症，使本病迁延为慢性睑结膜炎。有条件时可进行细菌培养，并作药敏试验，以选用适当的抗生素。

病毒性结膜炎是自限性疾病，如果结膜炎是由病毒单纯引起的，以对症治疗为主，清除分泌物，还可用抗病毒眼药水，如为腺病毒可用0.1%羟苄唑眼药水、0.1%肽丁胺乳剂；如为小病毒可用0.1%疱疹净、0.1%阿昔洛韦眼药水等，每日2~3次，轻症病例持续1周，重症3周可痊愈。如果与细菌联合感染发病，则病人须抗生素治疗结合抗病毒治疗，每次点药前需将分泌物擦洗干净，以提高疗效。

（2）沙眼　局部用药0.1%利福平、0.5%金霉素、四环素眼药水、10%~30%磺胺醋酰钠和0.25%~0.5%氯霉素眼药水，每日滴眼3~6次。一般需持续用药1~3个月或间歇疗法即用药3~5日后，停药2~4周，再行用药；睡前可用红霉素眼药膏涂眼，以保持较长药效。急性期或严重的沙眼，除局部滴用药物外，成人可口服磺胺制剂，7~10天为一个疗程，停药1周，可再服用，需2~4个疗程。

> ◖ **用药贴士** ◗
>
> 左氧氟沙星滴眼液：规格5ml：24.4mg。用于治疗眼睑炎、睑腺炎、泪囊炎、结膜炎、睑板腺炎、角膜炎以及用于眼科围手术期的无菌化疗法。一般1天3次、每次滴眼1滴，根据症状可适当增减。
>
> 妥布霉素滴眼液：规格5ml：15mg。用于敏感细菌所致的外眼及附属器的局部感染。滴于眼睑内。轻、中度感染：一次1~2滴，每4h1次；重度感染：一次2滴，每1h1次。
>
> 更昔洛韦滴眼液：8ml：8mg。滴入眼睑内，一次2滴，每2h一次，一日给药7~8次。

4. 选药原则

（1）急性细菌性结膜炎　本病是一种常见的眼部感染性疾病，多数由肺炎双球菌、葡萄球菌、链球菌、Koch-weeks 杆菌或流感杆菌所致，结膜分泌物涂片或刮片可以确定病原菌，并可据此选用局部抗生素眼药水或眼药膏。在治疗 24～48h 后多数患者症状好转，在所有症状和体征消退后，仍需继续用药 4～5 天，以彻底治疗。抗生素应首选广谱抗生素，根据病情联合用药，以局部用药为主。常用的包括 0.3％妥布霉素及氟喹诺酮类滴眼剂，如环丙沙星、诺氟沙星等。氯霉素、红霉素、庆大霉素等传统抗生素因耐药菌株的增加而不适合作为一线用药使用，细菌性结膜炎可从鼻泪管而引起咽部或支气管发生继发炎症，常需全身用药；由病毒引起的急性结膜炎以清除分泌物为主，避免眼部刺激；细菌与病毒联合感染时，以抗菌治疗为主。

（2）沙眼　常用眼药水有 0.05％～0.1％利福平、10％～30％磺胺醋酰钠、0.1％酞丁安等，每日 3～4 次，睡前用眼膏如 0.5％四环素眼膏、0.5％金霉素眼膏、红霉素眼膏等。全身用药只在继发全身感染时使用。重度沙眼滤泡较多者，可用海螵蛸棒摩擦法及压榨法治疗，操作时应注意消毒，摩擦手法不可过重，切不可损伤角膜，同时要配合药物治疗。严重的沙眼并发症，如沙眼性上睑下垂、睑内翻倒睫、睑球粘连等，可以采取手术矫正，角膜血管翳严重者可考虑施行角膜缘血管电烙术。

滴眼液和眼膏的使用方法

（四）用药注意事项

（1）治疗急性结膜炎和沙眼的眼药水配制后，一周内即逐渐失效，需重新配制。使用时注意药品的使用期限。如果需要同时使用两种或两种以上眼药水，应隔开 5～10min 再使用，或先用刺激性小的再用刺激性大的眼药水。

▶ 技能点 ◀

用药指导

（2）眼部局部用药时会对眼睛有刺激，宜根据个人情况选用适当的眼药水或眼药膏。眼药膏在使用前先挤出一点抛弃不用，然后再挤出眼药膏涂于结膜囊内。每次所涂眼药膏只需绿豆粒大小即可，不宜太多，以免粘住睫毛。

（3）严重的结膜炎伴有的假膜，可影响视力或瘢痕形成则需要局部应用皮质类固醇如 0.1％氟米龙或 0.12％～1.0％醋酸泼尼松龙眼药水，每日 3 次，须在眼科医师指导和监控下应用皮质类固醇，防止加重眼部单纯疱疹病毒感染，引起角膜溃疡形成甚至穿孔。

（4）老人及婴儿因耐受力小每次只滴一滴眼药水即可，用药次数遵医嘱或说明书，不要随意增减用量。

（五）预防

1. 急性结膜炎

急性结膜炎虽然不会造成明显视力障碍，但其传染性极强，易感人群多为青少年儿童，往往造成广泛流行，所以应对预防工作加以重视。

▶ 技能点 ◀

生活指导

（1）注意个人卫生，保持双手清洁，避免用手拭眼，不与别人共享毛巾、脸盆或眼部用品。

（2）使用公共设施时要注意卫生，当传染性急性结膜炎流行时，要小心使用公共设施，尤其是在泳池游泳，切勿在接触公众用具后拭眼。

（3）一旦接触传染源，应尽快就诊，按医嘱用药及休息。

2. 沙眼

沙眼衣原体常附在患者眼的分泌物中，任何与此分泌物接触的情况，均可造成沙眼传播感染的机会。

（1）培养良好个人卫生习惯，不用手揉眼，个人的毛巾、手帕要勤洗、消毒。

（2）幼儿园、学校、工厂等人员密集单位应分盆分巾或流水洗漱。

（3）对沙眼患者应积极治疗和隔离。

（4）加强理发室、浴室、旅馆、网吧等服务行业的卫生管理，严格贯彻毛巾、脸盆、鼠标、键盘等消毒制度，并注意使用水的清洁。

◎ 文化与素养

曲突徙薪

有位客人到某人家里做客，看见主人家的灶上烟囱是直的，旁边又有很多木材。客人告诉主人说，烟囱要改曲，木材须移去，否则将来可能会有火灾，主人听了没有作任何表示。

不久主人家里果然失火，四周的邻居赶紧跑来救火，最后火被扑灭了，于是主人烹羊宰牛，宴请四邻，以酬谢他们救火的功劳，但并没有请当初建议他将木材移走、烟囱改曲的人。

有人对主人说：如果当初听了那位先生的话，今天也不用准备筵席，而且没有火灾的损失，现在论功行赏，原先给你建议的人没有被感恩，而救火的人却是座上客，真是很奇怪的事呢！主人顿时省悟，赶紧去邀请当初给予建议的那个客人来吃酒。

预防重于治疗，能防患于未然之前，更胜于治乱于已成之后。

二、同步案例

（一）抛砖引玉

1. 病例描述

患者，男，12岁，学生，于两天前去游泳池游泳，今日自觉双眼发烫、烧灼、畏光、眼红、"像进入沙子般"的疼痛难忍，眼皮红肿、眼分泌物多、怕光、流泪，晨起时，眼皮常被分泌物粘住，不易睁开。结膜上出现小出血点或出血斑，分泌物呈黏液脓性，伴有头痛、发热、疲劳、耳前淋巴结肿大等全身症状。

2. 病例分析

从患者主诉来看，是急性结膜炎，细菌感染引起。

3. 推荐用药

针对症状可选用大量生理盐水、3％硼酸溶液或1∶10000高锰酸钾溶液彻底冲洗结膜囊；针对病因可使用利福平眼药水，睡前可合用红霉素眼药膏。

（二）小试牛刀

患者，男，30岁，司机，患沙眼三年，一周前加重，主诉眼痒、干涩、有少量

小试牛刀提示

分泌物、有异物感，眼结膜上可见凹凸不平的乳头和滤泡，眼结膜充血。请分析本案例，为患者制订用药方案，进行用药指导和预防治疗的建议。

三、稳扎稳打

（一）单项选择

1. 以下药品中，最适宜治疗沙眼和流行性结膜炎的是（　　）

A. 红霉素眼膏　　　　　　B. 酞丁安滴眼剂　　　　　C. 硫酸锌滴眼剂

D. 色甘酸钠滴眼剂　　　　E. 磺胺醋酰钠滴眼剂

2. 以下治疗沙眼的药物中，属于处方药的是（　　）

A. 2%硝酸银　　　　　　　B. 红霉素眼膏　　　　　　C. 酞丁安滴眼剂

D. 硫酸锌滴眼剂　　　　　E. 磺胺醋酰钠滴眼剂

3. 对沙眼衣原体有强大抑制作用的是（　　）

A. 红霉素眼膏　　　　　　B. 金霉素眼膏　　　　　　C. 酞丁安滴眼剂

D. 色甘酸钠滴眼剂　　　　E. 磺胺醋酰钠滴眼剂

4. 患者，女，24岁，一周前曾有同事患有沙眼，系衣原体感染，之后发现自己也出现眼红、眼痒等不适，来药店购药，药师可推荐的药物是（　　）

A. 色甘酸钠滴眼液　　　　B. 玻璃酸钠滴眼液　　　　C. 酞丁安滴眼液

D. 毛果芸香碱滴眼液　　　E. 吡诺克辛滴眼液

5. 治疗沙眼宜选用（　　）

A. 硫酸锌　　　　　　　　B. 色甘酸钠　　　　　　　C. 利福平

D. 阿昔洛韦　　　　　　　E. 醋酸可的松

6. 沙眼局部用药的疗程最少为（　　）

A. 3～6周　　　　　　　　B. 1～2个月　　　　　　　C. 10～12周

D. 7～8天　　　　　　　　E. 1～2年

7. 以下治疗沙眼的药物中，属于处方药的是（　　）

A. 硫酸铜棒　　　　　　　B. 红霉素眼膏　　　　　　C. 酞丁安滴眼剂

D. 硫酸锌滴眼剂　　　　　E. 磺胺醋酰钠滴眼剂

8. 治疗病毒性结膜炎的眼药是（　　）

A. 阿托品眼用凝胶　　　　B. 妥布霉素滴眼液　　　　C. 更昔洛韦眼用凝胶

D. 毛果芸香碱眼药水　　　E. 红霉素眼膏

9. 具有腐蚀性，低浓度溶液局部应用也有刺激性，急性结膜炎者忌用的药物是
（　　）

A. 硫酸锌滴眼剂　　　　　B. 酞丁安滴眼剂　　　　　C. 复方磺胺甲噁唑滴眼剂

D. 红霉素眼膏　　　　　　E. 硝酸银溶液

10. 儿童、肾功能不全者不宜长期应用的滴眼剂是（　　）

A. 硫酸锌滴眼剂　　　　　B. 酞丁安滴眼剂　　　　　C. 庆大霉素滴眼剂

D. 醋酸可的松滴眼剂　　　E. 磺胺醋酰钠滴眼剂

（二）多项选择

1. 急性结膜炎局部用药有（　　）

A. 大量生理盐水　　　　　B. 3％硼酸溶液剂　　　　C. 1：10000 高锰酸钾溶液

D. 色甘酸钠滴眼剂　　　　E. 磺胺醋酰钠滴眼剂

2. 有关沙眼的治疗表述正确的有（　　　）

A. 眼分泌物较多者，可用生理盐水或 3％的硼酸水冲洗眼结膜

B. 急性期或严重的沙眼，除局部滴用药物外，成人可口服磺胺制剂，7～10 天为一个疗程，停药 1 周，可再服用，需 2～4 个疗程

C. 手术治疗，乳头增生严重的，可行药物摩擦，同时坚持抗生素药物治疗，以促进痊愈

D. 局部用药 0.1％利福平、0.5％金霉素、四环素眼药水、10％～30％磺胺醋酰钠和 0.25％～0.5％氯霉素眼药水，每日滴眼 3～6 次

E. 慢性期一般需持续用药 3～6 个月或间歇疗法即用药 3～5 日后，停药 2～4 周，再行用药

3. 结膜炎和沙眼用药注意事项（　　　）

A. 治疗急性结膜炎和沙眼的眼药水配制后，一周内即逐渐失效，需重新配制

B. 如果需要同时使用两种或两种以上眼药水，应隔开 5～10min 再使用

C. 眼药膏在使用前先挤出一点抛弃不用，然后再挤出眼药膏涂于结膜囊内

D. 严重的结膜炎伴有的假膜，可影响视力或瘢痕形成则需要局部应用皮质类固醇如 0.1％氟甲龙或 0.12％～1.0％醋酸泼尼松龙眼药水

E. 眼部单纯疱疹病毒感染，也可用糖皮质激素

4. 在治疗沙眼局部给予滴眼的药物中，可抑制沙眼衣原体的是（　　　）

A. 红霉素眼膏　　　　　　B. 金霉素眼膏　　　　　C. 酞丁安滴眼剂

D. 硫酸锌滴眼剂　　　　　E. 磺胺醋酰钠滴眼剂

5. 治疗沙眼时应注意（　　　）

A. 不宜多种滴眼液同时应用

B. 硫酸锌滴眼剂禁用于急性结膜炎

C. 酞丁胺有致畸作用，妊娠期妇女禁用

D. 磺胺药过敏者禁用磺胺醋酰钠滴眼液

E. 磺胺药滴眼液可通过鼻泪管吸收到达循环系统，不宜过量使用

开宗明义

▶重点难点◀

慢性支气管炎
临床表现、治
疗药物

项目十九　慢性支气管炎的用药指导

一、必备知识

慢性支气管炎是发生于气管、支气管黏膜及其周围组织的慢性非特异性炎症。临床表现以咳嗽、咯痰为主要症状，每年发病持续 3 个月或以上，连续 2 年或 2 年以上，排除引起咳嗽、咯痰、喘息症状的其他疾病（如肺结核、肺尘埃沉着病、肺脓肿、心功能不全、支气管扩张、支气管哮喘、慢性鼻咽炎、胃食管反流综合征等）。

（一）病因与发病机制

本病的病因尚不完全清楚，可能是下列多种因素长期相互作用的结果。

1. 有害刺激性气体

如香烟、烟雾、二氧化硫、二氧化氮、氯气、臭氧等和有害粉尘颗粒。这些理化因素可损伤气道上皮细胞，使纤毛运动功能减退，巨噬细胞吞噬能力降低，导致气道净化功能下降，同时刺激黏膜下感受器，使副交感神经功能亢进，使支气管平滑肌收缩，腺体分泌亢进，杯状细胞增生，黏液分泌增加，使气道阻力增加；香烟烟雾还可使氧自由基产生增多，破坏肺弹力纤维，诱发肺气肿的形成。

2. 感染因素

多种细菌、病毒、支原体等感染是慢性支气管炎发生发展的重要因素之一。病毒感染以流感病毒、鼻病毒、腺病毒和呼吸道合胞病毒最为常见。细菌感染和病毒感染常相继发生，常见菌株为肺炎链球菌、流感嗜血杆菌、卡他莫拉菌和葡萄球菌等。这些感染因素同样造成气管、支气管黏膜的损伤和慢性炎症。

3. 其他因素

免疫、年龄和气候等因素均与慢性支气管炎的发生有关。寒冷空气可以刺激腺体分泌增加，纤毛运动减弱，肺支气管黏膜血管收缩，局部血循环障碍，有利于感染的发生。老年人的肾上腺皮质功能减退，使细胞免疫功能下降，溶菌酶活性降低，从而容易造成呼吸道的反复感染。

（二）临床表现

1. 症状

本病起病缓慢，病程长，常因多种诱因诱发而反复急性发作，使病情加重。主要症状为咳嗽、咯痰，或伴有喘息；急性加重指咳嗽、咯痰、喘息等原有症状突然加重。其主要原因是呼吸道感染。

（1）咳嗽　一般以晨起咳嗽为主，睡眠时有阵咳、排痰。

（2）咯痰　一般情况为白色黏液和浆液泡沫性，偶可带血丝。清晨排痰较多，起床后或体位变动时可刺激排痰。

（3）喘息或气急喘息症状明显者常称为喘息性支气管炎，部分患者可能合并支气管哮喘。若患者在劳动或活动后气急则说明伴有肺气肿。

> **技能点** ◄
> 辨识慢性支气管炎

2. 体征

早期多无明显的异常体征。急性发作期可在背部或双肺底听到干、湿性啰音，咳嗽后可减少或消失，痰色由白变黄。如合并哮喘可闻及哮鸣音并伴呼气延长。

3. 实验室检查

（1）X射线检查　早期可无异常。若反复发作引起支气管壁增厚，细支气管或肺泡间质炎性细胞浸润或发生纤维化，表现为肺纹理增粗、紊乱，呈网状或条索状、斑点状阴影，以双侧下肺野明显。

（2）血常规检查　细菌感染时偶可出现白细胞总数和/或中性粒细胞增高。

（3）痰液检查　可培养出致病菌，经涂片可发现革兰阳性菌或革兰阴性菌，或大量破坏的白细胞和已破坏的杯状细胞。

（三）治疗

1. 治疗原则

针对慢性支气管炎的诱因、病期和易反复发作的特点，采取防治结合的综合措施。在急性发作期应以控制感染和祛痰、止咳为主。伴发喘息时，进行解痉平喘的治疗。对临床缓解期宜根据患者自身条件，选择适当的锻炼方式，以增强体质，提高机体抵抗力，预防复发。同时教育患者及其家人自觉戒烟，避免和减少各种诱发因素。

2. 治疗药物

（1）急性加重期的治疗

▶ 技能点 ◀
问病荐药

① 控制感染：一般情况可使用对常见致病菌敏感的抗菌药，包括喹诺酮类、大环内酯类、β-内酰胺类或磺胺类等，如复方磺胺甲氧异噁唑（SMZ）、阿莫西林、氨苄西林、头孢氨苄、头孢拉定、头孢呋辛、头孢克洛，亦可选用新一代大环内酯类抗生素如罗红霉素，以上药物均口服，使用量按药品说明书或遵医嘱；病情严重时静脉给药，可选用氨苄西林、环丙沙星、氧氟沙星、左氧氟沙星、阿米卡星（丁胺卡那霉素）、奈替米星或头孢菌素类联合用药，左氧氟沙星以及头孢地嗪、阿奇霉素等近年来比较常用。如果能培养出致病菌，可按药敏试验选用抗菌药。治疗疗程一般 7～10 天，病情未见好转者，应根据痰细菌培养药物敏感试验的结果，选择抗生素。反复感染病例可适当延长，并加用提高免疫力药物。

② 镇咳祛痰：氨溴索（沐舒坦）每次 30mg，羧甲司坦化痰片每次 500mg，均每日 3 次；复方甘草片或合剂，每日 3 次；复方氯化铵合剂 10ml，每日 3 次；溴己新 8～16mg，每日 3 次；盐酸氨溴索 30mg，每日 3 次。干咳少痰、声音嘶哑者可用止咳药物，如右美沙芬、那可丁或其合剂；溴己新（必嗽平）、复方甘草合剂等，以上药物均口服，服用剂量及次数也可遵医嘱；当痰黏稠不易咯出时，可用枇杷叶蒸气吸入，或用超声雾化吸入，以稀释气道内分泌物。慢性支气管炎除刺激性干咳外，不可单纯采用中枢性镇咳药物，因痰液不能排出，会加重细菌感染并影响通气。阵发性咳嗽常伴有不同程度的支气管痉挛，适当采用支气管舒张药可改善症状，有利于痰的清除。

◎ 用药贴士

桉柠蒎软胶囊：规格按桉柠蒎油计为 0.3g/粒。为黏液溶解性祛痰药。适用于急慢性支气管炎、肺炎、支气管扩张、肺脓肿、慢性阻塞性肺部疾患、肺部真菌感染、肺结核和硅沉着病等呼吸道疾病。口服。急性患者一次 0.3g（1粒），一日 3～4 次；慢性患者一次 0.3g（1粒），一日 2 次。宜于餐前半小时，凉开水送服，禁用热水；不可打开或嚼破后服用。

标准桃金娘油：规格 300mg/粒、120mg/粒。黏液溶解性祛痰药。适用于急、慢性鼻窦炎和支气管炎等。成人：服用成人装 300mg/粒。急性患者：一次 300mg，一日 3～4 次。慢性患者：一次 300mg，一日 2 次。4～10 岁儿童：服用儿童装，120mg/粒。急性患者：每次 1 粒，每天 3～4 次。慢性患者：每次 1 粒，每天 2 次。

③ 平喘：气急、气喘者可用解痉平喘药，如氨茶碱 0.1g，每日 3 次；丙卡特罗（美喘清）50μg，每日 2 次；特布他林（博利康尼）2.5mg，每日 2～3 次；复方氯喘片 1 片，每日 3 次口服；或用茶碱控释剂，或长效 β_2 受体激动药合用糖皮质激素雾化吸入、异丙托溴铵（溴化异丙托品）气雾剂等吸入治疗。

（2）缓解期治疗

① 反复呼吸道感染者，可试用免疫调节药或中医中药，如细菌溶解产物、卡介菌多糖核酸、胸腺肽等，部分患者可见效。

② 采用气管炎菌苗，一般在发作季节前开始应用，每周皮下注射一次，剂量自 0.1ml 开始，每次递增 0.1～0.2ml，直至 0.5～1.0ml，维持，坚持使用 1～2 年；或麻疹病毒疫苗的培养液，每周肌内或皮下注射 2 次，每次 2～4ml；或卡介苗素注射液每周肌内注射 3 次，每次 1ml（含卡介苗提取物 0.5mg），在发病季节前用药，可连用 3 个月，以减少感冒及慢性支气管炎的发作；或必思添（克雷白肺炎杆菌中提取的糖蛋白）首次治疗 8 天，每日 2mg，停用 3 周，第 2 次治疗 8 天，减量至每日 1mg，停用 3 周，第 3 次治疗 8 天，维持每日 1mg，连续 3 个月为一个疗程。

3. 选药原则

（1）控制感染　患者常因呼吸道感染而导致发病或病情加重，必须及时给予抗感染治疗。在应用抗感染治疗的同时，须给予祛痰药及镇咳药物，以改善咳嗽、痰多等症状。对年老体弱、无力咯痰者或痰量较多者，根据感染的主要致病菌和病情严重程度，选用抗生素或合用糖皮质激素。较轻者可口服，病重者用肌内注射或静脉滴注。常用青霉素 G、红霉素、氨基糖苷类、喹诺酮类、头孢菌素类抗生素等。如果病情适合于使用窄谱抗生素时，则应尽量避免使用广谱抗生素，以免二重感染或产生耐药菌株。

（2）祛痰、止咳　对急性发作期患者进行有效的抗感染治疗的同时，适当应用祛痰药及止咳药物以改善呼吸道症状。常用药物有复方甘草合剂、溴己新、喷托维林等。中成药也有一定止咳效果，老年体弱咳痰无力者或痰量较多者，应以稀释痰液、促进排痰为主，禁止单独使用止咳药，以免影响排痰，加重呼吸道阻塞，引起并发症而导致病情恶化。

（3）解痉、平喘　常选用氨茶碱、特布他林等口服，沙丁胺醇等吸入。若使用气道舒张药后支气管仍有持续阻塞，可加用糖皮质激素如泼尼松龙。

（4）气雾疗法　气雾湿化吸入，可稀释气管内的分泌物，有利排痰。如痰液黏稠不易咯出，可以使用抗生素及/或痰液稀释剂超声雾化吸入。

（5）小儿、老年人等严重病例或营养不良、身体抵抗力差者，可使用丙种球蛋白等增强身体抵抗力的药物。

（四）用药注意事项

（1）慢支发生发展多是由于感染引起，若患者在不咨询医生的情况下，不恰当地滥用抗菌药物，可出现耐药菌株，使病情难治。只有当痰液呈黄色、草绿色，伴体温升高、实验室检查白细胞数增高、X 射线胸片提示炎症阴影存在，明确感染由

▶ 技能点 ◀
用药指导

细菌引起时，才需要使用抗菌药物。但联合应用抗生素的指征应严格控制，须凭执业医师处方或在医师指导下应用。

（2）妊娠期的慢性支气管炎患者，对病情的良好控制十分重要。妊娠期的药物治疗尽量选用吸入给药途径，使胎儿受影响最少。计划妊娠的慢性支气管炎患者应定期遵医嘱用药，以保证疾病得到良好控制。

◀ 技能点 ◀
生活指导

（五）预防及护理

慢性支气管炎病情持续存在，迁延不愈，或反复发作，易并发阻塞性肺气肿、肺源性心脏病而危及生命。本病患者在缓解期应重视预防。

（1）戒烟　慢性支气管炎患者必须进行戒烟，而且还要避免被动吸烟，香烟中含有多种有害的化学物质如焦油、尼古丁等，会作用于自主神经，引起支气管的痉挛，增加呼吸道阻力；还会损伤支气管黏膜上皮细胞及其纤毛，使支气管黏膜分泌物增多，降低肺的净化功能，易引起病原菌在肺及支气管内的大量繁殖，加重慢性支气管炎的发生。

（2）注意保暖　在气候变冷的季节，患者要注意保暖，避免受凉，以免使支气管的防御功能降低，反射性引起支气管平滑肌收缩和分泌物排出受阻，发生继发性感染。

（3）加强锻炼　慢性支气管炎患者在缓解期应作适当的体育锻炼，提高机体免疫力和心、肺功能。

（4）做好个人环境保护　避免烟雾、粉尘和刺激性气体对呼吸道的影响，以免诱发慢性支气管炎急性发作。

二、同步案例

（一）抛砖引玉

1. 病例描述

石某，女，60岁。主诉：反复咳嗽、咯痰11年，伴气促、心悸3年，下肢水肿2年。病情加重3天到药店咨询购药，问病后得知：患者反复咳嗽、咳痰11年，11年前感冒后发热、咳嗽、咯脓痰。以后每逢冬春季常咳嗽、咯白色泡沫痰，有时为脓痰，反复加重。近3年来，在劳动或爬坡后常感心悸、呼吸困难。3天前受凉后发热、咳嗽加重，咯脓痰，不能平卧，体格检查：体温37.4℃，脉搏98次/min，呼吸28次/min，血压102/79mmHg。慢性病容，端坐呼吸，桶状胸，呼吸动度降低，叩诊呈过清音，双肺散在干湿啰音。实验室血常规检查：血红蛋白98g/L，白细胞$6.7×10^{11}$个/L，其中中性粒细胞占0.89，淋巴细胞0.11。

2. 病例分析

患者已从慢支发展为肺气肿、肺心病，近3天病情加重是因感染而诱发慢性支气管炎急性发作，并加重心肺负担，使病情恶化。

3. 推荐用药

咳嗽加重，咯吐脓痰，白细胞升高，考虑为细菌感染引起，选用抗生素药静脉注射，如对青霉素不过敏，可使用青霉素G，过敏者用左氧氟沙星；配合口服甘草片化痰止咳，2片/次含服；氨茶碱口服或静脉滴注，一方面扩张支气管，改善支气管哮喘症状，另一方面，氨茶碱具有强心、利尿作用，可以改善肺心病引起的下肢水肿。

（二）小试牛刀

小试牛刀提示

刘某，男，40岁，农民，主诉：咳嗽、咯痰10年，加重10天。病史：年轻时开始吸烟，近10年经常咳嗽、咯痰，感冒时加重，严重时呈连续性咳嗽，夜间难以入睡。开始时咯少量黏稠白痰，后转为黄痰，早晨起床后量多，但无咯血。近2年病情加重，咳嗽时常伴气喘、腹胀及两腿水肿，严重时气喘不能平卧，进食量减少，尿量减少。曾在当地医院多次就诊，诊断为"气管炎"，用青霉素治疗可缓解。近10天来因感冒发热，咳喘加重，咯黄痰，夜间不能休息。

请分析本案例，为患者制订用药方案，进行用药指导和预防治疗的建议。

三、稳扎稳打

（一）单项选择

1. 妊娠期的慢性支气管炎患者，尽量选用的给药途径是（　　）

A. 口服　　　　　　　B. 皮下注射　　　　　　C. 静脉注射

D. 肌内注射　　　　　E. 吸入给药

2. 慢性支气管炎发作时最重要的治疗是应用（　　）

A. 核酸　　　　　　　B. 抗生素　　　　　　　C. 祛痰镇咳药

D. 糖皮质激素　　　　E. 支气管扩张剂

3. 某患者，慢性支气管炎病史10年，1天前受凉后出现鼻塞、流涕，医生给予标准桃金娘油治疗，还需要选用下列哪种抗感冒药（　　）

A. 美息伪麻片日片（白加黑片）　　　B. 美息伪麻片夜片（白加黑片）

C. 双分伪麻片日片（日夜百服宁）　　D. 双分伪麻片夜片（日夜百服宁）

E. 复方伪麻黄碱缓释胶囊

4. 某慢性支气管炎患者，长期服用氨茶碱，最近因肺部感染需要使用抗生素，下列哪种药物需要慎用（　　）

A. 阿莫西林　　　　　B. 头孢他啶　　　　　　C. 红霉素

D. 林可霉素　　　　　E. 丁胺卡那霉素

5. 某喘息型慢性支气管炎患者，服用丙卡特罗片期间因感冒同时服用感康，结果出现排尿困难，应换用下列哪种抗感冒药（　　）

A. 维C银翘片　　　　　B. 伪扑美麻片

C. 复方对乙酰氨基酚片（扑感敏片）　　　D. 美息伪麻片夜片

E. 感冒清片

（二）多项选择

1. 对于呼吸道有大量痰液并阻塞呼吸道时，可选用下列哪种药物使痰液易于排出（　　）

A. 氨溴索　　　　　　B. 喷托维林　　　　　　C. 苯丙哌林

D. 可待因　　　　　　E. 羧甲司坦

2. 治疗慢性支气管炎的平喘药有（　　　）

A. 氨茶碱　　　　　　　　B. 长效 β_2 受体激动剂合用糖皮质激素雾化吸入

C. 异丙托溴铵气雾剂　　D. 枇杷叶蒸气吸入

E. 那可丁或其合剂

3. 慢性支气管炎的诊断标准有（　　　）

A. 临床上凡有慢性或反复咳嗽、咳痰或伴喘息，每年发病至少持续 3 个月

B. 慢性或反复咳嗽、咳痰或伴喘息连续 2 年或以上

C. 如果每年发病持续不足 3 个月，而有明确的客观依据亦可以作出诊断

D. 慢性或反复咳嗽、咳痰或伴喘息连续 1 年或以上

E. 临床上凡有慢性或反复咳嗽、咳痰或伴喘息，每年发病至少持续 6 个月

4. 使用气雾剂时的注意事项包括（　　　）

A. 使用前应尽量将痰液咳出，口腔内的食物咽下　　B. 使用前气雾剂需摇匀

C. 使用气雾剂应准确掌握剂量，明确一次给药揿压几下

D. 使用气雾剂给药后应屏住呼吸 10～15s

E. 使用气雾剂给药完成后需用清水漱口

5. 某患者，慢性支气管炎多年，咳嗽且痰量较多，无力咳痰，可以使用的药物为（　　　）

A. 溴己新　　　　　　B. 氧氟沙星　　　　　　C. 氨溴索

D. 羧甲司坦　　　　　E. 可待因

开宗明义

▶重点难点◀

临床表现、治疗药物、用药注意

项目二十　风湿性关节炎的用药指导

一、必备知识

风湿热是与 A 组溶血链球菌感染有关的一种自身免疫性疾病，主要累及关节、皮肤、周围软组织和心脏，也称为"风湿性关节炎"。

我国以东北和华北地区发病率较高，华东、华中和西南、西北地区次之，华南较少。发作季节以寒冬、早春居多，寒冷和潮湿是本病的重要诱发因素。本病可发生在任何年龄，最常见于 5～15 岁的儿童和青少年，但在 3 岁以内的婴幼儿极为少见。男女患病的机会大致相等，通常在链球菌性咽炎后发作。

（一）病因和病理

1. 病因

A 组溶血性链球菌感染与风湿性关节炎的发病密切相关，本病发作前均存在链球菌感染史，而通过积极治疗和预防链球菌感染可预防本病的初发和复发。感染途径对本病的发生亦是至关重要的，链球菌咽部感染是风湿性关节炎发病的必要条件。

人体经链球菌感染后，有些人可产生相应抗体，不仅作用于链球菌本身，还可作用于心脏瓣膜，从而引起瓣膜病变。

2. 病理

风湿性关节炎关节滑膜及周围组织水肿，滑膜下结缔组织中有黏液性变、纤维素样变及炎症细胞浸润，可有不典型的风湿小体。由于渗出物中纤维素较少，易被吸收，一般不引起关节粘连，并不产生关节强直或畸形等后遗症。

（二）临床表现

（1）典型的表现是游走性多关节炎，常累及踝、膝、髋、腕、肘、肩等大关节，局部呈红、肿、热、痛的炎症表现，但无化脓；少数患者可出现几个关节同时发病，手、足小关节或脊柱关节等也可累及。通常在链球菌感染后一个月内发作，如果急性炎症得到控制，关节功能可完全恢复，不产生关节强直和畸形的后遗症，但常因免疫力低下，重复感染而反复发作。关节局部炎症的程度与有无心肌炎或心脏瓣膜病变无明显关系，但风湿性关节炎的反复发作易累及心脏。大部分风湿性关节炎患者有不规则的轻度或中度发热，但亦有呈弛张热或持续低热者。脉率加快，可有大量出汗。

▶ 技能点 ◀
辨识风湿性关节炎

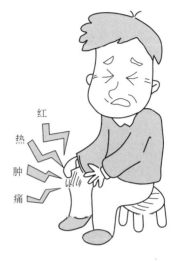

（2）皮肤表现可为荨麻疹、斑丘疹、多形红斑、结节性红斑及环形红斑，以环形红斑较多见，有诊断意义。环形红斑常见于四肢内侧和躯干，为淡红色环状红晕，初出现时较小，以后迅速向周围扩大，边缘轻度隆直，环内皮肤颜色正常。红斑时隐时现，不痒不硬，压之可褪色。

（三）诊断与鉴别诊断

1. 诊断标准

（1）有溶血性链球菌感染史　咽拭子培养常呈溶血性链球菌培养阳性，如已使用抗生素的治疗者，咽拭子培养可呈阴性。

（2）症状　四肢大关节（腕、肘、肩、踝、膝、髋）游走性窜痛或肿痛。

（3）体征　受累关节红、肿、热、痛，主动及被动活动功能受限，部分病例可兼有低热、局部结节性红斑、环形红斑等。

（4）实验室检查　活动期红细胞沉降率（ESR）多增快，抗链球菌溶血素"O"（ASO）＞500U；抗链球菌激酶抗体（ASK）＞80U；抗透明质酸酶抗体（AHD）＞128U；其他有自身抗体检查、抗脱氧核糖核酸酶B（ADNA-B）抗体和抗M蛋白抗体测定。

（5）X射线检查　受累关节仅见软组织肿胀，无骨质改变。

2. 鉴别诊断

类风湿关节炎：此病也为累及骨、关节及结缔组织的疾病，为多发性对称指掌等小关节炎和脊柱炎。特征是关节肿瘤、伴有"晨僵"和病变关节"纺锤形"肿胀，后期出现关节畸形。临床上心脏损害较少。X射线显示关节面破坏，关节间隙变窄，邻近骨组织有骨质疏松。血清类风湿因子阳性，免疫球蛋白IgG、IgM及IgA增高。

（四）治疗

1. 治疗原则

（1）一般治疗：关节炎症急性发作期需要卧床休息，注意饮食，防寒保暖。

（2）控制链球菌感染：首选青霉素，对青霉素过敏者，可选用大环内酯类抗生素。

（3）发热和关节肿痛的治疗：①治疗以非甾体抗炎药物为主；②对顽固的发热和关节炎可配合激素治疗。

2. 抗风湿治疗药物非甾体抗炎药

（1）水杨酸制剂是治疗风湿性关节炎的最常用药物，有解热、消炎、止痛和改善红细胞沉降率的作用。虽然本药有明显抗炎、解热、止痛的作用，但只能对症治疗，并不去除病因，因而对防止心脏瓣膜病变的形成无明显预防作用，也不能减少后遗症和并发症的发生。水杨酸制剂以乙酰水杨酸（阿司匹林）和水杨酸钠较为常用，尤以阿司匹林效果最好。剂量为：儿童每日 $80\sim100mg/kg$；成人每日 $3\sim5g$；分 $4\sim6$ 次饭后口服。水杨酸钠每日 $5\sim7g$，分 4 次饭后服用。使用水杨酸制剂应逐渐增加剂量，直到取得满意的临床疗效。症状控制后，逐渐减量。

（2）其他药物：吲哚美辛每次 25mg，每日 $2\sim3$ 次；贝诺酯（benorilate）每日 $1.5\sim4.5g$，分次服用，贝诺酯是阿司匹林与对乙酰氨基酚（扑热息痛）的酯化物，对胃刺激较轻，吸收后在血中缓慢释放出水杨酸；布洛芬，每次 $0.4\sim0.8g$，每日 $3\sim4$ 次；保泰松，每次 $0.1\sim0.2g$，每日 3 次。

> ◯ **用药贴士**
>
> 双氯芬酸钠肠溶片：规格 25mg。最初每日剂量为 $100\sim150mg$（$4\sim6$ 片）。对轻度病人或需长期治疗的病人，每日剂量为 $75\sim100mg$。通常将每日剂量分 $2\sim3$ 次服用。
>
> 双氯芬酸二乙胺乳胶剂：规格 20g：0.2g。外用。按照痛处面积大小，使用本品适量，轻轻揉搓，使本品渗透皮肤，一日 $3\sim4$ 次。

3. 抗生素治疗

溶血性链球菌感染持续存在或重复感染，均可使风湿热进行性恶化，因此根治链球菌感染是治疗风湿热必不可少的措施。一般应用普鲁卡因青霉素 40 万～80 万单位，每天一次，肌内注射，共 $10\sim14$ 天；或苯唑西林钠（苯唑青霉素钠）120 万单位，肌内注射一次。对青霉素过敏者，可予口服红霉素，每天 4 次，每次 0.5g，共 10 天。

4. 激素治疗

使用水杨酸类治疗效果不佳（热度不退，合并心功能损害）应及时加用糖皮质激素。激素治疗开始剂量宜大，如泼尼松，成人每天 $60\sim80mg$，儿童每天 2mg/kg，分 $3\sim4$ 次口服，直至炎症控制，血沉恢复正常，以后逐渐减量，以每天 $5\sim10mg$ 为维持量，总疗程需 $2\sim3$ 个月。病情严重者，可用氢化可的松每天 $300\sim500mg$；或

◁ 议一议 ◁

非甾体抗炎药长期使用后有哪些主要不良反应？

◁ 技能点 ◁

选择药物

地塞米松每天 0.25～0.3mg/kg，静脉滴注。

5. 选药原则

（1）抗风湿药以阿司匹林为首选，剂量为成人每日 2.0～3.6g，儿童每日 80～100mg/kg。本品有加重和诱发消化性溃疡的副作用，如出现不良反应要立即停药，有消

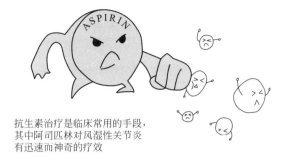

抗生素治疗是临床常用的手段，其中阿司匹林对风湿性关节炎有迅速而神奇的疗效

化性溃疡的患者，亦可选用布洛芬、双氯芬酸、保泰松、吡罗昔康等副作用小的药物。如果效果不明显，可使用吲哚美辛，但本药不良反应较多，使用时应注意。

（2）抗链球菌首选青霉素类药物，有过敏史的患者可用大环内酯类或磺胺类抗菌药。

（3）糖皮质激素的合用必须在医师指导下进行。

（五）用药注意事项

（1）长期服用非甾体抗炎药物在胃肠系统可发生消化不良、上腹不适、腹痛、恶心、呕吐、出血、溃疡等不良反应；在神经系统可导致头痛、头晕、耳鸣、视物不清等不良反应；部分患者服药后还可发生阿司匹林哮喘、荨麻疹、血管神经性水肿甚至休克等过敏反应，有的则导致肝损害，引起转氨酶升高。水杨酸制剂常有胃部刺激症状如恶心、呕吐、胃酸过多、胃痛等。此时可用氢氧化铝口服，或用抑制胃酸分泌药，减少胃酸分泌。

▸ 技能点 ◂
用药指导

（2）临床应用青霉素类抗生素时，易出现过敏反应，包括皮疹、药物热、血管神经性水肿、血清病型反应、过敏性休克等，其中以过敏性休克最为严重。过敏性休克多在注射后数分钟内发生，症状为呼吸困难、发绀、血压下降、昏迷、肢体强直，最后惊厥，可在短时间内死亡。休克发生后可以使用肾上腺素进行急救。各种给药途径或应用各种制剂都能引起过敏性休克。过敏反应的发生与药物剂量的大小无关。对本类高度过敏者，虽极微量也能引起休克。对有青霉素过敏史的患者，宜改用其他类别的药物治疗。

（3）糖皮质激素骤然停药后应注意低热、关节疼痛及红细胞沉降率增快等"反跳"现象，缓慢停药可避免。长期大量应用糖皮质激素可引起物质代谢紊乱，出现类肾上腺皮质功能亢进综合征，如水肿、低血钾、高血压、皮肤变薄、满月脸、水牛背、向心性肥胖、多毛、痤疮、肌无力等症状，一般不需特殊治疗，停药后可自行消退。低盐、低糖、高蛋白饮食及加用氯化钾等措施可减轻这些症状。此外，糖皮质激素对儿童可因抑制生长激素的分泌而使生长发育受到影响。

（六）预防

风湿性关节炎是风湿热的常见症状，是风湿热各种继发损害较早出现的，风湿热除关节损害外，还会引起心肌炎及心脏瓣膜损害，儿童患者中 65%～80% 有心脏病变。在关节损害出现时即积极进行治疗对本病预后有重要意义。本病与链球菌的感染关系十分密切，因此防止链球菌感染的流行是预防风湿热的一项重要的环节。

▸ 技能点 ◂
生活指导

（1）防寒保暖，居住卫生，经常参加体育锻炼。

（2）对猩红热、急性扁桃体炎、咽炎、中耳炎和淋巴结炎等急性链球菌感染，应早期予以积极彻底的抗生素治疗。

（3）慢性扁桃体炎每年反复急性发作2次以上者，应择期手术摘除扁桃体；扁桃体摘除后，仍可发生溶血性链球菌咽炎，应及时就医治疗。

（4）在公共场合如学校、幼儿园等预防和早期发现、早期诊断链球菌感染，建立必要的保健制度，彻底消除链球菌感染流行。

二、同步案例

（一）抛砖引玉

1. 病例描述

患者，男，12岁，学生，主诉膝关节痛，伴不规则发热、咽痛。患者一周前因天气突然转凉，未及时防护，感到浑身发冷，而后出现发热、咳嗽、咽痛等症状，去医院治疗，诊断为"溶血性链球菌感染"。使用青霉素治疗，但是这两天新增关节痛，疼痛关节部位不确定，同时精神不振、疲倦、食欲减退、面色苍白、多汗。

2. 病例分析

从患者主诉来看，应该是溶血性链球菌感染，未控制住合并了急性风湿性关节炎。

3. 推荐用药

针对原发症状继续选用青霉素，注意过敏反应；抗风湿可使用阿司匹林，如果对胃肠刺激较重，患者不能耐受，可改用布洛芬或吡罗昔康；注意心电图变化，若有改变，加用地塞米松。

（二）小试牛刀

小试牛刀提示

患者，男，30岁，司机，主诉膝关节疼痛严重，发热，咽喉干、痒，但不痛，无咳嗽症状。患者曾在两周前因天热贪凉在睡觉时开着空调，当时觉得凉爽，次日清晨开始打喷嚏、发热、流涕、咽痛。自购阿莫西林口服，疗效不佳，昨天出现膝关节肿痛。请分析本案例，为患者制订用药方案，进行用药指导和预防治疗的建议。

三、稳扎稳打

单项选择

1. 主要用于治疗风湿性和类风湿关节炎的药物是（　　　）

A. 布洛芬　　　　　　B. 对乙酰氨基酚　　　　　C. 秋水仙碱
D. 丙磺舒　　　　　　E. 安乃近

2. 关于风湿性关节炎的治疗，不正确的是（　　　）

A. 控制链球菌感染：首选青霉素，对青霉素过敏者，可选用大环内酯类抗生素

B. 发热和关节痛治疗以非甾体抗炎药物为主

C. 对顽固的发热和关节炎可配合激素治疗

D. 症状难以控制：合用糖皮质激素治疗，中等剂量，疗程在 12 周左右

E. 症状难以控制：合用糖皮质激素治疗，中等剂量，疗程在 2 周左右

3. 关于风湿性关节炎不正确的表述是（　　　）

A. 全身症状有不规则的轻度或中度发热　　　　B. 全身不适、食欲差

C. 皮肤表现可为荨麻疹、斑丘疹、多形红斑、结节性红斑及环形红斑

D. 游走性多发关节炎，常对称累及踝、膝、髋、腕、肘、肩等大关节

E. 慢性全身性自身免疫性疾病，关节有不同程度变形

4. 关于风湿性关节炎用药描述不正确的是（　　　）

A. 非甾体抗炎药物不良反应可见胃肠反应，如腹痛、恶心、呕吐、出血、溃疡

B. 糖皮质激素短期小剂量应用或使用慢作用抗风湿药

C. 糖皮质激素不良反应：停药后应注意低热、关节疼痛及血沉增快等"反跳"现象

D. 临床应用青霉素类抗生素时，易出现过敏反应

E. 对有青霉素过敏史的病人，宜改用其他药物治疗

5. 患者，女，42 岁，关节和肌肉酸痛，诊断为风湿性关节炎，下列药物中，一般不用于治疗风湿性关节炎的有（　　　）

A. 阿司匹林　　　　B. 双氯芬酸钠　　　　C. 塞来昔布

D. 对乙酰氨基酚　　　　E. 布洛芬

学习评价

专业能力测评表

（在□中打√，A 具备，B 基本具备，C 未具备）

专业能力	评价标准	评价结果
辨识常见疾病	1. 熟悉常见疾病的分类、病因 2. 熟悉常见疾病的临床表现 3. 能辨识常见疾病	□A □B □C □A □B □C □A □B □C
问病荐药	1. 熟悉常见疾病的治疗原则及治疗药物 2. 熟悉常用药物的用法用量及用药注意事项 3. 能对常见疾病制订用药方案	□A □B □C □A □B □C □A □B □C
药学服务	1. 熟悉与患者沟通的方法与技巧 2. 能正确进行用药指导 3. 能提供生活指导	□A □B □C □A □B □C □A □B □C

职业核心能力与道德素质测评表

（在□中打√，A 良好，B 一般，C 较差）

职业核心能力与道德素质	评价标准	评价结果
自我学习	1. 有学习计划 2. 会管理时间 3. 关注相关课程知识的关联 4. 有适合自己的学习方式和方法	□A □B □C □A □B □C □A □B □C □A □B □C

职业核心能力与道德素质	评价标准	评价结果
与人交流	1. 会选择交流的时机、方式 2. 能把握交流的主题 3. 能准确理解对方的意思，会表达自己的观点	□A □B □C □A □B □C □A □B □C
与人合作	1. 善于寻找和把握合作的契机 2. 明白各自在合作中的作用和优势 3. 会换位思考，能接受不同的意见和观点 4. 能控制自己的情绪	□A □B □C □A □B □C □A □B □C □A □B □C
信息处理	1. 有多种获取信息的途径和方法 2. 会进行信息的梳理、筛选、分析 3. 能使用多媒体手段展示信息	□A □B □C □A □B □C □A □B □C
解决问题	1. 能纵观全局，抓住问题的关键 2. 能做出解决问题的方案，并组织实施 3. 分析问题解决的效果，及时改进不足之处	□A □B □C □A □B □C □A □B □C
革新创新	1. 关注新技术、新方法以及课程领域内的问题 2. 能提出创新的想法和见解 3. 改进方案实施效果好	□A □B □C □A □B □C □A □B □C
职业道德素质	1. 熟悉相关法规、行业公约、职业道德标准等 2. 能辨析是非，有良好行为习惯 3. 自我控制能力强	□A □B □C □A □B □C □A □B □C

模块三

特殊人群的用药指导

知识目标：

了解各类特殊人群的基本解剖、生理特点；

熟悉各类特殊人群使用药物对人体的影响；

掌握各类特殊人群疾病的用药注意事项。

技能目标：

能对各类特殊人群疾病进行正确的用药指导。

职业核心能力目标：

能够有计划进行自我学习，有适合自己的学习方式和方法；

能够运用多种途径和方法获取信息，善于与人交流、与人合作，能正确解决问题；

能够关注行业新技术、新方法，具有革新创新意识；

能够辨析是非，具有良好的行为习惯和职业道德素质。

项目一 小儿用药指导

开宗明义

一、必备知识

▶重点难点

小儿用药特点、小儿用药提示

（一）小儿生长发育阶段

小儿发育分为新生儿期、婴幼儿期和儿童期 3 个阶段，出生后 28 天内为新生儿期；出生后 1 个月～3 岁为婴幼儿期；3～12 岁为儿童期。小儿处于生长发育迅速变化的阶段，对药物具有特殊的反应，故在不同生长发育阶段存在着不同的用药特点。

（二）新生儿期用药特点

新生儿的组织器官及生理功能尚未发育成熟，对药物的吸收、分布、代谢、排泄等体内过程不同于其他年龄组儿童，更不同于成人。因此为了使新生儿安全有效地用药，必须熟悉新生儿药动学的特点。

1. 药物的吸收

（1）局部用药　由于新生儿体表面积相对较成人大，皮肤角化层薄，局部用药后经皮肤吸收快而多，尤其在皮肤黏膜有破损时，如果在局部用药过多就有可能导致吸收过多而引起中毒。一般引起中毒的药物有硼酸、水杨酸等。

（2）口服用药　新生儿胃黏膜尚未发育完全，阿司匹林等对胃有刺激的药物易引起胃部不适或相应疾病；新生儿胃酸分泌很少，使不耐酸的口服青霉素吸收较完全；新生儿胃排空的时间较长，磺胺药等主要在胃内吸收的药物吸收较完全。

（3）注射给药　新生儿因外周血液循环不足而影响药物的吸收、分布，故一般新生儿不采用皮下或肌内注射。新生儿静脉给药起效快，药效也可靠，但必须考虑到液体容量、药物制剂和静脉输注液体的理化性质以及输注的速度。如戊巴比妥钠、地西泮等作用剧烈的药物在使用时可因使用不当引起急性中毒，故用药应慎重。

2. 药物的分布

新生儿含水量较成人高，水溶性药物在细胞外液稀释后浓度降低，排泄慢，易引起中毒。早产儿的卡那霉素分布容积较成熟儿小，因此血药浓度较成熟儿高，易造成卡那霉素中毒，影响听神经和肾功能。新生儿的组织中脂肪含量低，脂溶性药物无法充分结合，使血中游离型药物浓度增高，容易发生中毒。

影响药物分布的最重要因素是血浆蛋白结合率。新生儿的蛋白结合率低，药物游离型比重大，浓度高，易发生药物中毒。如新生儿使用苯巴比妥容易中毒，就是由于婴幼儿血浆蛋白结合药物能力差，游离型药物浓度过高所致。某些药物如磺胺药、吲哚美辛、苯妥英钠、水杨酸盐、维生素 K、安钠咖等可与血液中胆红素竞争血浆蛋白，使血液中游离胆红素增加，而新生儿血脑屏障尚未发育完全，胆红素易进入脑细胞内，可使脑组织黄染，导致核黄疸，严重者甚至引起死亡。

3. 药物的代谢

新生儿的酶系统尚不成熟和完备，某些药物代谢酶分泌量少且活性不足，诸如水解作用、氧化作用和还原作用等生化反应能力弱，药物代谢缓慢，血浆半衰期延长。如新生儿应用氯霉素后，由于缺乏葡萄糖醛酸转移酶，不能与葡萄糖醛酸结合成无活性的代谢物，导致血浆中游离的氯霉素增多，使新生儿皮肤呈灰色，引起灰婴综合征；新生霉素也有抑制葡萄糖醛酸转移酶的作用而引起高胆红素血症；磺胺药、硝基呋喃类药也可使葡萄糖醛酸酶缺乏的新生儿出现溶血，所以新生儿用药时要考虑到肝药酶的成熟情况，一般出生 2 周后肝脏处理药物的能力才接近成人水平。如新生儿黄疸不退，说明其肝药酶尚未发挥充分的解毒作用，应及时请医师处理或给予肝药酶诱导剂（如苯巴比妥）产生酶促作用，使胆红素排出，黄疸消退。

4. 药物的排泄

新生儿肾脏有效循环血量及肾小球滤过率较成人低 30%～40%，对青霉素的滤过率仅为 2 岁儿童的 17％。很多药物因新生儿的肾小球滤过能力低而影响排泄，致使血浆药物浓度高，半衰期也延长，此种情况在早产儿更显著，甚至可随日龄而改变。所以，一般新生儿用药量宜少，用药间隔时间应适当延长。新生儿肾功能的成熟过程需要 8～12 个月才能达到成人水平。

（三）婴幼儿期用药特点

婴幼儿期的药物代谢比新生儿期显著成熟，但从其解剖生理特点来看，依然尚未发育完全，用药仍需注意。

（1）口服给药时以糖浆剂为宜；口服混悬剂在使用前应充分摇匀；维生素 AD 滴剂等油剂绝不能给熟睡、哭闹的婴儿喂服，以免引起油脂吸入性肺炎。

（2）由于婴儿吞咽能力差，且大多数不肯配合家长喂药，在必要时可对垂危病儿采用注射方法，但肌内注射可因局部血液循环不足而影响药物吸收，故常用静脉推注和静脉滴注。

（3）婴幼儿期神经系统发育未成熟，患病后常有烦躁不安、高热、惊厥，可适当加用镇静药。对镇静药的用量，年龄愈小，耐受力愈大，剂量可相对偏人。但是，婴幼儿使用吗啡、哌替啶等麻醉药品易引起呼吸抑制，不宜应用。氨茶碱有兴奋神经系统的作用，使用时也应谨慎。

▶ 想一想 ◀
小儿可以口服片剂或胶囊剂吗？

（四）儿童期用药特点

（1）儿童正处在生长发育阶段，新陈代谢旺盛，对一般药物的排泄比较快。

（2）注意预防水电解质平衡紊乱。儿童对水电解质的代谢功能还较差，如长期或大量应用酸碱类药物，更易引起平衡失调；应用利尿药后也易出现低钠、低钾现象，故应间歇给药，且剂量不宜过大。

（3）激素类药物应慎用。一般情况下尽量避免使用肾上腺皮质激素，如可的松、泼尼松（强的松）等；雄激素的长期应用可使骨骺闭合过早，影响生长发育。

（4）骨和牙齿发育易受药物影响。四环素可引起牙釉质发育不良和牙齿着色变黄，故孕妇、哺乳期妇女及 8 岁以下儿童禁用四环素类抗生素。动物实验证实氟喹诺酮类药物可影响幼年动物软骨发育，导致承重关节损伤，因此应避免用于 14 岁以下的儿童。

（五）小儿用药提示

药师应了解小儿不同发育时期的解剖和生理特点以及机体对药物的特殊反应，并严格掌握用药指征，坚持合理用药，才能取得良好疗效。同时要杜绝滥用抗生素、非甾体抗炎药和维生素的现象。

1. 严格掌握剂量，注意间隔时间

由于小儿的年龄、体重逐年增加，体质强弱各不相同，用药的适宜剂量也有较大的差异。近年来肥胖儿童比例增高，根据血药浓度测定发现，传统的按体重计算剂量的方法，往往血药浓度过高，因此必须严格掌握用药剂量。同时，还要注意延长间隔时间，切不可给药次数过多、过频。在疗效不好或怀疑过量时，应通过测定血药浓度来调整给药剂量和间隔时间。

▶ 技能点 ◀
小儿用药指导

2. 根据小儿特点，选好给药途径

一般来说，能吃奶或能耐受经鼻饲给药的婴幼儿，经胃肠给药较安全，应尽量

泡腾片的服用方法

采用口服给药。新生儿皮下注射容量很小，药物可损害周围组织且吸收不良，故不适用于新生儿。早产儿皮肤很薄，多次肌内注射可发生神经损伤，最好不用。较大的婴幼儿，血液循环较好，可用肌内注射。婴幼儿静脉给药，一定要按规定速度滴注，切不可过快过急，要防止药物渗出引起组织坏死。要注意不断变换注射部位，防止反复注射同一血管而引起血栓静脉炎。另外，婴幼儿皮肤角化层薄，药物很容易透皮吸收，甚至中毒。外用药切不可涂得过多过厚，用药时间也不要过长。

3. 小儿禁用的药物

早产儿禁用苯海拉明；新生儿禁用氯霉素、磺胺药、去甲万古霉素、呋喃妥因及苯海拉明；婴幼儿禁用苯丙胺、氟哌啶醇、羟嗪、依他尼酸、酚酞、噻嘧啶、甲氧氯普胺；6个月以下小婴儿禁用地西泮和硫喷妥钠；1岁以下婴儿禁用吗啡；2岁以下幼儿禁用芬太尼和丙磺舒；3岁以下幼儿禁用左旋多巴；8岁以下儿童禁用四环素；14岁以下儿童禁用吲哚美辛；18岁以下儿童禁用喹诺酮类。

二、同步案例

（一）抛砖引玉

案例一

1. 病例描述

患儿，男，4周岁半。近2天由于冷热不适出现流黄鼻涕，有时咳嗽伴有痰，饭量减少，吃了清开灵和小儿氨酚烷胺颗粒。

2. 病例分析

从患儿症状来看，初步判断为小儿上呼吸道感染（感冒）。

3. 推荐用药

（1）抗病毒治疗：可口服有清热解毒作用的中成药如双黄连、小儿感冒颗粒等。

（2）抗菌治疗：可服用青霉素类或头孢类抗生素（慎用，对肾脏有影响）。

（3）对症治疗：如咳嗽可使用小儿清肺咳喘口服液，如发热可使用布洛芬或尼美舒利降温，但这些药物的半衰期短，不能维持一整晚的降温效果，建议家长可预备小儿退热栓，在患儿临睡前，肛用，可防止夜间体温突然升高而出现的高热惊厥。

（4）用药指导：多饮水，注意休息，如病情加重应去医院就诊。

案例二

1. 病例描述

患儿，男，19个月。因吃了桂圆、肥肉，拉水样便，一天6次左右，患儿精神状态较好。

2. 病例分析

从患儿症状来分析，初步判断为小儿腹泻。

3. 推荐用药

（1）吸附止泻药治疗：如蒙脱石散（思密达）。

（2）益生菌治疗：双歧杆菌，肠道内能形成生物屏障，排斥和抑制有害细菌，促进消化吸收与肠蠕动，增强人体免疫。

  （3）饮食治疗：如胡萝卜汤、苹果泥等，有收敛作用，使大便成形，减少排便次数。

  （4）用药指导：如病情加重应去医院就诊。

（二）小试牛刀

小试牛刀提示

分析病例并推荐用药。

  患儿，男，5岁。生后2个月开始有进食后呕吐，非喷射状，为胃内容物，时有少量胆汁，多至每日4～5次，少则每日1～2次，吐后寻食，伴嗳气，无腹胀、腹泻病史，无头痛、四肢活动障碍史，经常咳嗽、喘息，因肺炎多次住院。生长发育较同龄儿差，近半年患儿诉胸骨后烧灼感，上腹部不适，食欲缺乏。

  查体：T 36.5℃，P 98 次/min，R 28 次/min，体重 15kg，身高 101cm。

  神志清楚，步态稳，营养欠佳，睑结膜、甲床、口唇稍苍白，巩膜无黄染，两侧瞳孔等大等圆，对光反射灵敏，无鼻翼扇动，唇周无青紫，咽部无充血，颈软，胸廓无畸形，胸骨无压痛，两肺呼吸音清，心音听诊正常，心律齐，神经系统检查正常。

  辅助检查：血常规血红蛋白 90g/L，红细胞 2.80×10^{12} 个/L，白细胞 8.0×10^9 个/L；心电图未见异常；全胸片未见异常；钡餐造影有胃食管反流现象，食管内镜有食管炎病变。

◎ 文化与素养

“糖丸爷爷”顾方舟

  顾方舟（1926.6.16—2019.1.2），曾任中国医学科学院病毒学研究所脊髓灰质炎研究室主任，副研究员至中国医学科学院院长，中国协和医科大学校长，研究员。

  脊髓灰质炎，老百姓习惯叫它小儿麻痹症，感染后的孩子不管是脚关节、膝关节还是手臂，甚至是手掌，全部变形扭曲，患儿痛苦万分。半个多世纪前，这种恐怖的传染病，曾大面积侵袭全国。

  1955年，31岁的病毒学家顾方舟临危受命，牵头研制对抗脊髓灰质炎的疫苗。1957年，他日夜奋战，到处寻找当时医务工作者不愿接触的患者粪便，从北京、上海、天津、青岛等12处患者的粪便中分离出脊髓灰质炎病毒并成功定型，并发表了《上海市脊髓灰质炎病毒的分离与定型》。用病原学和血清学的方法证明了I型为主的脊灰流行。这为后来的攻克工作奠定了非常重要的基础。疫病暴发，顾方舟跟死神争分夺秒，他甚至用自己的孩子试验疫苗。幸运的是，实验终获成功。1960年年底，首批500万人份疫苗在全国11个城市推广开来，流行病的高峰退了下去。

  同时，新的难题又来了，要保证疫苗活性，可疫苗怎么运到农村和偏远地区呢？顾方舟想到了孩子们爱吃的糖果。团队想出办法，用摇汤圆的方式，把液体疫苗包在糖和奶粉里，做成“糖丸”，装在保温瓶中，再放进冰块，解决了储运问题。“糖丸”好吃又方便，“土办法”解决了大难题。就这样，顾方舟成了大家口中的“糖丸爷爷”，这一叫就是半个多世纪。

  医者父母心，一颗糖丸，守住了几代中国人的健康，也凝结着老一辈科学家的奉献和青春。

项目二　老年人用药指导

一、必备知识

(一) 老年人常患疾病分类

人进入老年期以后，由于组织器官老化和生理功能减退，老年人发病率明显高于其他人群。根据老年人易患的疾病以及疾病时临床表现的特点将老年人疾病分为五类：

① 与其他人群一样易患的疾病，如感冒、胃炎、心律失常等；

② 中年起病，延续到老年的疾病，如慢性支气管炎、慢性肾炎、类风湿关节炎等；

③ 老年人易患的疾病，如癌症、糖尿病、高血压、高脂血症、冠心病、痛风等；

④ 老年期起病，为老年人特有的疾病，如动脉硬化症、老年性白内障及老年性痴呆等；

⑤ 极少数的老年人也可患儿童常见的传染病，如麻疹、水痘、猩红热等。

(二) 老年人患病特点

1. 起病隐匿，症状复杂

老年人对各种致病因素的抵抗力及对环境的适应能力均减弱，而容易发病。另外老年人反应性低下，对冷热、疼痛反应性差，体温调节能力也低，故自觉症状常较轻微，往往临床表现不典型。如老年人肺炎可无寒战高热，咳嗽轻微，白细胞不升高等。由于年龄差别，老年人甲状腺功能亢进未必有同年轻人一样的典型症状，如多动、怕热、出汗、眼球突出和甲状腺肿大，老年患者就不如年轻患者那么明显。由于老年人感觉减退，急性心肌梗死可无疼痛；泌尿系感染时的尿频、尿急、尿痛等膀胱刺激症状不明显，容易造成漏诊和误诊。

2. 病情不易掌握，恶化迅速

老年人各种器官功能减退，机体适应能力下降，故一旦发病，病情常迅速恶化。如老年人溃疡病，平时常无明显胃肠道症状，直至发生消化道大出血才就诊，甚至就诊时已并发出血性休克和肾功能衰竭，病情迅速恶化。老年心肌梗死起病时仅感疲倦无力、出汗、胸闷，但很快出现心力衰竭、休克、严重心律失常甚至猝死。

3. 多种疾病并存，诊治困难

老年患者一人多病的现象极为常见。一种是多系统同时患有疾病，如有的老年人集高血压、冠心病、慢性胃炎、糖尿病、胆石症等多种疾病于一身，累及多个脏器；另一种是同一系统发生多种疾病，如慢性胆囊炎、慢性胃炎、慢性结肠炎等同时存在，增加诊断和治疗上的困难。

4. 意识障碍，诊断困难

老年患者，几乎不论患何种疾病，均容易出现嗜睡、昏迷、躁动或精神错乱等意识障碍和精神症状，可能与老年人脑动脉硬化、血压波动、电解质紊乱及感染中毒等有关，使老年人疾病的早期诊断困难增加。

5. 并发症多而复杂

老年患者随着病情变化，容易发生并发症，主要有：

① 肺炎，在老年人的死亡原因中占35％，故有"终末肺炎"之称；

② 失水和电解质失调；

③ 血栓和静脉栓塞症；

④ 多器官衰竭，一旦受到感染或严重疾病影响，可发生心、脑、肾、肺两个或两个以上脏器衰竭；

⑤ 其他，如出血倾向、褥疮等。

（三）老年人的药动学特点

1. 吸收

老年人胃肠道肌纤维张力降低，胃排空延缓，胃排空时间延长，同时心排血量降低和胃肠动脉硬化而致胃肠道血流减少，胃肠黏膜吸收面积减少，这些胃肠道功能变化对于以被动扩散方式吸收的药物影响较小，如阿司匹林、对乙酰氨基酚、保泰松、磺胺甲噁唑等。但对于以主动转运方式吸收的药物如维生素 B_1、维生素 B_6、维生素 B_{12}、维生素 C、铁剂、钙剂等，因需要载体参与吸收而导致吸收减少。老年人胃酸分泌减少，胃液的 pH 值升高，一些酸性药物分解增多，吸收减少。

2. 分布

老年人细胞内液减少和功能减退，脂肪组织增加而总体液及非脂肪组织减少，使药物分布容积减小。加上心肌收缩无力，心血管灌注量减少，故影响药物的分布。血浆蛋白含量降低，直接影响药物与血浆蛋白的结合，使游离药物浓度增加，作用增强。如华法林的蛋白结合率高，而老年人血浆蛋白降低，使血中具有活性的游离型药物比结合型药物多，常规用量就有出血的危险。地高辛、地西泮的分布容积随年龄增长而降低。

3. 代谢

肝脏是药物生物转化的主要场所，老年人的肝脏重量比年轻时减轻15％，生物转化能力明显降低，容易受到药物的损害，同时机体自身调节和免疫功能也降低，因而也会影响药物的代谢。肝药酶的合成减少、活性降低，药物转化速度减慢，血浆半衰期延长，药效和不良反应会相应增加，如利多卡因、苯巴比妥、咖啡因、普萘洛尔、哌唑嗪、氯丙嗪、哌替啶、阿司匹林、保泰松等药物。由于老年人的肝功能低下，首关效应能力降低，肝细胞合成白蛋白的能力降低，血浆白蛋白与药物结合能力也降低，游离型药物浓度增高，药物效力增强。如普萘洛尔诱发的肝性脑病，就可能是因为血浆中游离普萘洛尔增多，对心脏抑制作用过强而造成心排血量减少，供应脑组织的血流量减少，引起大脑供血不足，出现意识障碍、精神异常等症状，严重者可致昏迷，老年人服用普萘洛尔要注意减量或延长间隔时间。虽然利多卡因的首关效应很强，但老年人使用也应减量。

4. 排泄

老年人肾脏功能减退较为突出，对机体的影响也较大，肾小球随年龄的增长而逐渐出现纤维化和玻璃变性，肾小球基底膜增厚，肾小动脉管壁弹力纤维明显增多增厚、弹性降低；肾小管细胞脂肪变性，基膜变厚，部分肾小管萎缩或扩张，肾小球、肾小管功能降低，肾血流量减少。而肾脏是药物的主要排泄器官，老年人易患的某些慢性疾病也可减少肾脏的灌注，这些均影响药物的排泄，使药物在体内积蓄，容易产生不良反应或药物中毒。当老年人使用经肾排泄的常规剂量药物时，就容易蓄积中毒。特别是使用地高辛、氨基糖苷类抗生素、苯巴比妥、四环素类、头孢菌素类、磺胺药、普萘洛尔等药时要慎重。解热镇痛药中的非那西丁、朱砂（含汞）以及含马兜铃酸的中药可致肾损害，老年人要避免使用。

老年人这些生理变化影响药物的吸收、分布、代谢和排泄，亦影响药物效应和不良反应，这些都是老年人科学、安全、合理用药的依据。

（四）老年人的药效学特点

1. 对中枢神经系统药物的敏感性增高

老年人大脑重量减轻、脑血流量减少、高级神经功能亦衰退。因此，对中枢神经系统药物特别敏感，包括镇静催眠药、抗精神病药、抗抑郁药、镇痛药等，特别是在老年人缺氧、发热时更为明显。在地西泮血药浓度相似的情况下，老年人更容易出现精神运动障碍的不良反应，而年轻人则少见。所以老年人出现精神紊乱首先要排除中枢神经系统药物所致。

2. 对抗凝血药的敏感性增高

老年人对肝素和口服抗凝血药非常敏感，一般治疗剂量即可引起持久的凝血功能障碍，并有自发性内出血的危险。例如 70 岁以上患者使用华法林的剂量为 40～60 岁患者的 30%，两个年龄组相似血药浓度水平的华法林，对老年人组的维生素 K 依赖性凝血因子合成抑制作用更强。老年人对抗凝血药敏感性增高的原因可能是：①肝脏合成凝血因子的能力下降；②饮食中维生素 K 含量不足或维生素 K 的胃肠道吸收障碍引起维生素 K 相对缺乏；③血管的病理改变，包括血管壁变性，弹性纤维减少，血管弹性降低而使止血反应发生障碍。

3. 对利尿药、抗高血压药的敏感性增高

老年人心血管系统与维持水电解质平衡的内环境的稳定功能减弱，一方面使各种利尿药与抗高血压药的药理作用增强，另一方面使许多药物包括吩噻嗪类、β受体阻滞药、血管扩张药、左旋多巴、三环类抗抑郁药、苯二氮䓬类与利尿药可引起直立性低血压，其发生率与严重程度均较青壮年为高。

4. 对肾上腺素 β 受体激动药与拮抗药的敏感性降低

老年人心脏对肾上腺素 β 受体敏感性降低，对肾上腺素 β 受体激动药与拮抗药反应均减弱。例如，65 岁患者增加休息时的每分钟心率 25 次，需要的异丙肾上腺素静滴剂量为 25 岁时所需剂量的 5 倍；老年人动脉内灌注异丙肾上腺素增加前臂

血流的作用也要比青年人弱。老年人肾上腺素 β 受体敏感性的降低可能与信号传导能力的下降有关，而肾上腺素 β 受体的密度与亲和力没有明显的改变。

此外，肾上腺素 α_1 受体激动药兴奋肝细胞的糖原分解作用不随年龄而改变，但肝细胞肾上腺素 α_1 受体的密度随年龄减少 39％，高亲和力的肾上腺素 α_1 受体数目减少 40％。相反，肾上腺素 α_1 受体介导的促磷酸肌醇水解不随年龄而改变。

（五）老年人常用药物的不良反应

老年人因用药不当而引起不良反应的发生率为 15％～20％，且药物反应比较严重。老年人常见的药物不良反应如下。

▶ 技能点 ◀

辨识老年人用药的不良反应

（1）解热镇痛药　如阿司匹林、对乙酰氨基酚，对于发热尤其是高热的老年人，可导致大汗淋漓、血压及体温下降、四肢冰冷、极度虚弱甚至发生虚脱。长期服用阿司匹林、吲哚美辛等可导致胃出血，呕吐咖啡色胃内容物及引起黑便。

（2）镇静安眠药　如地西泮等易引起神经系统抑制，表现有嗜睡、四肢无力、神志模糊及口齿不清等。长期应用苯二氮䓬类药物可使老年人出现抑郁症。

（3）抗高血压药　如胍乙啶、利血平、甲基多巴长期应用易导致抑郁症。

（4）抗心绞痛药　如硝酸甘油可引起头晕、头胀痛、心率加快，可诱发或加重青光眼；硝苯地平可出现面部潮红、心悸、头痛等反应。

（5）抗心律失常药　如胺碘酮可出现室性心动过速。美西律可出现眩晕、低血压、手足震颤、心动过速和房室传导阻滞。

（6）β 受体阻滞药　如普萘洛尔可致心动过缓、心脏停搏，还可诱发哮喘，加重心力衰竭。

（7）利尿药　如呋塞米、氢氯噻嗪可致脱水、低血钾等不良反应。

（8）庆大霉素、卡那霉素与利尿药合用可加重耳毒性反应，可致耳聋，还可使肾脏受损。由于一些药物对肾脏产生毒性，老年人应该避免使用四环素、万古霉素等药，羧苄西林、庆大霉素、头孢菌素类、多黏菌素需减量或适当延长间隔时间。因长期应用广谱抗生素，可导致肠道菌群失调或真菌感染等严重并发症。

（9）降糖药　如胰岛素、格列齐特等，因老年人肝肾功能减退，易发生低血糖反应。

（10）抗心力衰竭药　如地高辛等强心苷可引起室性早搏、房室传导阻滞及低钾血症等洋地黄中毒反应。

（11）抗胆碱药　如阿托品、苯海索和抗抑郁药丙米嗪等，可使老年前列腺增生患者抑制膀胱括约肌而导致尿潴留。阿托品不可诱发或加重老年青光眼，甚至可致盲。

（12）抗过敏药　如苯海拉明、氯苯那敏等可致嗜睡、头晕、口干等反应。

（13）肾上腺皮质激素类药物　如泼尼松、地塞米松等长期应用可致水肿、高血压，易使感染扩散，亦可诱发溃疡病出血。

（14）维生素及微量元素　如维生素 A 过量可引起中毒，表现为厌食、毛发脱落、易发怒激动等，维生素 E 摄入过量会促使静脉血栓形成、头痛及腹泻等病症；微量元素锌补充过量可致高脂血症及贫血；硒补充过多可致慢性中毒，引起恶心、呕吐、毛发脱落、指（趾）甲异常。

（六）老年人用药提示

1. 不用或尽量少用药物

▶ 技能点 ◀

选择药物、
剂量

老年人有很多的不适完全可以通过生活调理来消除，而不必求助于药物。老年人的用药原则是：应用最少的药物和最低有效量来治疗。除急症或器质性病变外，一般应尽量少用药物。一般合用的药物控制在3～4种，因为作用类型相同或副作用相似的药物合用在老年人身上常更易产生不良反应。例如抗抑郁药、抗精神病药、抗胆碱药、抗组胺药均有抗胆碱作用，其作用可相加而产生不良反应，出现口干、视物模糊、便秘、尿潴留和各种神经精神症状。镇静药、抗抑郁药、血管扩张药、抗高血压药、利尿药均可引起老年人的直立性低血压，故应尽量不要合用。

2. 合理选择药物

（1）使用吲哚美辛、保泰松、安乃近等解热镇痛药容易损害肾脏；而出汗过多又易造成老年人虚脱。

（2）老年人体内水分少，肾功能差，在应用链霉素、庆大霉素等药物时，容易造成高血药浓度与毒性反应，故应尽量不用此类药，更不可联合应用，以免加大对肾与中枢神经系统的毒性作用。

（3）老年人常患有骨质疏松，如果合并患有类风湿关节炎、肌纤维炎，此时若应用肾上腺皮质激素类药物，可引起骨折和股骨头坏死，特别是股骨颈骨折，故应尽量不用，更不能长期大剂量治疗，如必须应用，须加钙剂及维生素D。

（4）老年人常患有高血压，应用利尿药降压不可利尿过猛，否则会引起有效循环血量不足和电解质紊乱。噻嗪类利尿药可增加血糖浓度和抑制尿酸排泄，故不宜用于糖尿病和痛风患者。老年人利尿降压宜选用吲达帕胺。老年人在降压过程中易出现直立性低血压，应注意观察血压变化，不能降得太低或太快。利血平能加重老年人的抑郁症状，老年人不宜应用。

3. 选择适当的剂量

用药个体化是当今药物治疗的重要原则，对老年人尤其如此。一般来说，老年人初始用药应从小剂量开始，逐渐增加到最合适的剂量，每次增加剂量前至少要间隔3个血浆半衰期。假如用到成年人剂量时仍无疗效，则应该对老年人进行治疗浓度监测，以分析疗效不佳的原因，根据不同情况调整给药次数、给药方式或换用其他药物。这样的剂量应用原则，对主要由原型经肾排泄的药物、安全性差的药物以及多种药物同时合用更为重要。

4. 药物治疗要适度

老年人高血压大多有动脉粥样硬化，故使血压降至135/85mmHg左右即可，如过低会影响脑血管及冠状动脉的灌注，甚至诱发缺血性脑卒中。室性早搏如控制到完全消失，势必要用大剂量抗心律失常药，这类药都有较大的副作用，控制到偶发室性早搏2～3次/min即可。

患急性疾病的老年人，病情好转后应及时停药，不要长期用药。例如两年没有癫痫发作的患者仍在服用抗癫痫药就无必要。需长期用药时，应定期检查用药情况是否与病情需要相符，同时定期检查肝、肾功能，以便及时减量或停药。例如，心肌梗死后合并心力衰竭以及有窦性心律的代偿性心力衰竭患者长期服用地高辛应定期检查肝、肾功能；高血压患者长期服用抗高血压药或利尿药，应定期检查用药情况是否与病情需要相符。

5. 注意药物对老年人其他疾病的影响

老年人常患有多种慢性病，例如同时患有青光眼、男性前列腺增生、中枢神经疾患，而在老年人中枢神经疾患的药物治疗中，有不少药物具有抗胆碱作用，如不加注意，可引起尿潴留和青光眼恶化。

6. 提高老年人用药依从性

依从性差导致药物的疗效明显降低，可使病情加重与恶化，需要更大剂量或更强的治疗药物，从而出现严重毒性。老年人依从性差有许多原因，如缺乏护理人员与亲友的监督；患者行动不方便；有时老年人打不开包装容器；老年人理解、记忆力差，视力不佳，听力减退；药物标记不清晰；更重要的原因是患者同时应用多种药物，特别是外形相似的药物，常常造成服错药；临床研究发现依从性差与年龄无关，而与用药品种多少密切相关，即用药品种越多，依从性越差。

▶ 技能点 ◀

提高老年人用药依从性

提高老年患者的依从性，有以下方面值得注意：①老年患者的治疗方案应尽可能简化，便于患者领会接受；并要耐心向患者解释清楚，必要时写出简单明了的说明。尽量应用每日1次的给药方案，如抗精神病药睡前1次服用，利尿药早晨1次服用；如需要每日2～3次服用，可以结合患者的进食或其他活动，使患者易于记住与执行。②药物制剂以糖浆剂或溶液剂较好。因为片剂或胶囊剂有时难以吞咽。③药物的名称与用法应写清楚，难记的名称可用形象化的颜色、编号或名称来代替。④药瓶要便于打开使用，剩余的药品要妥善保管，过期的药品不可使用。⑤家属、亲友、邻居应对患老年性痴呆、抑郁症或独居的老年患者用药进行督查。

二、同步案例

（一）抛砖引玉

案例一

1. 病例描述

某患，男，64岁，类风湿关节炎患者，近日因症状加重，来我店购买糖皮质激素欲缓解疼痛。

2. 病例分析

从病例描述来看，该患者有类风湿关节炎，而老年人常患有骨质疏松，若应用糖皮质激素类药物，可引起骨折和股骨头坏死，特别是股骨颈骨折。

3. 用药指导

不建议使用，如必须应用，则不能长期大剂量治疗，而且须加钙剂及维生素D，以防止骨质疏松。

案例二

1. 病例描述

某患，男，67岁，近日因感冒症状加重，并出现高热，来我店购买阿司匹林。

2. 病例分析

从病例描述来看，该患者感冒并伴有高热，发热尤其是高热的老年人，应用阿司匹林退热可导致大汗淋漓，血压及体温下降，四肢冰冷，极度虚弱甚至发生虚脱。

3. 用药指导

首先应了解病人发热程度，对中度发热病人可推荐物理降温法（如冰袋），如为高热，则在物理降温的基础上可加用一些退热药，如复方阿司匹林等。使用退热药时应小剂量用药，并注意补充水分，防止出汗过多导致虚脱。

（二）小试牛刀

分析病例并推荐用药。

朱某，女，73岁，一周前疲乏、低热，然后右侧胸痛，2天后发现胸部出现几个红点，以后越来越多，发展成很多水疱，呈带状排列。老人疼痛难忍，坐卧不安。老人同时还患有高血压和糖尿病。

小试牛刀提示

开宗明义

▶重点难点◀
妊娠期和哺乳期妇女用药注意事项

项目三　妊娠期和哺乳期妇女用药指导

一、必备知识

妇女在妊娠期和哺乳期用药会直接或间接影响到胎儿或婴儿的生长发育，所以妇女在妊娠期和哺乳期需要用药时，应在医师和药师的指导下选用药物。

（一）妊娠期妇女用药

1. 药物对孕妇及胎儿的影响

妊娠期妇女用药可对孕妇本身及胎儿产生不良影响。尤其妊娠前3个月是胚胎器官和脏器的分化期，易受药物的影响而引起胎儿畸形。如雌激素、孕激素常可致胎儿性发育异常，甲氨蝶呤可致胎儿颅骨和面部畸形、腭裂等。妊娠后期应用依托红霉素引起阻塞性黄疸并发症的可能性增加，可逆的肝毒性反应的发生率可达10%～15%。妊娠晚期服用阿司匹林可引起过期妊娠、产程延长和产后出血。过量服用含咖啡因的饮料，可使孕妇不安、心率加快、失眠，甚至厌食。此外，妇女在妊娠期对泻药、利尿药和刺激性较强的药物比较敏感，可能引起早产或流产。

为保证胎儿生长的需要和维持良好的营养状况，在孕妇营养不足的情况下，应适当补充铁、钙、叶酸、维生素 B_1 和维生素 B_{12}。WHO提出在钩虫病、血吸虫病高发区和贫血孕妇应常规补充铁。

2. 不同孕期用药对胚胎的影响

在受精至受精后18天左右，此期胚胎的所有细胞尚未进行分化，如果用药不当，其结果表现为胚胎死亡、受精卵流产或仍能存活而发育成正常个体，因此在受精后半个月以内，几乎见不到药物的致畸作用。

在受精后 3 周～3 个月，此期胎儿对药物敏感，如胚胎接触毒物，最易发生先天性畸形。妊娠 3～5 周，中枢神经系统、心脏、肠、骨骼及肌肉等均处于分化期，致畸药物在此期间可影响上述器官或系统；在妊娠 34～39 天期间，可致无肢胎儿；在 43～47 天，可致胎儿拇指发育不全及肛门直肠狭窄。

在妊娠 3 个月至足月，为胎儿发育的最后阶段，器官形成过程已大体完成，除中枢神经系统或生殖系统可因有害药物致畸外，其他器官一般不致畸，但根据致畸因素的作用强度及持续时间也可影响胎儿的生理功能和发育成长。

3. 药物对胚胎及胎儿的不良影响

（1）畸形　在妊娠的前 3 个月易受外来药物的影响而引起胎儿畸形。如沙利度胺（反应停）可引起胎儿肢体、耳、内脏畸形；雌激素、孕激素和雄激素可引起胎儿性发育异常；叶酸拮抗药如甲氨蝶呤，可致颅骨和面部畸形、腭裂等；烷化剂如氮芥类药物可引起泌尿生殖系异常，指（趾）畸形。

（2）神经中枢抑制和神经系统损害　胚胎期已经出现胚胎的中枢神经活动，妊娠期妇女服用镇静、麻醉、镇痛、抗组胺药或其他抑制中枢神经的制剂，可抑制胎儿神经的活动，并改变脑的发育。产程中给孕妇麻醉药如麻醉乙醚、镇痛药如吗啡、镇静药如地西泮，可引起胎儿神经中枢抑制及神经系统损害，娩出的新生儿呈现不吃、不哭、体温低、呼吸抑制或循环衰竭等。

（3）出血　妊娠后期孕妇使用双香豆素类抗凝药、大剂量苯巴比妥或长期服用阿司匹林治疗，可导致胎儿严重出血，甚至死胎。

（4）其他不良影响　氨基糖苷类抗生素可致胎儿永久性耳聋及肾脏损害；妊娠 5 个月后用四环素可使婴儿牙齿黄染，牙釉质发育不全，骨生长障碍；噻嗪类利尿药可引起死胎、胎儿电解质紊乱、血小板减少症；氯喹引起视神经损害、智力障碍和惊厥；长期应用氯丙嗪可致婴儿视网膜病变；抗甲状腺药如丙硫氧嘧啶、甲巯咪唑、碘剂可影响胎儿甲状腺功能，导致死胎、先天性甲状腺功能低下或胎儿甲状腺肿大，甚至压迫呼吸道引起窒息；孕妇摄入过量维生素 D 导致新生儿血钙过高、智力障碍，肾或肺小动脉狭窄及高血压；妊娠期缺乏维生素 A 引起新生儿白内障；分娩前应用氯霉素可引起新生儿循环障碍和灰婴综合征。

4. 妊娠期妇女用药注意事项

在妊娠期应尽量选用对孕妇及胎儿安全的药物。用药过程中要注意用药时间宜短不宜长，剂量宜小不宜大。必要时用药后监测血药浓度。对疑有感染的孕妇，必须进行详细的临床检查及细菌学检查，必要时应对分离的致病菌进行药敏试验，根据药敏试验结果选药。致病菌尚未明确时，一般多采用 β-内酰胺类药物。对致病菌不明的重症感染患者，宜联合用药。若疑有厌氧菌属感染，可采用对厌氧菌有效的抗菌药但不宜使用甲硝唑，因该药可致畸。不恰当地使用垂体后叶素、缩宫素等宫缩药可致孕妇流产或早产，尤其在孕妇发生出血性疾病时，不宜用垂体后叶素来止血。

▶ 技能点 ◀

对妊娠期妇女用药指导

（二）哺乳期妇女用药

1. 药物在乳汁中的排泄

乳母用药后药物进入乳汁，但其中的含量很少超过母亲摄入量的 1%～2%，故一般不至于给乳儿带来危害，然而少数药物在乳汁中的排泄量较大，乳母服用量应考虑对乳儿的危害，避免滥用。一般分子量小于 200 的药物和在脂肪与水中都有一定溶解度的物质较易通过细胞膜。在药物与母体血浆蛋白结合能力方面，只有在母体血浆中处于游离状态的药物才能进入乳汁，而与母体血浆蛋白结合牢固的药物如抗凝血的华法林不会在乳汁中出现。另外，要考虑药物的解离度，解离度越低，乳汁中药物浓度也越低。弱碱性药物（如红霉素）易于在乳汁中排泄，而弱酸性药物（如青霉素）较难排泄。

2. 哺乳期妇女用药注意事项

▶ 技能点 ◀
对哺乳期妇女用药指导

（1）选药慎重，权衡利弊　药物对母亲和所哺育的婴儿会有哪些危害和影响，要进行利弊权衡。如所用药物弊大于利则应停药或选用其他药物和治疗措施。对可用可不用的药物尽量不用；必须用者要谨慎应用，疗程不要过长，剂量不要过大。用药过程中要注意观察不良反应。

（2）适时哺乳，防止蓄积　避免在乳母血药浓度高峰期间哺乳，可在乳母用药前，血药浓度较低时段哺喂婴儿。避免使用长效药物及多种药物联合应用，尽量选用短效药物，以单剂疗法代替多剂疗法，这样可以减少药物在乳儿体内蓄积的机会。

（3）非用不可，选好替代　如果哺乳期的母亲患病必须用药时，则应选择对母亲和婴儿危害和影响小的药物替代。例如，乳母患泌尿道感染时，不用磺胺药，而用氨苄西林代替，这样既可有效地治疗乳母泌尿道感染，又可减少对婴儿的危害。

（4）代替不行，人工哺育　如果乳母必须使用某种药物进行治疗，而此种药物对婴儿会带来危害时，可考虑暂时采用人工喂养。

二、同步案例

（一）抛砖引玉

案例

1. 病例描述

某女，24 岁，9 个月的身孕，近日因感冒症状加重，来药店购买感冒药。

2. 病例分析

从病例描述来看，该患者是一名孕妇，使用药物应注意对胎儿的影响。

3. 用药指导

可针对患者的症状，使用对症治疗的药物，但应注意不要使用对胎儿有影响的药物，如阿司匹林、苯海拉明、可待因等。提醒患者多饮水，注意休息，如病情加重应去医院就诊。

（二）小试牛刀

分析病例并推荐用药。

方女士，28 岁，停经 38 周，头痛 5 天。自妊娠 34 周出现下肢水肿，未治疗，基础血压不清。查体：血压 160/100mmHg，下肢水肿（＋＋＋），无宫缩，胎头先

小试牛刀提示

露，半固定，胎心率 136 次/min。眼底检查：小动脉与小静脉管径之比为 1∶2，视网膜水肿。辅助检查的尿常规：尿蛋白（＋＋），尿红细胞 0～1 个/HP，白细胞 1～2 个/HP，无管型。心电图正常。

开宗明义

项目四 驾驶员用药指导

一、必备知识

▶ 重点难点 ◀
驾驶员慎用药物的防范措施

驾驶飞机、车船，操作机械、农机人员和高空作业人员常因服药出现不同程度的疲倦、嗜睡、困乏和精神不振、视物模糊、辨色困难、多尿、平衡力下降等，影响人的反应能力，容易出现危险和人身事故。医师、药师应指导驾驶员了解这方面的知识，以确保驾驶员的用药安全。

（一）驾驶员应慎用的药物

1. 引起驾驶员嗜睡的药物

所有的镇静催眠药对中枢神经都有抑制作用，可诱导睡眠；抗过敏药可拮抗致敏物组胺，同时也抑制大脑的中枢神经，引起镇静，服后表现为神志低沉、嗜睡，其强度因个人的敏感性、品种和剂量而异；感冒药多采用复方制剂，组方有解热药、鼻黏膜血管收缩药或抗过敏药，后两者可缓解鼻塞、打喷嚏、流鼻涕和流泪等症状，但服药后易使人嗜睡；抑制胃酸分泌药质子泵抑制药如奥美拉唑、兰索拉唑、泮托拉唑等服后偶见有疲乏、嗜睡的反应。

2. 使驾驶员出现眩晕或幻觉的药物

▶ 技能点 ◀
辨识驾驶员应慎用的药物

抗病毒药金刚烷胺可刺激大脑与精神有关的多巴胺受体，服后有幻觉、精神错乱、眩晕、嗜睡、视物模糊；镇咳药右美沙芬、那可丁可引起嗜睡、眩晕；喷托维林于服后 10min 可出现头晕、眼花、全身麻木，并持续 4～6h；解热镇痛药双氯芬酸服后可出现腹痛、呕吐、眩晕，发生率约 1％，极个别人可出现感觉或视觉障碍、耳鸣；抗血小板药双嘧达莫服后约 25％的人出现头痛、眩晕；周围血管扩张药氟桂利嗪常使人有抑郁感、嗜睡、四肢无力、倦怠或眩晕。

3. 使驾驶员视物模糊或辨色困难的药物

解热镇痛药布洛芬服后偶见头晕、头昏、头痛，少数人可出现视力降低和辨色困难，吲哚美辛可出现视物模糊、耳鸣、色视；解痉药东莨菪碱可扩大瞳孔，持续 3～5 天，出现视物不清；阿托品可使睫状肌调节麻痹，导致驾驶员视近物不清或模糊，约持续 1 周；扩张血管药双氢麦角碱除偶发呕吐、头痛外，还使视物模糊而看不清路况；抗心绞痛药硝酸甘油服后可出现视物模糊；抗癫痫药卡马西平、苯妥英钠、丙戊酸钠在发挥抗癫痫病作用的同时，可引起视物模糊、复视或眩晕，使驾驶员看路面或视物出现重影；抗精神病药利培酮服后偶见头晕、视物模糊、注意力下降等反应。

4. 使驾驶员出现定向力障碍的药物

抗消化性溃疡药雷尼替丁、西咪替丁、法莫替丁能引起幻觉、定向力障碍；镇痛药哌替啶注射后偶致定向力障碍、幻觉；避孕药长期服用可使视网膜血管发生异常，出现复视、对光敏感、疲乏、精神紧张，并使定向能力发生障碍，左右不分。

5. 可导致驾驶员多尿或多汗的药物

（1）利尿药 阿米洛利及其复方制剂服后尿液排出过多，出现口渴、头晕、视力改变。

（2）抗高血压药 北京降压 0 号（复方利血平氨苯蝶啶片）服后使尿量增多，尿意频繁，影响驾驶；吲达帕胺服后 3h 产生利尿作用，4h 后作用最强，出现多尿、多汗或尿频。哌唑嗪服后出现尿频、尿急。

▶ 技能点 ◀

用药指导

（二）防范措施

吃药后出现不良反应的时间和程度不易控制，迄今在科学上也难以克服。对驾驶员来说，生病时既要吃药，又要保证驾驶安全，因此，采取必要的防范措施，坚持合理用药就显得格外重要。

（1）开车前 4h 慎用上述药物，或服后休息 6h 再开车。

（2）注意复方制剂中有无对驾驶能力有影响的成分。

（3）对易产生嗜睡的药物，服用的最佳时间为睡前半小时，既减少对日常生活带来的不便，也能促进睡眠。有些感冒药分为日片或夜片，如日夜百服宁片、白加黑感冒片，日片不含抗过敏药，极少引起嗜睡，在白天宜尽量选用日片。

（4）改用替代药，如过敏时尽量选用对中枢神经抑制作用小的抗过敏药如咪唑斯汀、氯雷他定、地氯雷他定。感冒时选用不含镇静药和抗过敏药的日片。

（5）如患糖尿病，在注射胰岛素和服用降糖药后稍事休息，如血糖过低或头晕、眼花、手颤，可进食少量食物或巧克力、水果糖。

（6）千万不要饮酒或含酒精饮料，乙醇是一种中枢神经抑制剂，可增强催眠药、镇静药、抗精神病药的毒性。

（7）注意药品的通用名和商品名，有时同一药品有不同的商品名，医师和药师要注意辨认，并向患者交代清楚。

二、同步案例

（一）抛砖引玉

案例

1. 病例描述

患者，男，34 岁，出租车司机，5 年高血压病史，今日降压药用完，来药店购买降压药北京降压 0 号。

2. 病例分析

该患者有 5 年的高血压病史，一直在应用药物治疗，今要求购买北京降压 0 号来治疗高血压，但北京降压 0 号可以导致患者服药后尿量增多，尿意频繁，影响驾驶，故不建议使用。

3. 推荐用药

可向患者推荐血管紧张素转换酶抑制药：短效的有卡托普利（巯甲丙脯酸），中效的有依那普利（依那林），长效的有贝那普利（洛汀新）、培哚普利（雅施达）、福辛普利（蒙诺）、西拉普利（一平苏）、米达普利（达爽）等。但要提醒患者本类药物有咽痒、干咳等不良反应。

（二）小试牛刀

分析病例并推荐用药。

张先生，男，42岁，吊车司机，最近胃部不适，吃了胃药甲氧氯普胺，但自觉白天疲倦，双手把不住方向盘，今日特来药店咨询。

小试牛刀提示

项目五 运动员用药指导

一、必备知识

（一）兴奋剂的概念和分类

兴奋剂是指运动员参赛时禁用的药物，具体是指能起到增强或辅助增强自身体能或控制能力，以达到提高比赛成绩的某些药物或生理物质。兴奋剂品种不断增多，国际奥委会的禁用药物目录已达100余种。它分为六类：一是精神刺激药，如麻黄素、可卡因、苯丙胺等；二是合成类固醇，如甲睾酮、苯丙酸诺龙等；三是利尿药，如呋塞米、依他尼酸、螺内酯（安体舒通）等；四是麻醉镇痛药，如可卡因、哌替啶、芬太尼等；五是β受体阻滞药，如普萘洛尔等；六是肽激素类，如人生长激素（HGH）、人促红细胞生成素（EPO）或重组人促红细胞生成素（rhEPO）、促性腺激素等。

► 重点难点

兴奋剂的类型、危害

（二）兴奋剂的危害

1. 合成类固醇

因能促使体格强壮、肌肉发达，增强爆发力，并缩短体力恢复时间，故常被短跑、游泳、投掷、摔跤、柔道、健美、自行车、滑雪、橄榄球等运动员使用。但它有较大的潜在不良反应：男性长期应用，会导致阳痿、睾丸萎缩、精子生成减少，甚至无精子，而影响生育；女性长期应用，可导致月经紊乱，甚而闭经和不孕，同时还会出现男性化症状，像多毛、长胡须、声音变粗、脱发、性功能异常等，即使停药也不可逆转。更为严重的是，不论男女，均会诱发高血压、冠心病、心肌梗死与脑动脉硬化和脑血管破裂，以及引起肝癌、肾癌等疾患。

► 技能点 ◄

用药指导

2. 精神刺激药

如麻黄素能提高运动员的呼吸功能，改善微循环，增加供氧能力，并能振奋精神，但长期应用会有头痛、心慌、焦虑、失眠、耳鸣、颤抖等不良反应；严重中毒时，会因心力衰竭和呼吸衰竭而死亡。再如可卡因会使运动员情绪高涨、斗志昂扬，还能产生欣快感，能忍受竞技造成的伤痛，并提高攻击力。但用量过大时，会出现中毒症状，如呼吸浅而快、血压上升等，严重时会因呼吸麻痹而死亡。

3. β受体阻滞药

有镇静效果，如射击、体操、滑雪、赛车等项目的运动员用后，可降低血压、减慢心率、减少心肌耗氧量，增加人体平衡性、增强运动耐力，尤其能消除运动员比赛前的紧张心理，使之正常或超常发挥竞技水平，取得良好成绩。但滥用此类药物，会引起头晕、失眠、抑郁、幻觉、心动过缓、低血压，严重者可诱发支气管哮喘。若长期使用后突然停药，则会引起心动过速，心肌梗死，乃至突然死亡。

4. 利尿药

可帮助人短时间内急速降低体重，易造成人体严重脱水、肾衰竭。可被自行车、柔道、摔跤和举重选手滥用。

5. 麻醉性镇痛药

其作用是让运动员能长时间忍受肌肉酸痛。但其能使伤口进一步恶化，导致呼吸困难和药物依赖。可被游泳和长跑选手滥用。

6. 肽激素类

如人生长激素（HGH）的作用是刺激骨骼、肌肉和组织的生长发育。其危害表现为手、足、脸以及内部器官的不正常发育。常被田径、举重选手滥用。再如促红细胞生成素（EPO）的作用是刺激红细胞的生长，以提高血液中携氧量。其危害是导致肝功能和心功能衰竭，并将引起糖尿病。可被自行车、赛艇、短跑和长跑选手滥用。

二、同步案例

（一）抛砖引玉

案例

1. 病例描述

某患，男，35岁，田径运动员，两天前因训练而致肌肉拉伤，出现疼痛。今来药店购买芬太尼。

2. 病例分析

从病例描述来看，该患者应该是肌肉受伤。该患者选用的药物芬太尼属于麻醉镇痛药，其作用是让运动员能长时间忍受肌肉酸痛，但其能使损伤进一步恶化，导致呼吸困难和药物依赖。而且该药是处方药。

3. 用药指导

不建议使用，可推荐阿司匹林（注意提醒患者该药对胃肠道有刺激）或布洛芬。

分析病例并推荐用药。

某患，男，18 岁，田径运动员，主诉两天前受凉后出现打喷嚏、流清涕，今出现咳嗽咯痰，流脓涕。今日要参加比赛。今来药店买药。

◇ 文化与素养

博士上厕所

有一个博士分到一家研究所，成为单位学历最高的人。

有一天他到单位后面的小池塘去钓鱼，正好正副所长在他的一左一右，也在钓鱼。

他只是微微点了点头，这两个本科生，有啥好聊的呢？

不一会儿，正所长放下钓竿，伸伸懒腰，蹭蹭蹭从水面上如飞地走到对面上厕所。

博士眼睛睁得都快掉下来了。水上漂？不会吧？这可是一个池塘啊。

正所长上完厕所回来的时候，同样也是蹭蹭蹭地从水上漂回来了。

怎么回事？博士生又不好去问，自己是博士生呐！

过一阵，副所长也站起来，走几步，蹭蹭蹭地漂过水面上厕所。

这下子博士更是差点昏倒：不会吧，到了一个江湖高手集中的地方？

博士生也内急了。这个池塘两边有围墙，要到对面厕所非得绕十分钟的路，而回单位上又太远，怎么办？博士生也不愿意去问两位所长，憋了半天后，也起身往水里跨：我就不信本科生能过的水面，我博士生不能过。

只听咚的一声，博士生栽到了水里。

两位所长将他拉了出来，问他为什么要下水，他问："为什么你们可以走过去呢？"

两位所长相视一笑："这池塘里有两排木桩子，由于这两天下雨涨水正好在水面下。我们都知道这木桩的位置，所以可以踩着桩子过去。你怎么不问一声呢？"

学历代表过去，只有学习力才能代表将来。尊重有经验的人，才能少走弯路。

项目六 肝功能不全患者用药指导

一、必备知识

▶重点与难点

肝功能不全患者用药原则

肝脏是许多药物代谢的主要场所，当肝功能不全时，药物代谢必然受到影响，药物生物转化减慢，血中游离型药物增多，从而影响药物的效应并增加毒性。因此必须减少用药剂量及用药次数，特别是给予肝毒性的药物时更需慎重，应强调个体化给药。

（一）肝功能不全时的药动学

一般来说，不同程度的肝功能损害时，药动学均有不同程度的改变。主要的改变是药物的吸收、体内分布及代谢清除。

1. 对药物吸收的影响

肝脏疾病时，可出现肝内血流阻力增加，导致门静脉高压，肝内外的门体分流以及肝实质损害，致使肝脏内在清除率下降。内源性的缩血管活性物质在肝内灭活减少，药物不能有效地经过肝脏的首关作用，使主要在肝脏内代谢清除的药物生物利用度提高，同时体内血药浓度明显增高而影响药物的作用，同时药物的不良反应发生率也可能升高。

2. 对药物在体内分布的影响

药物在体内的分布主要通过与血浆蛋白结合而转运。药物的血浆蛋白结合率主要与血浆蛋白减少程度密切相关，血浆中与药物结合的蛋白质主要是白蛋白、脂蛋白和酸性 α-糖蛋白。酸性药物主要与白蛋白结合，碱性药物主要与脂蛋白和酸性 α-糖蛋白结合。在肝脏疾病时，肝脏的蛋白质合成功能减退，血浆中白蛋白浓度下降，使药物的血浆蛋白结合率下降，血中结合型药物减少，而游离型药物增加，虽然血药浓度测定可能在正常范围，但具有活性的游离型药物浓度增加，使该药物的作用加强，同时不良反应也可能相应增加，尤其对于蛋白结合率高的药物，其影响更为显著。肝脏疾病患者血中胆汁酸、胆红素的含量升高时药物竞争性与蛋白质结合，结果使药物的蛋白结合率下降，血浆中游离型的药物浓度升高。

3. 对药物代谢的影响

肝脏是药物代谢最重要的器官。在肝脏疾病时，肝细胞的数量减少，肝细胞功能受损，肝细胞内的多数药物酶，特别是细胞色素 P450 酶系的活性和数量均有不同程度的减少，使主要通过肝脏代谢清除的药物的代谢速度和程度降低，清除半衰期延长，血药浓度增高，长期用药还可引起蓄积性中毒。对于某些肝脏高摄取的药物，如阿司匹林、普萘洛尔等，在肝脏摄取后由于生物转化速度降低，口服药物后大量原型药通过肝脏进入血液循环，血药浓度上升，生物利用度增强；另一方面某些需要在体内代谢后才具有药理活性的前体药如可卡因、依那普利、环磷酰胺等则由于肝脏的生物转化功能减弱，这些药物的活性代谢产物的生成减少，使其药理效应也降低。

因此，对于肝功能损害的患者，在临床用药时应该根据肝功能损害的程度以及药动学的特点调整药物的剂量。一般来说，对于肝功能损害较轻者，静脉或短期口服给予安全范围较大的药物，可不调整剂量或将药物剂量下调 20%；对于肝功能损害较重者，给予主要在肝脏代谢且需长期用药、安全范围较大的药物，药物剂量应下调 30%，以保证临床用药的安全性。

（二）肝功能损害时的药效学改变

慢性肝功能损害的患者由于肝功能损害而影响药物的吸收、分布、血浆蛋白结合率、药酶数量和活性以及排泄，结果导致药物作用和药理效应发生改变。也就是说，在慢性肝功能损害时，由于药代动力学发生改变，药物的药理效应可表现为增强或减弱。慢性肝病时，血浆白蛋白合成减少，药物的蛋白结合率下降，在应用治疗范围的药物剂量时，游离血药浓度相对升高，不仅使其药理效应增强，也可能使不良反应的发生率相应增加。例如临床上在慢性肝病患者中给予巴比妥类药物往往诱发肝性脑病，即与肝功能损害时药效学的改变有关。

（三）肝功能不全患者用药原则

▶ 技能点 ◀
用药指导

（1）明确诊断，合理选药。

（2）避免或减少使用对肝脏毒性大的药物。

（3）注意药物相互作用，特别应避免与有肝毒性的药物合用。

（4）肝功能不全而肾功能正常的患者可选用对肝毒性小，并且从肾脏排泄的药物。

（5）初始用药时宜小剂量，必要时进行治疗药物监测（TDM），做到给药方案个体化。

（6）定期检查肝功能，及时调整治疗方案。

二、同步案例

（一）抛砖引玉

案例

1. 病例描述

某患，男，53 岁，严重肝功能不全患者，近日因家庭纠纷，出现间歇性失眠。今来药店购买异戊巴比妥。

2. 病例分析

从病例描述来看，该患者应该是失眠。严重肝病患者给予巴比妥类药物往往诱发肝性脑病。

3. 用药指导

不建议使用，可推荐三唑仑，该药物属于短效类镇静药，提醒患者该药对呼吸和循环系统有抑制，而且剂量应先从小剂量开始。

（二）小试牛刀

分析病例并推荐用药。

某患，女，47 岁。有慢性乙型肝炎病史 20 年，肝功能检查：反复有异常。乏力、纳差 2 个月，腹胀、少尿半个月。查体：T 37.5℃，P 80 次/min，R 20 次/min，生命体征无异常。消瘦，神志清楚，肝病面容，巩膜轻度黄染，肝掌（＋），左侧面部和颈部可见蜘蛛痣，腹部明显膨隆，未见腹壁静脉曲张，移动性浊音（＋），双下肢轻度水肿。

小试牛刀提示

项目七 肾功能不全患者用药指导

一、必备知识

▶ 重点难点 ◀
肾功能不全患者用药原则

肾脏是药物排泄的主要器官，也是药物代谢的器官之一。肾功能受损时，药物吸收、分布、代谢、排泄以及机体对药物的敏感性均可能发生改变。

（一）肾功能不全时药动学和药效学特点

1. 吸收

肾功能不全患者肾单位数量减少、肾小管酸中毒。如维生素 D 羟化不足，可导致肠道钙吸收减少。慢性尿毒症患者常伴有胃肠功能紊乱，如腹泻、呕吐，这些均减少药物的吸收。

2. 分布

肾功能损害能改变药物与血浆蛋白的结合率。一般而言，酸性药物血浆蛋白结合率下降（苯妥英钠、呋塞米）；而碱性药物血浆蛋白结合率不变（如普萘洛尔、筒箭毒碱）或降低（如地西泮、吗啡）。其作用机制为：①血浆蛋白含量下降；②酸性代谢产物蓄积，竞争血浆蛋白，使药物蛋白结合率下降；③血浆蛋白结构或构型改变，导致药物与蛋白质结合点减少或亲和力下降。

肾功能不全，血浆蛋白结合率改变，药物分布容积也可改变。大多数药物表现为分布容积增加，某些蛋白结合率低的药物，如庆大霉素、异烟肼等分布容积无改变。例外的是，地高辛分布容积减少。

肾功能不全所致药物蛋白结合率及分布容积改变的临床意义很难预测。一方面，药物蛋白结合率下降，游离血药浓度增高，作用增强，毒性增加；但另一方面，分布容积增加，消除加快，半衰期缩短。

3. 代谢

肾脏含有多种药物代谢酶，氧化、还原、水解及结合反应在肾脏均可发生，所以肾脏疾病时，经肾脏代谢的药物生物转化障碍。如尿毒症患者维生素 D_2 的第二次羟化障碍。

由于肾功能受损，药物的代谢也可能发生改变。如药物的氧化反应加速，还原和水解反应减慢，对药物的结合反应影响不大。肾功能损害患者对苯妥英钠、苯巴比妥和普萘洛尔的排泄均较正常人快。

4. 排泄

肾功能损害时，主要经肾脏排泄的药物消除减慢，血浆半衰期延长。药物在体内的蓄积作用加强，甚至产生毒性反应，其作用机制如下。

（1）肾小球滤过减少　如地高辛、普鲁卡因胺、氨基糖苷类抗生素都主要经肾小球滤过而排出体外。急性肾小球肾炎及严重肾缺血患者肾小球滤过率下降，上述药物排泄减慢。

（2）肾小管分泌减少　尿毒症患者体内蓄积的内源性有机酸可与弱酸性药物在转运上发生竞争，使药物经肾小管分泌减少。轻、中度肾衰竭时，这种竞争所致的有机酸排出减少可能比功能性肾单位减少更重要。

（3）肾小管重吸收增加　肾功能不全患者体内酸性产物增加，尿液 pH 值下降，弱酸性药物离子化减少，重吸收增加。

（4）肾血流量减少　某些疾病，如休克、心力衰竭、严重烧伤均可致肾血流量减少。由于肾血流量减少，肾小球滤过及肾小管分泌、重吸收功能均可能发生障碍，从而导致药物经肾排泄减少。

某些药物在体内的代谢产物仍有药理活性，甚至毒性，肾功能受损时，这些代谢产物在体内蓄积产生毒性反应。其中最典型的是普鲁卡因胺，其代谢产物乙酰普鲁卡因胺 85％经肾排泄。肾功能不全患者血浆半衰期从正常人的 6h 延长到 45h。美托洛尔经肾排泄其代谢产物去甲美托洛尔仅为 5％～10％，当肾功能不全时其血浆半衰期为正常人的 4～6 倍。在肾功能不全时，抗生素不能及时排出，在血和组织内发生蓄积，更易出现毒性反应。

5. 机体对药物的敏感性

尿毒症患者常伴有电解质及酸碱平衡紊乱。如低血钾可降低心脏传导性，因而增加洋地黄类、奎尼丁、普鲁卡因胺等药物的传导抑制作用；酸血症和肾小管酸中毒可对抗儿茶酚胺的升压作用。这些现象是药物敏感性发生改变的典型例子。

无论是药物分布的改变，还是机体敏感性的改变，肾功能损害时机体对药物的反应性均可能发生改变。因此，临床应用时应予以考虑。

（二）肾功能不全患者用药原则

▶ 技能点 ◀
用药指导

（1）明确诊断，合理选药。

（2）避免或减少使用肾毒性人的药物。

（3）注意药物相互作用，特别应避免与有肾毒性的药物合用。

（4）肾功能不全而肝功能正常者可选用双通道（肝肾）排泄的药物。

（5）根据肾功能的情况调整用药剂量和给药间隔时间，必要时进行治疗药物监测（TDM），设计个体化给药方案。

二、同步案例

（一）抛砖引玉

案例

1. 病例描述

某患，男，58 岁，肾功能不全患者，近日患尿路感染。今来药店购买庆大霉素，欲回家静脉滴注。

2. 病例分析

从病例描述来看，该患者应该是肾功能不全合并尿路感染。老年人尤其是肾功能不全患者使用氨基糖苷类抗生素会造成肾毒性加重。

3. 用药指导

不建议使用，可推荐头孢菌素类或广谱抗生素，提醒患者尽量不用头孢一代类抗生素。

（二）小试牛刀

分析病例并推荐用药。

某患，男，48 岁，发现蛋白尿、乏力、颜面水肿 2 年。3 天前因上呼吸道感染使症状加重，伴头昏、头痛、视物模糊。查体：T 36.7℃，P 82 次/min，R 20 次/min，

小试牛刀提示

血压150/100mmHg，面色苍白，双下肢凹陷性水肿。尿检：尿蛋白（＋＋）、红细胞（＋＋）；血常规：RBC $3.0×10^{12}$ 个/L，Hb 90g/L。

项目八 透析患者用药指导

▶ 重点难点 ◀

透析患者用药原则

一、必备知识

（一）血液透析

血液透析是利用人造透析膜两侧小分子溶质的弥散和水的超滤作用，以达到清除体内代谢废物或毒物，纠正水、电解质与酸碱失衡的目的。标准的血液透析常分为慢性（维持性）血透和急性（短期）血透两种形式。

1. 血液透析适应证

① 急性肾功能衰竭；②慢性肾功能衰竭；③急性药物或毒物中毒，适用于水溶性、与蛋白质和血浆成分结合较少的小分子药物或毒物中毒；④其他，如高钙血症、高尿酸血症、高镁血症、梗阻性黄疸患者的术前准备。

2. 血液透析的相对禁忌证

需要说明的是血透无绝对禁忌证，只有相对禁忌证，患者出现下述情况时血透应该慎重考虑：①严重休克；②心功能衰竭或心律失常不能耐受体外循环；③急性脑出血及其他严重出血；④精神异常不合作者；⑤恶性肿瘤晚期，极度衰竭者。

（二）腹膜透析

腹膜透析是利用腹膜为半透膜，借助于腹膜两侧毛细血管内血浆与腹膜腔内透析液之间溶质梯度和渗透梯度进行弥散、渗透而清除体内过多的水和电解质，并排出体内代谢产物，纠正酸中毒，替代肾脏部分功能，是肾功能衰竭常用的替代方法，也可用于药物中毒。

腹膜透析适应证：①急性肾功能衰竭；②慢性肾功能衰竭；③急性中毒，如巴比妥、地西泮与抗抑郁药中毒，生物毒素如鱼胆、蜂毒与毒蕈碱中毒，农药、杀虫剂中毒如除草剂等；④其他，如急性胰腺炎、广泛性化脓性腹膜炎、肝性脑病、黄疸及牛皮癣等；器质性心脏病，慢性肾功能衰竭，凝血功能障碍如血友病，颅内出血伴有肾衰竭等。

（三）透析液

透析液是主要按细胞外液电解质浓度人工配制的溶液，其中加葡萄糖调整渗透压。用于治疗肾功能衰竭和毒物中毒，可选择性地自血中除去有毒物质、电解质和过多的体液。血液透析是透析液和患者血液经人工合成的半透膜进行离子交换的过程，腹膜透析的交换是经腹膜实现的。碳酸氢盐透析液容易释放 CO_2，降低碳酸氢盐浓度，并且可滋生细菌，为了避免上述弊病，碳酸氢盐与钙、镁离子分开，最好以固体存放，现用现配。容器开放12h的碳酸氢钠浓缩液不能再继续使用。碳酸氢盐透析液主要的并发症为细胞碱中毒及血中 CO_2 中毒。透析液处方因用途、血透机型、习惯、厂牌不同而种类繁多，使用方法也不相同。

（四）透析患者用药指导

1. 用药原则

血透患者临床用药要严格按医嘱用药，要尽量减少使用药物的种类，并且使用能够达到药效的最低剂量及保证药效的给药时间。

▷ 技能点 ◁
用药指导

2. 透析患者常用药物

（1）磷结合剂　健康的肾脏可以清除额外的磷，并将其从尿液排出。但是，磷不能通过透析充分地被清除，因而蓄积于血液中，出现高磷血症。长期的高磷血症还会导致心脏、血管的钙化，易出现心力衰竭、心律失常等并发症。

多数腹膜透析患者都服用"磷结合剂"类的钙剂，目的是防止过多的磷从胃肠道吸收。注意必须在进食的同时服用，否则无效。但服用量大时易出现高钙血症。

（2）维生素 D　肾脏功能发生衰竭时，就会缺乏活性形式的维生素 D。部分透析患者需要服用活性维生素 D，以补充维生素 D。应在晚上睡前服药。目前临床常用的药物是骨化三醇和阿法骨化醇。

（3）铁剂　铁剂帮助身体合成红细胞。不要在服用钙剂的同时服用铁剂，因为它们可互相络合而不能发挥药效，也不要在服药的同时饮用茶水，这样会降低药效。宜在两餐中间服用铁剂。

（4）维生素 B 和维生素 C　腹膜透析患者容易从透析液中丢失水溶性维生素如维生素 B_1、维生素 B_6 和维生素 C。每天补充维生素 C 0.1g，维生素 B_1 和维生素 B_6 各 10mg。

（5）缓泻药　透析过程中由于饮食及服用药物的缘故，有时难以保持正常的肠道运动而易形成便秘。便秘容易增加腹腔感染的机会，导致腹膜炎的发生；便秘还容易造成腹膜透析液引流不畅。可通过增加食物中纤维素的含量来通便。如果单纯食疗不能解决便秘问题，可使用适当的缓泻药，如开塞露、乳果糖等。

（6）非甾体解热镇痛药　透析患者有时可出现骨和关节的疼痛或头痛。可以服用镇痛药来缓解疼痛，如对乙酰氨基酚。除非有医嘱，否则避免服用阿司匹林，因为阿司匹林可以干扰身体的凝血功能，还会刺激胃黏膜。可以使用外用的止痛药，如双氯芬酸乳膏等。

3. 因特殊需要而使用的其他药物

（1）胰岛素　许多糖尿病患者使用药物胰岛素，以降低血糖水平。糖尿病患者每天皮下注射胰岛素。糖尿病腹膜透析患者也可以在灌液前将胰岛素注入透析液袋，使胰岛素随透析液从腹腔吸收入血从而降低血糖。

（2）肝素　肝素是一种抗凝药。纤维蛋白有时可阻塞导管而造成透析液排出困难。使用肝素可减少排出液中的纤维蛋白。进入透析液的肝素会停留在透析液中，不会进入身体。

（3）抗高血压药　水负荷过多是肾功能衰竭患者高血压的一个主要原因，很多腹膜透析患者随着充分透析和水负荷的纠正，抗高血压药需要逐渐减量，大多数患者甚至不需要再服用抗高血压药。因此，为了更好地控制血压，需要患者每天测量血压，并做记录，以便医师及时调整抗高血压药的使用，防止低血压的发生。

（4）抗生素　抗生素用于治疗感染。如果患有腹膜炎或创口感染，医师常会用抗生素来治疗感染。可以口服抗生素或将抗生素注射液注入透析液中。用药前注意询问患者有无药物过敏史。

另外，腹膜透析患者如要在近期内做牙齿或上呼吸道检查操作的话，要预先告知腹膜透析中心的医师，使用一些抗生素以预防感染。

二、同步案例

（一）抛砖引玉

案例

1. 病例描述

某患，男，64岁，尿毒症患者，近日出现骨和关节疼痛。今来药店购买止痛药。

2. 病例分析

从病例描述来看，该患者应该是因透析而出现骨和关节的疼痛。

3. 用药指导

可以服用镇痛药来缓解疼痛，如对乙酰氨基酚。除非有医嘱，否则避免服用阿司匹林，因为阿司匹林可以干扰身体的凝血功能，还会刺激胃黏膜。可以使用外用的止痛药，如双氯芬酸乳膏等。

（二）小试牛刀

分析病例并进行用药指导。

小试牛刀提示

某患，男，48岁，尿毒症5年，一直在规律地进行血液透析，近期因发生心功能衰竭并发肺部感染，在外院治疗，外院在治疗心功能衰竭的同时，给予常规剂量的青霉素，每日静脉用药640万单位。治疗第3天，患者肺部感染症状明显好转，但是出现精神症状，表现为神志模糊、出现幻觉、语无伦次、烦躁与淡漠交替发作。

稳扎稳打

一、单项选择

1. 下列哪类药没有使驾驶员出现视力模糊或辨色困难的不良反应（　　）

A. 布洛芬　　　　　　B. 东莨菪碱　　　　　　C. 双氢麦角碱

D. 苯噻啶　　　　　　E. 硝酸甘油

2. 药物在乳汁中排泄不受下列哪种因素影响（　　）

A. 药物分子量　　　　B. 药物剂型　　　　　　C. 药物的解离度

D. 药物与母体血浆蛋白结合率　　　　　　　　E. 药物的酸碱度

3. 下列关于药物对孕妇的影响哪一项是错误的 （　　）

A. 孕妇不应过量服用含咖啡因的饮料

B. 孕妇患有结核、糖尿病应绝对避免药物治疗以防胎儿畸形

C. 受精后半个月内，几乎见不到药物的致畸作用

D. 受精后 3 周至 3 个月接触药物，最易发生先天畸形

E. 妊娠 3 个月至足月除神经系统或生殖系统外，其他器官一般不致畸

4. 下列关于老年人的药效学特点哪项不正确 （　　）

A. 对中枢神经系统的敏感性增高　　　　B. 对抗凝血药的敏感性增高

C. 对利尿药、抗高血压药的敏感性增高

D. 对肾上腺素 β 受体激动药的敏感性降低

E. 对肾上腺素 β 受体拮抗药的敏感性增高

5. 老年人用卡那霉素时应谨慎，主要因为 （　　）

A. 老年人肝血流量减少，肝功能下降，从而使血药浓度升高

B. 老年人血浆蛋白含量降低　　　　C. 老年人体内水分少，药物分布容积降低

D. 老年人肾功能降低，药物半衰期延长，耳、肾毒性增加

E. 老年人易产生肺毒性

6. 老年人用药，下列哪种用法是安全的 （　　）

A. 给糖尿病患者输注葡萄糖注射液时，应加适量胰岛素及钾盐

B. 长期使用麻黄素滴鼻液　　　　　　C. 胆结石患者大量服用钙剂

D. 青光眼患者使用颠茄和苯海拉明

E. 前列腺肥大患者，使用普鲁本辛和氯苯那敏

7. 关于老年人患病，下列哪项叙述是错误的 （　　）

A. 自觉症状常较轻微，临床表现往往不典型

B. 机体适应能力低下，一旦发病，病情常迅速恶化

C. 常常是多系统同时发病或同一脏器、同一系统发生多种疾病

D. 患病时一般不容易出现意识障碍和精神症状

E. 老年患者随病情变化，容易发生并发症

8. 关于儿童使用抗生素下列哪项叙述是正确的 （　　）

A. 儿童可安全使用四环素　　　　　　B. 儿童感冒可普遍使用抗生素

C. 因庆大霉素无需做皮试、方便，故儿童感染性疾病可首选

D. 大部分儿童感染性腹泻使用抗生素既不能缩短病程也不能减轻症状

E. 喹诺酮类抗生素应作为婴幼儿的主导抗生素

9. 下列关于小儿用药的叙述哪项是错误的 （　　）

A. 绝不能给睡熟、哭吵或挣扎的婴儿喂药，以免引起吸入性肺炎

B. 婴儿常用静脉注射或静脉点滴的方法给药

C. 不可将肠溶片或控释片压碎给药

D. 儿童正处于生长发育阶段，新陈代谢旺盛，因此可长期大量使用酸碱类药物

E. 雄激素的长期应用常使骨骼闭合过早，影响生长和发育

10. 关于肝病患者用药下列叙述错误的是 （　　）

A. 使用肾上腺皮质激素治疗慢性活动性肝炎一般效果都不错

B. 慢性活动性肝炎患者使用双香豆素抗凝时出血危险性增加

C. 对肝昏迷前的病人必须停用吗啡等药物

D. 对急性期及明显肝损害的患者不宜应用苯丙酸诺龙

E. 一般皮质激素类药物疗程要短，剂量不宜过大

二、配伍选择

1. A. 布洛芬　B. 金刚烷胺　C. 氢氯噻嗪　D. 硝酸甘油　E. 吲达帕胺

（1）可出现视力模糊（　　）

（2）少数人用后可出现视力降低和辨色困难（　　）

（3）服后有幻觉、精神错乱、眩晕、嗜睡、视力模糊（　　）

（4）出现多汗、多尿或尿频（　　）

2. A. 婴儿嗜睡　B. 婴儿惊厥　C. 代谢性酸中毒　D. 小儿乳腺长大

E. 高铁血红蛋白血症

（1）乳母使用水合氯醛可致（　　）

（2）乳母大剂量使用阿司匹林可引起（　　）

（3）乳母使用吲哚美辛可引起（　　）

（4）乳母使用孕激素及雌激素可使（　　）

3. A. 胎儿中枢抑制　B. 溶血　C. 胎儿视神经损害　D. 胎儿性发育异常　E. 灰婴综合征

（1）孕妇服用氯喹可引起（　　）

（2）临产期给孕妇大剂量脂溶性维生素 K，对于葡萄糖-6-磷酸脱氢酶缺乏者可引起（　　）

（3）产程中给孕妇哌替啶可引起（　　）

4. A. 吲达帕胺　B. 利血平　C. 噻嗪类利尿药　D. 卡托普利　E. 硝苯地平

（1）加重老年人的抑郁症状的药有（　　）

（2）老年人使用利尿降压宜选用（　　）

（3）糖尿病和痛风患者不宜使用（　　）

5. A. 四环素类药　B. 地西泮　C. 吗啡　D. 对乙酰氨基酚　E. 吲哚美辛

（1）8 岁以下儿童禁用（　　）

（2）14 岁以下儿童禁用（　　）

（3）新生儿禁用（　　）

（4）1 岁以下幼儿禁用（　　）

三、多项选择

1. 下列哪些是老年患者用药不安全的因素（　　）

A. 药物因剂型多、制成复方制剂或一药多名因而造成重复用药

B. 病人患多种疾病多院、多科就诊　　　C. 喜欢自己购买新药、贵药服用

D. 血压正常后，自己减量服用降压药　　　E. 看广告吃药

2. 下列关于老年人的生理变化对药动学的影响表述正确的是（　　）

A. 地高辛的分布容积随年龄的增长而降低

B. 老年人对于一些药物分解的首过效应能力降低，所以使用利多卡因应减量

C. 阿司匹林的吸收会减少，但对钙剂的吸收几乎无影响

D. 老年人使用地高辛、氢基糖苷类抗生素应注意查肾功能

E. 胃排空时间延迟、肠道有效吸收面积减少

3. 小儿禁用或慎用的化学药物有（　　　）

A. 吲哚美辛　　　　　　　B. 氯丙嗪　　　　　　　C. 水合氯醛

D. 毛花苷 C　　　　　　　E. 甲苯磺丁脲

4. 小儿用药应注意（　　　）

A. 绝不滥用，尤其注意不能滥用抗生素、维生素、解热镇痛药及丙种球蛋白

B. 严格掌握剂量，注意用药间隔，必要时监测血药浓度

C. 选择适当的给药途径，为了防止婴幼儿哭闹，静脉滴注要快

D. 对能吃奶的孩子尽量采用口服给药

E. 较大的婴幼儿，循环较好，可用肌内注射

5. 关于小儿发育阶段下列说法正确的是（　　　）

A. 小儿发育可分为新生儿期、婴幼儿期、儿童期和少年期

B. 新生儿期为出生后 28 天内　　　　　C. 婴幼儿期为出生后 1 个月～3 岁

D. 儿童期为 3～12 岁　　　　　　　　　E. 少年期为 12～16 岁

6. 对肾脏毒性较大，肾功能损害时需大大减量的是（　　　）

A. 多黏菌素　　　　　　　B. 力古霉素　　　　　　　C. 萘啶酸

D. 异烟肼　　　　　　　　E. 青霉素

7. 为肾功能不全患者选择药物时，下列叙述正确的是（　　　）

A. 药物有效成分由肾脏排出少于 20％一般认为无害

B. 内生肌酐清除率是测定肾功能的可靠方法

C. 当内生肌酐清除率低于正常 25％时，则治疗方案应改变

D. 内生肌酐清除率与药物在血清内的半衰期呈正比关系

E. 药物有效成分由肾脏排出大于 50％时，有的有害，有的无害

8. 关于肝病用药下列叙述正确的是（　　　）

A. 目前所有治疗肝炎的药物都不是特异的

B. 有些治疗肝炎的药物疗效是不肯定的

C. 维生素 B_1 对某些肝病患者可致病情加剧

D. 四环素长期口服可致肝脏脂肪含量增高

E. 维生素 B_{12} 有改善肝脏局部循环的作用

9. 关于肝病患者合并结核用抗结核药时，下列叙述正确的是（　　　）

A. 一般发现过敏反应可不必停药

B. 除链霉素外，大部分抗结核药都容易引起肝损害

C. 必须应用抗肺结核药物的肝病患者，可考虑使用异烟肼、利福平等肝脏损害较小的药物

D. 接受异烟肼与利福平治疗者，应避免使用巴比妥类等肝酶诱导剂

E. 发现肝损害后应先停一种可疑药物，如不行再考虑停用另一种药物

10. 兴奋剂包括的种类有（　　　）

A. 精神刺激剂　　　　　　B. 合成类固醇　　　　　　C. 利尿剂

D. β受体阻滞剂　　　　　E. 肽激素类

11. 关于驾驶员用药防范措施，下列叙述正确的是（　　）

A. 开车前 2h 慎用所有影响人反应能力的药物，或服药后休息 6h 再开车

B. 宜产生嗜睡的药物，服用的最佳时间为睡前半小时

C. 过敏时选用对中枢神经抑制作用小的抗过敏药如咪唑斯汀、去氯羟嗪

D. 感冒时用不含镇静药和抗过敏药的日片

E. 注射胰岛素和服用降糖药后稍事休息

12. 可引起驾驶员嗜睡的药物有（　　）

A. 所有镇静催眠药　　　　B. 抗过敏药　　　　　　C. 奥美拉唑

D. 布洛芬　　　　　　　　E. 卡马西平

13. 保证老年人安全用药的做法有（　　）

A. 尽量采用口服给药的方法

B. 由于老年人抵抗力弱，应大量应用滋补药

C. 一般合用药以 5～6 种为宜

D. 对于高血压患者一定要把血压降至 120/80mmHg

E. 镇痛药、解热镇痛药、镇静催眠药、麻醉药要尽可能用最小的有效剂量

14. 老年人用药，下列哪些做法是不安全的（　　）

A. 服用帕吉林时尽量不吃香蕉　　B. 长期大量服用人参

C. 不必控制每天输液的总体积　　D. 长期使用番泻叶且不断增加剂量

E. 糖尿病和痛风病人尽量不用噻嗪类利尿剂

15. 老年人用药，下列哪些用法是不安全的（　　）

A. 长期应用苯二氮䓬类药物　　B. 老年人利尿降压宜选用吲达帕胺

C. 大量应用广谱抗生素　　　　D. 如必须长期服用激素，需加服钙剂及维生素 D

E. 血管扩张药、抗高血压药、利尿药合用

学以致用

分析病例并推荐用药：

1. 于某，男，6 岁，患儿二天前因受凉出现上腹部疼痛并伴有咳嗽，咽痛，无痰。今患儿体温 39.5℃，来院就诊，病程中，患儿无气喘、无盗汗、无寒战及抽搐等，食欲较差，睡眠尚可，二便正常。有高热惊厥病史。

查体：T 39.6℃，P 120 次/min，R 30 次/min，血压 90/60mmHg。神志清楚，精神萎靡，自动体位，营养中等，皮肤黏膜无黄染，无皮疹，唇周无青紫，无鼻翼扇动，两侧瞳孔等大等圆，对光反射灵敏。气管居中，咽部充血，双侧扁桃体轻度肿大，表面无脓性分泌物，咽后壁淋巴滤泡和咽侧索红肿；表面有黄白色点状渗出物，颌下淋巴结轻度肿大，轻度触痛，颈软，无抵抗。两肺呼吸音正常，心音听诊正常，腹软，无压痛及反跳痛，脾肋下未及，四肢活动尚可，神经系统检查未见异常。

辅助检查：实验室检查正常；正常心电图；胸部 X 射线检查两肺纹理清楚。

2. 李某，女性，68 岁，慢性腰骶部疼痛 7 年，今晨洗漱时在卫生间不慎跌倒，跌倒后腰部不能移动并出现剧烈疼痛。家人将其送往医院，X 射线检查显示第 4 腰椎压缩性骨折。

3. 刘女士，24 岁，产后 9 天。左乳房肿痛，体温波动在 38～40℃之间，服用退热药体温可降至正常。查体：T 38.5℃，左乳房红肿，无波动，全乳房压痛明显。门诊行穿刺，进针约 10cm，自乳房后部抽出少量黄色、稠厚脓液。

4. 患者，男，45 岁，司机，5 年前出现中上腹疼痛，呈间歇发作，空腹或夜间明显，进食后可缓解。偶有反酸、嗳气，在当地卫生所治疗服复方氢氧化铝缓解。此后每于受凉、劳累、季节变换时发作。未系统治疗。一周前上述症状加重，进食后不能缓解，昨起排黑便 2 次，每次量约 200ml，来医院就诊，查体：T 36.9℃，P 96 次/min，R 20 次/min，血压 90/50mmHg，神志清，腹软，中上腹轻度压痛，肝脾未及。血常规：WBC $5.6×10^9$ 个/L，其中 N 67%，L 22%，RBC $4.7×10^{12}$ 个/L，Hb 143g/L，大便潜血试验（+++）。

学习评价

专业能力测评表

（在□中打√，A 具备，B 基本具备，C 未具备）

专业能力	评价标准	评价结果		
认知特殊人群	1. 熟悉特殊人群的基本解剖、生理特点	□A	□B	□C
	2. 熟悉各类特殊人群患病特点	□A	□B	□C
	3. 熟悉各类特殊人群使用药物对人体的影响	□A	□B	□C
问病荐药	1. 熟悉特殊人群用药注意事项	□A	□B	□C
	2. 熟悉特殊人群用药剂量、剂型的选择原则	□A	□B	□C
	3. 能对特殊人群制订用药方案	□A	□B	□C
药学服务	1. 熟悉与患者沟通的方法与技巧	□A	□B	□C
	2. 能正确进行用药指导	□A	□B	□C
	3. 能提供生活指导	□A	□B	□C

职业核心能力与道德素质测评表

（在□中打√，A 良好，B 一般，C 较差）

职业核心能力与道德素质	评价标准	评价结果		
自我学习	1. 有学习计划	□A	□B	□C
	2. 会管理时间	□A	□B	□C
	3. 关注相关课程知识的关联	□A	□B	□C
	4. 有适合自己的学习方式和方法	□A	□B	□C
与人交流	1. 会选择交流的时机、方式	□A	□B	□C
	2. 能把握交流的主题	□A	□B	□C
	3. 能准确理解对方的意思，会表达自己的观点	□A	□B	□C
与人合作	1. 善于寻找和把握合作的契机	□A	□B	□C
	2. 明白各自在合作中的作用和优势	□A	□B	□C
	3. 会换位思考，能接受不同的意见和观点	□A	□B	□C
	4. 能控制自己的情绪	□A	□B	□C
信息处理	1. 有多种获取信息的途径和方法	□A	□B	□C
	2. 会进行信息的梳理、筛选、分析	□A	□B	□C
	3. 能使用多媒体手段展示信息	□A	□B	□C

职业核心能力与道德素质	评价标准	评价结果
解决问题	1. 能纵观全局,抓住问题的关键 2. 能做出解决问题的方案,并组织实施 3. 分析问题解决的效果,及时改进不足之处	□A □B □C □A □B □C □A □B □C
革新创新	1. 关注新技术、新方法以及课程领域内的问题 2. 能提出创新的想法和见解 3. 改进方案实施效果好	□A □B □C □A □B □C □A □B □C
职业道德素质	1. 熟悉相关法规、行业公约、职业道德标准等 2. 能辨析是非,有良好行为习惯 3. 自我控制能力强	□A □B □C □A □B □C □A □B □C

模块四

处方调配与处方分析

知识目标：

了解处方的基本知识；

熟悉处方审核的基本原则；

掌握处方调配的注意事项。

技能目标：

能够分析处方用药与临床诊断的相符性及合理性；

能够根据处方准确调配药品；

能够为患者提供用药咨询服务。

职业核心能力目标：

能够有计划进行自我学习，有适合自己的学习方式和方法；

能够运用多种途径和方法获取信息，善于与人交流、与人合作，能正确解决问题；

能够关注行业新技术、新方法，具有革新创新意识；

能够辨析是非，具有良好的行为习惯和职业道德素质。

项目一 认知处方

▶ 重点难点 ◀

标准处方格式

一、必备知识

处方（prescription）是指医疗和生产中关于药剂调制的一项重要书面文件。广义而言，凡制备任何一种药剂或制剂的书面文件，均可称为处方。狭义而言，处方是由注册的执业医师和执业助理医师（以下简称"医师"）在诊疗活动中为患者开具的、由药学专业技术人员审核、调配、核对，并作为发药凭证的医疗用药的医疗文书。

（一）处方的性质

处方具有法律性、技术性和经济性。

（1）**法律性** 因开具处方或调配处方所造成的医疗差错或事故，医师和药师分别负有相应的法律责任。医师具有诊断权和开具处方权，但无调配处方权；药师具有审核、调配处方权，但无诊断权和开具处方权。

（2）**技术性** 开具或调配处方者都必须由经过医药院校系统专业学习，并经资格认定的医药卫生技术人员担任。医师对患者作出明确的诊断后，在安全、有效、经济的原则下，开具处方。药学技术人员应对处方进行审核，并按医师处方准确、快捷地调配，将药品发给患者应用。

（3）**经济性** 处方是药品消耗及药品经济收入结账的凭证和原始依据，也是患者在治疗疾病，包括门诊、急诊、住院全过程中用药报销的真实凭证。

（二）处方的分类

处方按其性质分为三种，即法定处方、医师处方和协定处方。

（1）**法定处方** 主要指《中华人民共和国药典》（以下简称《中国药典》）、国家药品监督管理局颁布标准收载的处方，具有法律的约束力。

（2）**医师处方** 是医师为患者诊断、治疗和预防用药所开具的处方。

（3）**协定处方** 是医院药剂科与临床医师根据医院日常医疗用药的需要，共同协商制定的处方。适于大量配制和储备，便于控制药品的品种和质量，提高工作效率，减少患者取药等候时间。每个医院的协定处方仅限于在本单位使用。

（三）处方的格式

处方由各医疗机构按规定的格式统一印刷，如麻醉药品处方、急诊处方、儿科处方、普通处方等。印刷用纸应根据实际需要用颜色区分，并在处方右上角以文字注明。处方格式由前记、正文和后记三部分组成。

1. 前记

前记包括医疗、预防、保健机构名称，费别，患者姓名、性别、年龄，门诊或住院病历号，科别或病区和床位号，临床诊断，开具日期等，并可添列特殊要求的项目。

麻醉药品和第一类精神药品处方还应当包括患者身份证明编号，代办人姓名、身份证明编号。

2. 正文

以 Rp 或 R（拉丁文 Recipe "请取"的缩写）标示。分列药品名称、剂型、规格、数量、用法用量（通常用拉丁文缩写"Sig."或"S."作标志，包括每次给药剂量、每天给药次数或给药间隔时间、给药途径、给药时间等内容）。

3. 后记

包括医师签名或加盖专用签章（表明医师对处方负有责任），药品金额以及审核、调配、核对、发药的药学专业技术人员签名或加盖专用签章（以示负责）。

（四）处方书写

1. 处方书写的基本要求

▶ 技能点 ◀

辨识不规范处方

（1）处方记载的患者一般情况、临床诊断应清晰、完整，并与病历记载相一致。

（2）每张处方只限于一名患者的用药。

（3）处方字迹应当清楚，不得涂改。如有修改，必须在修改处签名并注明修改日期。

（4）处方一律用规范的中文或英文名称书写。医疗、预防、保健机构或医师、药师不得自行编制药品缩写名或使用代号。书写药品名称、剂量、规格、用法、用量要准确规范，药品用法可用规范的中文、英文、拉丁文或者缩写体书写（处方中常见的外文缩写及含义见本模块附表1），不得使用"遵医嘱""自用"等含糊不清的语句。

（5）年龄必须写实足年龄，新生儿、婴幼儿写日龄、月龄，必要时注明体重。西药、中成药可以分别开具处方，也可以开具一张处方。中药饮片应单独开具处方。

（6）化学药、中成药处方，每一种药品必须另起一行。每张处方不得超过5种药品。

（7）中药饮片处方的书写，可按君、臣、佐、使的顺序排列；药物调剂、煎煮的特殊要求注明在药品右上方，并加括号，如布包、先煎、后下等；对饮片的产地、炮制有特殊要求的，应在药名之前写明。

（8）一般应按照药品说明书中的常用剂量使用，特殊情况需超剂量使用时，应注明原因并再次签名。

（9）为便于药学专业技术人员审核处方，医师开具处方时，除特殊情况外必须注明临床诊断。

（10）开具处方后的空白处应画一斜线，以示处方完毕。

（11）处方医师的签名式样和专用签章必须与药学部门留样备查的式样一致，不得任意改动，否则应重新登记留样备案。

（12）医师开具处方应当使用经药品监督管理部门批准并公布的药品通用名称、新活性化合物的专利药品名称和复方制剂药品名称。医师可以使用由原卫生部公布的药品习惯名称开具处方。需注意相近药品名称的区分（处方中容易混淆的中文药名见本模块附表2）。

（13）药品剂量与数量一律用阿拉伯数字书写。剂量应当使用法定剂量单位：重量以克（g）、毫克（mg）、微克（μg）、纳克（ng）为单位；容量以升（L）、毫升（ml）为单位；有些以国际单位（IU）、单位（U）计算。片剂、丸剂、胶囊剂、散剂、颗粒剂分别以片、丸、粒、袋为单位；溶液剂以支、瓶为单位；软膏及乳膏剂以支、盒为单位；注射剂以支、瓶为单位，应注明含量；饮片以剂为单位。

（14）处方一般不得超过7日用量；急诊处方一般不得超过3日用量；对于某些慢性病、老年病或特殊情况，处方用量可适当延长，但医师必须注明理由。

（15）麻醉药品、精神药品、医疗用毒性药品、放射性药品的处方用量应当严格执行国家有关规定。开具麻醉药品处方时，应有病历记录。

2. 标准处方格式

标准处方格式如图4-1所示。

×××××医院处方

（自费药品专用）

姓名　　　　　男☐女☐　　　年龄　　　　科别

病案号　　　　单位或联系电话

病情及诊断：	药师提示：
	1. 处方项目填写完整，注意合理用药。
	2. 多科就诊可能造成重复用药。
	3. 如有任何用药问题请拨打临床药师
	咨询电话××××××

Rp：

医师_____　　　　　　　　　　　　　　　　　　年　　月　　日

药费　　　　自费标准　　　　注射费　　　　计价员

调配　　　　　　　　　　核对/发药

图 4-1　医院处方格式

二、同步案例

（一）抛砖引玉

医师处方：

【例1】 主药、佐药顺序

×××××医院处方

（自费药品专用）

姓名×××　　　男☑女☐　　　年龄 36 岁　　　科别　呼吸内科

病案号　　　　单位或联系电话

病情及诊断：	药师提示：
	1. 处方项目填写完整，注意合理用药。
感冒	2. 多科就诊可能造成重复用药。
	3. 如有任何用药问题请拨打临床药师
	咨询电话××××××

Rp：

　　　1. 阿莫西林胶囊　　0.25g×24 粒

　　　　　　　　　　　　Sig.　0.5g　四次/日　口服

　　　2. 去痛片　　　　　0.5g×9 片

　　　　　　　　　　　　Sig.　0.5g　三次/日　口服

　　　3. 维生素 C 片　　　0.1g×18 片

　　　　　　　　　　　　Sig.　0.2g　三次/日　口服

医师×××　　　　　　　　　　　　　　　　　　×年×月×日

药费　　　　自费标准　　　　注射费　　　　计价员

调配　　　　　　　　　　核对/发药

【例2】 管包装示例

×××××× 医院处方

（自费药品专用）

姓名××   男□女☑   年龄 32 岁   科别 呼吸内科

病案号   单位或联系电话

病情及诊断： 急性咽炎	药师提示： 1. 处方项目填写完整，注意合理用药。 2. 多科就诊可能造成重复用药。 3. 如有任何用药问题请拨打临床药师 咨询电话××××××

Rp：
 	
        六神丸   30 粒
        Sig. 5 粒 二次/日 口服	

医师××××	×年×月×日

药费   自费标准   注射费   计价员

调配   核对/发药

【例3】 指明用药部位

×××××× 医院处方

（自费药品专用）

姓名××   男☑女□   年龄 34 岁   科别 五官科

病案号   单位或联系电话

病情及诊断： 结膜炎；中耳炎	药师提示： 1. 处方项目填写完整，注意合理用药。 2. 多科就诊可能造成重复用药。 3. 如有任何用药问题请拨打临床药师 咨询电话××××××

Rp：
 	
  1. 氯霉素眼药水   10ml×1 支
           Sig.   2 滴   四次/日   点眼
  2. 酚甘油滴耳剂   10ml×1 瓶
           Sig. 2 滴 四次/日 点右耳	

医师×××	×年×月×日

药费   自费标准   注射费   计价员

调配   核对/发药

【例4】 规格、数量

××××××医院处方

（自费药品专用）

姓名×× 　　　男□女☑ 　　　年龄 37 岁 　　科别　内科

病案号 　　　单位或联系电话

病情及诊断：	药师提示：
泌尿系感染	1. 处方项目填写完整，注意合理用药。 2. 多科就诊可能造成重复用药。 3. 如有任何用药问题请拨打临床药师 　　咨询电话××××××

Rp:

　　　1. 庆大霉素注射液　　4 万单位/1ml×6 支

　　　　　Sig.　4 万单位　b.i.d.　皮试后肌注

　　　2. 青霉素 G 钾注射液　80 万单位×6 支

　　　　　Sig.　80 万单位　b.i.d.　皮试后肌注

医师×××　　　　　　　　　　　　　　　　×年×月×日

药费　　　自费标准　　　注射费　　　计价员

调配　　　　　　　　　核对/发药

（二）小试牛刀

阅读处方并说明处方含义。

××××××医院处方

（自费药品专用）

姓名×× 　　　男☑女□ 　　　年龄 42 岁 　　科别　消化内科

病案号 　　　单位或联系电话

病情及诊断：	药师提示：
急性肝炎	1. 处方项目填写完整，注意合理用药。 2. 多科就诊可能造成重复用药。 3. 如有任何用药问题请拨打临床药师 　　咨询电话××××××

Rp:

　　　　　　1. Inj.　50% Glucosi　20ml

　　　　　　2. Inj.　Vit C　　　0.5g

　　　　　　　　　　　Sig.　i.v.　q.d.　2 日量

医师×××　　　　　　　　　　　　　　　　×年×月×日

药费　　　自费标准　　　注射费　　　计价员

调配　　　　　　　　　核对/发药

出　门

古时候，有两个兄弟各自带着一只行李箱出远门。一路上，重重的行李箱将兄弟俩都压得喘不过气来。他们只好左手累了换右手，右手累了又换左手。忽然，大哥停了下来，在路边买了一根扁担，将两个行李箱一左一右挂在扁担上。他挑起两个箱子上路，反倒觉得轻松了很多。

在我们人生的大道上，肯定会遇到许许多多的困难。但我们是不是都知道，在前进的道路上，搬开别人脚下的绊脚石，有时恰恰是为自己铺路！

项目二　处方审核

▶ 重点难点 ◀

外方用药适宜性审核

一、必备知识

处方是执业医师或执业助理医师为患者开具的用药指令，是药学技术人员调配药品的依据。药师应依据《处方管理办法》的具体要求，加强对处方的审核，尤其应注意监测用药的安全性、合理性、适宜性，并严谨、规范地调配处方，防范差错，保证患者的权益和用药安全。

（一）处方的形式审核

1. 审核资质

药学专业技术人员须凭医师处方调剂处方药品，非经医师处方不得调剂。取得药学专业技术资格者方可从事处方调剂工作。

2. 审核内容

药学专业技术人员应当认真逐项检查处方前记、正文（中记和标记）和后记书写是否清晰、完整，并确认处方的合法性。其中包括处方类型（麻醉药品处方、急诊处方、儿科处方、普通处方）、处方开具时间、处方的报销方式（公费医疗专用、医疗保险专用、部分自费、自费等）、有效性、医师签字的规范性等。

（二）用药适宜性的审核

《处方管理办法》中明确要求药学技术人员不仅对处方的前记、正文（中记和标记）、后记要逐项检查，同时要对处方用药的适宜性进行审查。具体包括以下内容。

1. 处方用药与临床诊断的相符性

处方用药须与临床诊断密切相符，医师开具的处方在病情与诊断栏中明确记录对患者的诊断。药师应审查处方用药与临床诊断的相符性，即加强合理用药的监控。

处方用药与临床诊断不相符的典型情况如下。

▶ 技能点 ◀
审核处方用药
适宜性

（1）非适应证用药　例如流感的病原体主要是流感病毒A型、B型、C型及变异型等（也称甲型、乙型、丙型及变异型），并非细菌。咳嗽的病因，可能由于寒冷刺激、花粉过敏、空气污染和气道阻塞所致，也属非细菌感染，但在临床上常被给予抗菌药物。

（2）超适应证用药　用药超越药品说明书的适应证范围，既有盲目性，又易招致不良反应，同时也无法律保护。如口服黄连素用于降低血糖；罗非昔布用于预防结肠癌、直肠癌；二甲双胍用于非糖尿病患者的减肥等。如必须超适应证用药，一定要患者知情同意。

（3）撒网式用药　表现为两个方面：一是轻度感染就立即使用抗菌谱广或最新的抗菌药物；二是无依据的选用，或不做药物敏感性试验便应用广谱抗菌药物，单凭经验用药，2～3个抗菌药物一起用，或超剂量、超抗菌范围应用。

（4）非规范用药　在不了解抗菌药物的药动学参数、血浆半衰期、作用维持时间、不良反应、特殊人群提示的情况下用药，或在用药后不认真观察患者的反应，如血常规、便常规、尿常规、肝肾功能、精神活动和神经系统等的改变。

（5）盲目联合用药　联合应用药物无明确的指征，表现在：①病因未明；②单一药物已能有效控制的疾病；③大处方，盲目而无效果地应用多种辅助治疗药；④因一药多名（一种通用名的药物活性成分有多种不同的商品名）而导致重复用药；⑤联合应用毒性较大药物，药量未经酌减，增加了不良反应的发生概率。

（6）过度治疗　表现在：①滥用抗菌药物、糖皮质激素、白蛋白、二磷酸果糖及肿瘤辅助药等；②无治疗指征盲目用药，如补钙。

2. 药物剂量、用法

剂量即药物治疗疾病的用量。剂量基本以国际单位制（SI）表示。重量以kg（千克）、g（克）、mg（毫克）、μg（微克）、ng（纳克）5级计量单位表示；容量常以L（升）、ml（毫升）、μl（微升）3级计量单位表示。

但一部分抗菌药物、性激素、维生素、凝血酶及抗毒素，由于效价不恒定，只能靠生物检定与标准品比较的方法来测定，因此，采用特定的IU（国际单位）或U（单位）表示剂量。如青霉素钠，每1IU等于$0.5988\mu g$，或1mg相当于1676IU。肝素每1mg不少于150U。

药师在审核处方时应注意核对药物的剂量和剂量单位，同时注意单位时间内进入机体的药量，特别是静脉注射或静脉滴注时的速度，静脉给药速度过快也会造成单位时间内进入体内药量过大而引起毒性反应。

处方中药品的用法应注意血浆半衰期的影响。血浆半衰期长的药品一般每日1～2次，血浆半衰期短的药品一般每日3～4次。根据病情、药物理化特点和药物作用机制的特点，每种药品服用时应选择适宜的时间。

3. 剂型与给药途径

药物为适应治疗或预防的需要而制成的药物应用形式，称为药物制剂。药物剂型对用药影响如下。

（1）剂型与疗效

① 同一药物，剂型不同，药物的作用不同　有少数药物由于应用的剂型不同，其药理作用完全不同。如甘露醇注射液静脉滴注可用于各种原因引起的脑水肿、颅内高压和青光眼，但作为冲洗剂，则应用于经尿道行前列腺切除术；醋酸氯己定（洗必泰）的水溶液或醇溶液为外用杀菌剂，而制成栓剂用于治疗阴道炎或宫颈糜烂有较好的治疗效果。

② 同一药物，剂型不同，应用的效果不同　不同剂型可根据疾病不同时期的症状和特点正确选用。如皮肤病，一般急性期局部有红肿、水疱、糜烂时，多选用溶液剂湿敷，可起到消炎作用；有渗液者，先用溶液剂湿敷，后用油剂。皮损处于亚急性期时，红肿减轻，渗液减少，可酌情选用糊剂、粉剂和洗剂，以发挥其消炎、止痒、收敛、保护作用。慢性期皮损增厚，呈苔藓样变时，多用软膏和乳膏剂，其穿透力强，作用持久，且有润滑及护肤作用。

③ 同一药物，剂型不同，其作用的快慢、强度、持续时间不同　如氨茶碱为支气管扩张药，它可以制成几种不同的剂型，如注射剂、片剂、栓剂、缓释制剂等，它们的药理作用相同，但注射剂是速效的，适宜于哮喘发作时应用；栓剂是直肠给药，避免了氨茶碱对胃肠道的刺激，减少了副作用，且吸收较快，维持药效时间较长；片剂的作用时间中等，而便于生产；缓释制剂可维持药效达8～12h，减少了服药次数，使哮喘患者免于夜间服药。

④ 同一药物，剂型不同，其副作用、毒性反应不同　例如吲哚美辛开始用于临床时，应用片剂1日剂量为200～300mg，其消炎镇痛作用较好，但发现有较大的副作用，如头痛、失眠、呕吐、耳鸣、胃出血等，其副作用与服用剂量成正比。其原因主要是由于片剂在保存中逐渐硬化而影响崩解度，所以吸收量很低，剂量加大则副作用就更大。如制成胶囊剂给药，每日剂量75mg就能得到较好的治疗效果，副作用很少。如制成栓剂给药，就可以避免药物直接作用于胃肠黏膜引起的一系列胃肠道反应，特别是对于长期使用者更为安全。栓剂给药后的最高血药浓度虽仅有口服的75%，但达到最高血药浓度的时间比口服快，临床证明疗效没有差别。

⑤ 同一药物，同一剂型，表现不同　由于处方组成及制备工艺不同，同一药物的同一剂型作用快慢、强度甚至疗效及副作用都有可能不同。如1968～1969年澳大利亚用苯妥英钠治疗癫痫患者时，曾发生广泛的苯妥英钠中毒，后查明其原因是在生产胶囊时用乳糖替代了原处方中的硫酸钙作为稀释剂，从而增加了苯妥英钠的吸收，提高了血药浓度，因而在服用相同剂量时引起中毒。有人测定7种地高辛片，都符合规定的崩解时限，但由于粒径、处方、工艺等不同，溶出速率有很大的差异。

（2）给药途径　正确的给药途径是保证药品发挥治疗作用的关键之一，也是药师审核处方的重点，在审核处方时一定要读懂看清，以免发生差错。同一种药品，给药途径不同，可直接影响药物作用的快慢和强弱，药物作用也会生产变化。如硫酸镁溶液，外敷可消除水肿，口服可导泻（50%）或解除胆管痉挛（33%），注射可降压和抗惊厥；又如尿素静脉滴注可降低颅内压，外用可软化指（趾）甲甲板，抑制真菌生长，用于甲癣的治疗。因此，药师应熟悉各种药品的给药途径与药物作用的关系，以便根据病情和药物性质作出适当的选择。临床最常见的给药途径为口服、舌下含服、直肠给药、吸入给约、静脉注射（或静脉滴注）及肌内、皮下、皮内、椎管内、关节腔、胸膜内注射、腹腔内注射，还有灌肠、植入、离子透入、阴道给药等给药途径。

药品的服用方法尚与剂型有关，如肠溶衣片（胶囊）、缓控释制剂应整片（粒）吞服。肠溶衣片（胶囊）可使制剂在胃液中 2h 不会发生崩解或溶解，其目的为满足药物性质及临床需要：①减少药物对胃黏膜的刺激性；②提高部分药品在小肠中的吸收速率和利用度；③掩盖药品的不良气味和味道；④提高药物的稳定性，避免部分药品在胃液酸性条件下不稳定，分解失效。若嚼碎后服用，将失去上述作用。而缓释制剂、控释制剂具有特殊的渗透膜、骨架、渗透泵等结构，若嚼碎后服用，将破坏上述特殊结构，失去控制或延缓药品释放的价值。

4. 是否有重复给药现象

重复给药系指一种化学单体的药物，同时或序贯应用，导致作用和剂量的重复。重复给药易发生药品不良反应和用药过量。其原因主要有以下几点。

（1）一药多名　我国药品一药多名的现象比较严重，同一通用名药品常有多种不同的商品名，少则几个，多则几十个甚至上百个，在临床用药上存在较大的安全隐患，易致重复用药、用药过量或中毒。

（2）中成药中含有化学药成分　伴随着中药、化学药联合应用和复方制剂的出现，合并使用两种或多种药物的现象很多。但若两者配合不当，亦可引起不良反应；此外，在不明确中成药中所含化学药成分时，可造成累加用药，出现用药重叠、过量。如含甘草的某些制剂与阿司匹林同用，可能导致或加重消化性十二指肠溃疡。含朱砂的某些中成药同还原性化学药，如溴化物、碘化物、硫酸亚铁、亚硝酸盐等同服，可产生溴化汞、碘化汞、氧化汞，引起赤痢样大便。

为增加疗效，常用的中成药中常含有非甾体解热镇痛药（对乙酰氨基酚、安乃近、吲哚美辛、阿司匹林）、降糖药（格列本脲）、抗组胺药（氯苯那敏、苯海拉明）、中枢兴奋药（咖啡因）、中枢镇静药（异戊巴比妥、苯巴比妥）、抗病毒药（金刚烷胺）、平喘药（麻黄碱）、利尿药（氢氯噻嗪）等，在与化学药联合应用时，一定要先搞清成分，避免滥用和化学药累加应用，以防出现不良反应以及严重的功能和器官损害。

5. 对规定必须做皮试的药物，处方医师是否注明过敏试验及结果的判定

有些药品如抗生素中 β-内酰胺类，氨基糖苷类的链霉素，以及碘造影剂、局麻药、生物制品（酶、抗毒素、类毒素、血清、菌苗、疫苗）等药品在给药后极易引起过敏反应，甚至出现过敏性休克。为安全起见，需根据情况在注射给药前进行皮肤敏感试验，皮试后观察 15～20min，以确定反应呈阳性或阴性。

对青霉素、头孢菌素、破伤风抗毒素等易致过敏反应的药品，注意提示患者在用药前（或治疗结束后再次应用时）进行皮肤敏感试验，在明确药品敏感试验结果

为阴性后，再调配药品；对尚未进行皮试者、结果阳性或结果未明确者拒绝调配药品，同时注意提示有家族过敏史或既往有药品过敏史者在应用时提高警惕性，或采用脱敏方法给药。

虽然头孢菌素类抗生素可引起过敏反应或过敏性休克，同时与青霉素类抗生素存在交叉过敏，发生率在3%～15%，但目前对头孢菌素应用前进行皮肤试验的临床意义尚有极大争议。国外文献证实：若患者以前发生过青霉素过敏性休克，应禁用头孢菌素，若过敏反应轻微，必要时可在严密监护下，给予头孢菌素类抗生素。但近年来有多例报道，头孢菌素可致过敏性休克甚至死亡，为慎重起见和对患者的安全用药负责，建议在应用前做皮肤试验，并提示应用所注射的药品品种进行皮试。另外，具体到药物是否需要做药物皮肤敏感试验，请参照药品说明书和官方的药物治疗指南。鉴于各药品生产企业的产品标准不同而对皮肤试验的要求不一，在用药前宜仔细阅读药品说明书。

（三）药物相互作用和配伍禁忌

1. 药物相互作用的含义

药物相互作用是指两种或两种以上的药物合并或先后序贯使用时，由于药物间的相互影响，所引起的药物作用和效应的变化。根据药物相互作用的结果可将药物相互作用分为协同作用和拮抗作用，协同作用指两种或两种以上的药物合用后药效增强（疗效增强和不良反应增强）；拮抗作用指两种或两种以上的药物合用后药效减弱（疗效减弱和不良反应减弱，有时也可能使疗效增强）。药物相互作用有发生在体内的药动学、药效学方面的作用；亦有发生在体外的相互作用，如引起理化反应使药品出现混浊、沉淀、变色和活性降低，即药物的配伍禁忌。

▶ 技能点 ◀

审核药物相互作用和配伍禁忌

2. 药物相互作用对药效学的影响

（1）协同作用使疗效增强，包含以下几种作用方式：

① 作用不同的靶位：磺胺甲噁唑（SMZ）与甲氧苄啶（TMP）合用有协同抑菌或杀菌作用，磺胺药和甲氧苄啶分别作用于二氢叶酸合成酶和二氢叶酸还原酶，使细菌的叶酸代谢受到双重阻断。

硫酸阿托品与胆碱酯酶复活药（解磷定、氯解磷定）联用，产生互补作用，可减少阿托品用量和不良反应，提高治疗有机磷中毒的疗效。

② 保护药品免受破坏：亚胺培南可在肾脏中被肾肽酶破坏，制剂中加入西司他丁钠，后者为肾肽酶抑制药，保护亚胺培南在肾脏中不受破坏，阻断前者在肾脏的代谢，保证药物的有效性。在β-内酰胺类抗生素与β-内酰胺酶抑制剂联合制剂中，如阿莫西林/克拉维酸钾、替卡西林/克拉维酸钾、氨苄西林/舒巴坦、头孢哌酮/舒巴坦，它们的体外抗菌活性试验及体内抗菌疗效均表明，β-内酰胺酶抑制药可竞争性和非竞争性抑制β-内酰胺酶，使青霉素、头孢菌素免受开环破坏。联合制剂在体外的抗菌活性是单用β-内酰胺类抗生素的几倍至几十倍，体内抗菌疗效亦显著优于单用β-内酰胺类抗生素。

③ 促进机体的利用：苄丝肼或卡比多巴为芳香氨基酸类脱羧酶抑制药，可抑制外周左旋多巴脱羧转化为多巴胺的过程，使循环中左旋多巴含量增高5～10倍，进入脑中的多巴胺量也随之增多。当与左旋多巴合用时，可提高后者的血液浓度，

增加进入脑组织的量，延长其半衰期，并可减少左旋多巴的用量，并降低外周心血管系统的不良反应。

④ 延缓或降低抗药性：抗疟药青蒿素可诱发抗药性，与乙胺嘧啶、磺胺多辛联合应用可延缓抗药性的产生。磷霉素与β-内酰胺类、氨基糖苷类、大环内酯类、氟喹诺酮类抗菌药物联合应用具有相加或协同作用，并减少耐药菌株的产生。此外，先使用磷霉素使细菌的细胞壁受损变薄，通透性增加有利于其他药物进入细菌体内，达到协同杀菌作用。

（2）协同作用使不良反应增强 肝素钙与阿司匹林、非甾体抗炎药、右旋糖酐、双嘧达莫合用，有增加出血的危险。氢溴酸山莨菪碱与盐酸哌替啶伍用时可增加毒性。甲氧氯普胺与吩噻嗪类抗精神病药合用可加重锥体外系反应。氨基糖苷类抗生素与依他尼酸、呋塞米和万古霉素合用，可增加耳毒性和肾毒性，听力损害可能发生，且停药后仍可发展至耳聋。

（3）拮抗作用对药物效应的影响

① 不良反应减弱 阿托品和普萘洛尔合用后，通过拮抗作用可消除普萘洛尔所致的心动过缓，普萘洛尔也可消除阿托品所致的心动过速；

② 疗效增强 普萘洛尔与硝酸酯类合用于心绞痛病人，可相互拮抗对方不利于抗心绞痛的作用，而使抗心绞痛作用增强；

③ 疗效减弱 甲苯磺丁脲的降糖作用是促进胰岛β细胞释放胰岛素，可被氢氯噻嗪类药的作用所拮抗。

（4）敏感化作用 一种药物可使组织或受体对另一种药物的敏感性增强，即为敏感化现象。敏感化作用对机体的作用是双向的：可以是不良反应增强，也可以是疗效增强。如排钾利尿剂可使血浆钾离子浓度降低，从而使心脏对强心苷敏感化，容易发生心律失常。应用利血平或胍乙啶后能导致肾上腺素受体发生类似去神经性超敏感现象，从而使具有直接作用的拟肾上腺素药的升压作用增强。

3. 药物相互作用对药动学的影响

（1）影响吸收 铁剂与维生素C联合应用，维生素C作为还原剂可促使3价铁转变为2价铁剂，从而促进铁被人体吸收。而抗酸药，其复方制剂组分中有 Ca^{2+}、Mg^{2+}、Al^{3+}、Bi^{3+}，与四环素同服，可形成难溶性的配位化合物（络合物）而不利于吸收，影响疗效；改变胃排空或肠蠕动速度的药物，如阿托品、颠茄、丙胺太林等可延缓胃排空，增加药物的吸收，而甲氧氯普胺（胃复安）、多潘立酮（吗丁啉）、西沙必利等药物可增加肠蠕动，从而减少了药物在肠道中的滞留时间，影响药物吸收。如以上药物同时在处方中应用，会影响疗效，应建议医师修改处方。

（2）影响分布 药物与血浆蛋白结合率的大小是影响药物在体内分布的重要因素。与药物结合的血浆蛋白以白蛋白为主，也有少量α-球蛋白和β-球蛋白。这种结合是可逆的，结合与解离处于动态平衡。药物与血浆蛋白结合，对药物的分布和排泄过程中的转运有很大影响，也影响药物对血脑屏障和胎盘屏障的穿透力，只有游离药物能自由地在体内组织分布，具有药理活性。当药物与血浆蛋白结合达到饱和时，若合并应用与血浆蛋白结合率高的药物时，可产生结合置换作用，使游离药物浓度增加，这些情况都可能导致毒性反应发生。

当两种药物联合应用时蛋白质结合能力较强的药物分子占领结合部位，使其他药物不能与蛋白质充分结合，以致另一种药物的游离型药物增多，药效增强。这种相互作用对一些蛋白结合率较高的药物具有意义，因此要注意那些药效较强或毒性较大的药物，以防止药物自结合部位置换下来，导致药效和毒性增强而引起危险。如阿司匹林、依他尼酸、水合氯醛等均具有较强的血浆蛋白结合力，与口服磺酰脲类降糖药、抗凝血药、抗肿瘤药等合用，可使后三者的游离型药物增加，血浆药物浓度升高。

（3）影响代谢　药物相互作用主要包括酶诱导相互作用和酶抑制相互作用。因为药物的代谢是依赖于酶催化作用实现的，其中一类代谢酶为专一性药酶，如胆碱酯酶、单胺氧化酶，它们只代谢乙酰胆碱和单胺类药物。而另一类为非专一性药酶，一般指肝微粒体混合功能氧化酶系统，这些酶系统能代谢数百种药品，其主要存在于肝细胞内质网中，所以称为肝药酶或药酶，肝药酶主要指细胞色素P450酶系（CYP），肝药酶的个体差异大，如遗传、年龄、营养、机体状态和疾病等均可影响酶的活性。同时肝药酶的活性可被部分药品所增强或灭活，凡能增强肝药酶活性的药物，称为肝药酶诱导药或酶促药，如苯巴比妥、苯妥英钠、利福平等。由肝药酶代谢的药物与肝药酶诱导药合用时，前者代谢加快，因此剂量应适当增加。凡能抑制或减弱肝药酶活性的药物称药酶抑制药，如咪唑类抗真菌药、大环内酯类抗生素、异烟肼、西咪替丁等。被肝药酶代谢的药物与肝药酶抑制药合用时，剂量应酌减。如普伐他汀、辛伐他汀等羟甲戊二酰辅酶A（HMG-CoA）还原酶抑制药，在治疗剂量下与对CYP有明显抑制作用的环孢菌素、伊曲康唑、酮康唑、大环内酯类抗生素等合用时能显著增高HMG-CoA还原酶抑制药类药的血药浓度。

（4）影响排泄　竞争性抑制肾小管的分泌和重吸收等功能，可增加或减缓药品的排泄。如丙磺舒、阿司匹林、吲哚美辛、保泰松、磺胺药可减少青霉素自肾小管的排泄，使青霉素的血药浓度增高，血浆半衰期延长，抗菌作用及毒性均可能增强。

4. 药物的体外配伍禁忌

药物配伍禁忌主要表现在静脉注射、静脉滴注及肠外营养液等溶液的配伍，指两种或两种以上药液混合后因发生混浊、沉淀、变色和活性降低等变化，而不能混合使用的情况。

如青霉素与苯妥英钠、苯巴比妥钠、戊巴比妥钠、异戊巴比妥钠、硫喷妥钠、阿托品、氨力农、普鲁卡因胺、拉贝洛尔、缩宫素、酚妥拉明、罂粟碱、精氨酸、麦角新碱、鱼精蛋白、促皮质素、氢化可的松、甲泼尼龙琥珀酸钠、苯海拉明、麻黄素、氨茶碱、维生素 B_1、维生素 B_6、维生素 K_1、维生素 C、异丙嗪、阿糖胞苷、辅酶A、博来霉素等药品配伍可出现混浊、沉淀、变色和活性降低；与碳酸氢钠、氢化可的松混合可发生透明度不改变而效价降低的潜在性变化。甘露醇与磺苄西林钠、头孢匹林、拉氧头孢、头孢吡肟、胞磷胆碱、氨力农、硝普钠、维拉帕米、尿激酶、普萘洛尔、氯化钠、复方氯化钠、氯化钾、氯化钙、葡萄糖酸钙、乳酸钠、复方乳酸钠、长春新碱、丝裂霉素、阿霉素、天冬酰胺酶、非格司亭、顺铂等配伍可出现混浊、沉淀、变色和活性降低。

药师在审查处方时应严格审查药品的相互作用和配伍禁忌，对有益的相互作用宜给予支持；对有害的药物相互作用，应对处方医师提出建议或拒绝调配；对目前尚有争议的相互作用，应提示医师注意，或在监护的条件下用药。

5. 化学药与中成药的联合应用

（1）化学药与中成药联合应用的优势　中成药和化学药虽属于不同体系，但其治病的目的是同样的。一种疾病常非一药可治，随着中西医结合工作的开展，中医用化学药、西医用中成药，乃至中药、化学药联合应用，已为广大患者所接受。中药、化学药联合应用的优势如下。

① 作用协同疗效增强：许多中药、化学药联用后，能使疗效增高，有时呈现很显著的协同作用。如黄连、黄柏与四环素、呋喃唑酮、磺胺甲噁唑合用治疗痢疾、细菌性腹泻有协同作用，常使疗效成倍提高。金银花能加强青霉素对耐药性金黄色葡萄球菌的杀灭作用。丙谷胺与甘草、白芍、冰片一起治疗消化性溃疡有协同作用，并已制成复方胃谷胺。从仙鹤草根芽中提纯的鹤草酚对日本血吸虫有抑杀作用。大蒜素与链霉素联用，可提高后者效价约3倍及血药浓度约2倍。黄芩、砂仁、木香、陈皮对胃肠道蠕动有明显抑制作用，可延长地高辛、维生素B_{12}、灰黄霉素等在小肠上部的停留时间，有利于吸收，提高疗效。丹参注射液与间羟胺、多巴胺等升压药同时应用时，不但能加强升压作用，还能延长升压药的作用时间。

② 降低药品的不良反应：某些化学药或提取的纯品成分单一，治疗作用明显，但不良反应较大，与中药配伍既可以提高疗效还能够减轻不良反应。肿瘤患者接受化疗后常出现燥热伤津所致的阴虚内热或气阴两虚，可配伍滋阴润燥清热或益气养阴的中药加以缓解。如抗肿瘤药氟尿嘧啶与环磷酰胺，常产生呕吐、恶心等胃肠道反应，而海螵蛸粉和白及粉既能止血消肿、又能保护胃黏膜，现以氟尿嘧啶、鲨肝醇、环磷酰胺、奋乃静、白及、海螵蛸粉配合组成片剂，可防止出现严重的消化道反应，用于临床治疗消化道肿瘤有较好疗效。

甘草酸可降低链霉素对前庭蜗神经的毒性，使原来不能坚持治疗的患者有80%可以继续使用。用甘草与呋喃唑酮合用治疗肾盂肾炎，既可防止其胃肠道反应又可保留呋喃唑酮的杀菌作用。氯氮平治疗精神病有明显疗效，其最常见的副作用之一是流涎。应用石麦汤（生石膏、炒麦芽）30～60剂为1个疗程，流涎消失率为82.7%，总有效率达93.6%。

③ 减少剂量，缩短疗程：珍菊降压片（珍珠层粉、野菊花、槐花米、可乐定、氢氯噻嗪）有较好的降压及改善症状的作用，若以常用量一次1片，一日3次计，可乐定的剂量比单用减少60%。地西泮有嗜睡等副作用，若与苓桂术甘汤合用，用量只需常规用量的1/3，嗜睡等副作用也可消除。

④ 减少禁忌证，扩大适应证范围：碳酸锂治疗白细胞减少症近年来广泛用于临床，但其胃肠道反应限制了其适用范围。如同时用白及、姜半夏、茯苓等复方中药，就可减轻胃肠反应，使许多有胃肠疾患的白细胞减少症患者接受治疗。氯丙嗪治疗精神病时对肝脏有损害，故肝功能不全者忌用。珍氯片（氯丙嗪、珍珠层粉、

三硅酸镁）用于肝功能轻度不全的精神异常患者，不仅对肝功能无损，且有一定的协同作用。舒心散冲剂（普尼拉明、三七、赤芍、郁金）治疗冠心病，心绞痛缓解有效率为 87%，心可定扩冠作用时间短，与上述活血化瘀、行气止痛药物配伍，可使作用时间延长。生脉散、丹参注射液与莨菪碱合用，治疗病态窦房结综合征，既可适度加快心率，又能改善血液循环，从而改善缺血缺氧的状况，达到标本兼治的目的。

⑤ 西医和中医治法互相取长补短：中药治疗到目前为止仍存在着许多不足。例如，对一些病原体的作用不够有力，抢救急性"三衰"措施较少，给药途径单调而不利于急救等。因而在临床的中西医结合治疗中，要采用一些西医疗法以补中药之不足。如对某些感染性疾病加用抗生素，对急性脑水肿患者加用脱水药，对一些经中药保守治疗未能奏效的急腹症采用手术治疗，对急性呼吸道阻塞的患者行气管切开术，对急性失血、失水患者进行输血、输液等。这可以说是以现代医学之长补中药之短。然而，所谓"长""短"只是相对而言的。在中西医学结合的临床治疗中，有一些被视为中医之"短"的，却转化为"长"。又如治疗感染性休克时，以前主要依靠化学药抢救，而近年来运用中药制剂参脉注射液等，不但同样有较好的升压、扩张血管和强心等作用，若与化学药同用，还可延长其升压的作用时间。又如流行性出血热中出现的急性肾功能衰竭，以前主要依靠现代医学治疗，经过摸索，总结出运用中医"逐瘀通下"法来治疗，取得了很好的效果，这是以中医之长处弥补了西医的不足。

（2）中成药、化学药合用的基本原则　中药是含有许多有效成分的天然药物，其汤剂更是成分复杂，但它同化学药一样具有疗效和毒性的两重性，众多中药、化学药联合应用于同一机体，其药理作用相当复杂。据统计 5 种药物合用（不包括单味中药）副作用为 18%；6 种以上药物合用副作用则为 80%。因此中药、化学药联合应用的基本原则是药简力专，取长补短，发挥独特疗效和各自优势。对单味中药或化学药疗效可靠的疾病，一般不应联用，更不应作为中药、化学药联用的研究范围。

① 中药、化学药结合使用要有机交融：中药与化学药进入人体，从发挥作用到治疗疾病都必须经过吸收、分布、代谢、排泄等体内过程。从本质上说都是通过影响机体的生理、生化及病理等环节而发挥效应的，其作用对象具有生物活性上的同一性。中药与化学药又均由化合物分子所组成，因而又有着物质上的同性。因此，中药、化学药互补交融就有了坚实的基础。实际上从古至今，这类交融从未中止过。如大量的外域药早已衍化为中药的组成部分，而许多中药制剂又源源不断地渗入现代医学临床，为医师们所喜用。

② 辨证与辨病用药相结合：无论是中医或是现代医学均注重诊断与治疗的密切相关性。中医的整体观念及辨证施治与西医辨病相结合，在临床上常能达到标本兼顾、相辅相成的作用。将两者结合起来，既能明确患的是什么病，又能了解疾病在各阶段的本质表现，这是中药、化学药合理联用的前提。临床试验表明：肾阳虚型的慢性支气管炎、支气管哮喘患者，肾上腺皮质功能及免疫功能均低于正常人。

临床上常选用化学药抗菌药物控制感染，而用补肾中药如淫羊藿、巴戟天、干姜、附片、熟地黄等亦可固本止咳。恶性肿瘤的治疗是当今世界医学的难题，中医认为其病因不外两个方面：一是病邪盛——癌细胞；二是正气虚——免疫力下降，即"邪之所凑，其气必虚"。所以运用中药扶正益气，如复方阿胶浆、十全大补汤、当归养血膏等；而用现代医学的手术、放疗、化疗等手段快速祛除病邪——癌细胞，是肿瘤科常用的治疗方案。又如胆道感染多属中医肝郁化火，运用庆大霉素等抗生素常能有效地控制感染，抑其肝火，而对于肝气郁滞这种功能的失调，则运用中药疏肝理气，如枳实、白芍、柴胡等。药理研究表明：枳实、柴胡能松弛胆道括约肌，有利于庆大霉素进入作用部位。

③ 用中医、西医学各自的理论指导选用中药、化学药：中药、化学药联用必须建立在中西医双重诊断基础上，要坚持中医辨证与现代医学辨病相统一，而寻求中药、化学药的最佳组合。寻求协同增效、优势互补、减毒、降低副作用，为中药、化学药联合应用的重要原则。譬如，肾病的肾阳虚水肿，现代医学多用皮质激素这一类"纯阳"药物。根据中医阴阳学说，在用皮质激素时应防阳盛耗阴，由肾阳虚转变为肾阴虚，此时要佐以滋阴补肾的药物（如六味地黄丸、左归饮之类），保护肾脏。根据皮质激素在体内的负反馈作用，长期应用皮质激素能使肾上腺皮质功能减弱，所以当皮质激素减少到维持量时，又需要在滋阴药的基础上加上助阳药（如仙茅、淫羊藿、巴戟天、肉苁蓉、菟丝子等），以兴奋肾上腺皮质功能，促使皮质激素分泌，达到逐渐撤掉外源性激素的目的。临床实践证明，这样可提高疗效并降低复发率，达到标本兼治的目的。

④ 合理使用中药、化学药，减轻患者痛苦：依据现代医学对疾病的认识、运用现代科学知识和技术对中医理论的阐明以及对中药成分和药理作用的研究，目前临床上积极采用中药与化学药合理结合，减少药物的副作用或弥补药效不足，减轻患者痛苦。如环磷酰胺等免疫抑制药用于肾病治疗，该药的副作用有白细胞减少、胃肠道反应、脱发等。针对其副作用，采用益气养血，健脾补肾药（黄芪、当归、茯苓、白术、何首乌等），可大大减少其副作用，减轻症状，以利患者康复。

（3）规避和预防药物配伍禁忌　任何事物均有双重性，中药、化学药同服也可能会发生相互作用而引起不良反应，导致严重后果，应权衡利弊，避免盲目同服。

① 舒肝丸不宜与甲氧氯普胺合用，因舒肝丸中含有芍药，有解痉、镇痛作用，而甲氧氯普胺则能加强胃肠收缩，两者作用相反，合用会降低药效。

② 助消化药胰酶、胃蛋白酶、多酶片不宜与麻仁丸、解暑片、牛黄解毒片同服，因为这些中成药中含有大黄和大黄酚，可通过吸收或结合的方式，抑制胰酶、蛋白酶助消化的作用。

③ 中成药蛇胆川贝液与吗啡、哌替啶、可待因不能同服。因前者含有苦杏仁苷，与化学药的毒性作用一样，均抑制呼吸，同服易致呼吸衰竭。

④ 中成药益心丹、麝香保心丸、六神丸不宜与化学药普罗帕酮、奎尼丁同服，因可导致心脏骤停。

⑤ 中成药人参酒、舒筋活络酒与苯巴比妥等镇静药不宜同服，因可加强对中枢神经的抑制作用而发生危险。

⑥ 乳酶生不宜与黄连上清丸联合应用，因为黄连中的黄连素明显抑制乳酶生的活性，使其失去消化能力。

⑦ 抗结核药异烟肼不宜与昆布合用，昆布片中含碘，在胃酸条件下，与异烟肼发生氧化反应，形成异烟酸、卤化物和氮气，失去抗结核杆菌的功能。

⑧ 阿托品、咖啡因、氨茶碱不宜与小活络丹、香连片、贝母枇杷糖浆合用。因后者含有乌头、黄连、贝母等生物碱成分，同服易增加毒性，出现药物中毒。

⑨ 强心药地高辛不宜与麻杏止咳片、通宣理肺丸、消咳宁片合用。因后三者均含有麻黄碱，对心脏有兴奋作用，能增加地高辛对心脏的毒性，引起心律失常。

⑩ 阿司匹林不宜与风湿酒、国公酒、壮骨酒、骨刺消痛液同服。因为中药酒中含有乙醇，合用会增加对消化道的刺激性，引起食欲缺乏、恶心，严重时可致消化道出血。

二、同步案例

(一)抛砖引玉

1. 案例

患者，男，50岁。因发作性胸骨后痛1周就诊。既往有十二指肠溃疡病史5个月。心电图：前壁、下壁心肌缺血性改变。初步诊断：①冠心病心绞痛；②十二指肠溃疡。医生为其开具处方如下，请问该处方是否合理，若不合理请指出原因并提出合理建议。

××××××医院处方

（自费药品专用）

姓名　××　　　男☑女□　　　年龄 50 岁　　　科别　心血管内科
病案号　　　　单位或联系电话

病情及诊断：	药师提示：
1. 冠心病心绞痛； 2. 十二指肠溃疡	1. 处方项目填写完整，注意合理用药。 2. 多科就诊可能造成重复用药。 3. 如有任何用药问题请拨打临床药师 　咨询电话××××××
Rp: 　　　　1. 山莨菪碱片　10mg　　t.i.d.　p.o. 　　　　2. 硝酸甘油片　0.3mg　舌下含化	

医师×××　　　　　　　　　　　　　　　　　×年×月×日

药费　　　　自费标准　　　　注射费　　　　计价员
调配　　　　　　　　　　核对/发药

2. 案例分析

上述处方不合理，也不规范，原因如下：①该病人以发作性胸骨后疼痛1周就诊，经心电图检查诊断为心绞痛，可给予硝酸甘油治疗，但处方仅给1次量，似乎不妥；②该病人虽有十二指肠溃疡病史5个月，但目前病人是否还有溃疡、溃疡是否已经治疗或正在治疗，情况不清楚，不应盲目用药；③如果需要用山莨菪碱，处方中只给予1片，无法按1日3次给药；④就这两种药物的使用来看，这两种药物不能同时使用，因为山莨菪碱可阻断M受体，减少唾液分泌，使舌下含化的硝酸甘油崩解减慢，从而影响其吸收。应用山莨菪碱治疗期间，舌下含化硝酸甘油的作用减弱。舌下含化硝酸甘油或其他硝酸酯类（硝酸异山梨酯等）与其他M受体阻断药（阿托品、东莨菪碱、丙胺太林等）亦可发生类似相互影响。因此，需舌下含化硝酸甘油的心绞痛患者应避免应用抗胆碱药，可根据病人情况选择使用其他药物，如雷尼替丁等替代山莨菪碱治疗十二指肠溃疡。

（二）小试牛刀

患者，女，28岁。因咽痛2天就诊。既往有缺铁性贫血病史1个月，正在服硫酸亚铁。初步诊断：①急性咽炎；②缺铁性贫血。医生为其开具处方如下，请问该处方是否合理，若不合理请指出原因并提出合理建议。

××××××医院处方

（自费药品专用）

姓名 ×× 　男□女☑　　年龄28岁　　科别 呼吸内科
病案号　　单位或联系电话

病情及诊断： 　　1. 急性咽炎； 　　2. 缺铁性贫血	药师提示： 1. 处方项目填写完整，注意合理用药。 2. 多科就诊可能造成重复用药。 3. 如有任何用药问题请拨打临床药师 　咨询电话××××××

Rp:

　　　　1. 硫酸亚铁片　0.3g　　t. i. d.　p. o.
　　　　2. 牛黄解毒片　3片　　t. i. d.　p. o.

医师×××　　　　　　　　　　　　　　×年×月×日

药费　　　自费标准　　　注射费　　　计价员
调配　　　　　　　　　核对/发药

小试牛刀提示

项目三 处方调配

一、必备知识

《处方管理办法》中明确提出，在调剂处方过程中必须做到"四查十对"，即查处方，对科别、姓名、年龄；查药品，对药名、剂型、规格、数量；查配伍禁忌，对药品性状、用法用量；查用药合理性，对临床诊断。

药师在审查过程中发现处方中不利于患者用药处或其他疑问时，应拒绝调配，并联系处方医师进行干预，经医师改正并签字确认后，方可调配。对发生严重药品滥用和用药失误的处方，应当按有关规定报告。

（一）处方调配

（1）调配处方前应仔细阅读处方所写的药品名称、剂型、规格与数量，按照药品的顺序逐一调配。有疑问时绝对不可猜测，可咨询上级药师或电话与处方医师联系。

（2）调配药品时应检查药品的批准文号，并注意药品的有效期，以确保使用安全。

（3）药品调配齐全后，与处方逐一核对药品名称、剂型、规格、数量和用法，准确、规范地书写标签。

（4）尽量在每种药品上分别贴上用法、用量、储存条件等标签，并正确书写药袋或粘贴标签。特别注意标识以下几点：①药品通用名或商品名、剂型、剂量和数量；②用法用量；③患者姓名；④调剂日期；⑤处方号或其他识别号；⑥药品贮存方法和有效期；⑦有关服用注意事项（如餐前、餐后、冷处保存、驾车司机不宜服用、需振荡混合后服用等）；⑧药房的名称、地址和电话。

（5）对需特殊保存条件的药品应加贴醒目标签，以提示患者注意，如 $2\sim10^{\circ}\text{C}$ 冷藏保存。

（6）一张处方药品调配结束后再取下一张处方，以免发生混淆。

（7）核对后签名或盖名章。

（二）核查与发药

1. 核查

处方药品调配完成后由另一药师进行核查。内容包括再次全面认真地审核一遍处方内容，逐个核对处方与调配的药品、规格、剂量、用法、用量是否一致，逐个检查药品的外观质量是否合格（包括形状、色、嗅、味和澄明度），有效期等均应确认无误，核对人员签字。如果核对人发现调配错误，应将药品和处方退回配方人，并提示配方人注意改正。

2. 发药

发药是处方调剂工作的最后环节，要使差错不出门，必须把好这一关。

（1）核对患者姓名，最好询问患者所就诊的科室，应确保药品发给相应的患者。

（2）发药时向患者交代每种药品的使用方法和特殊注意事项，同一种药品有 2 盒以上时，需要特别交代，向患者交付处方药品时，应当对患者进行用药指导。

（3）对理解服药标签有困难的患者或老年人，需耐心仔细地说明药品的用法并辅以更详细、明确的服药标签。

（4）如患者有问题咨询，应尽量解答，对较复杂的问题可建议到药物咨询窗口。

（5）发药时应注意尊重患者隐私。

（三）处方调配差错及其防范与处理

1. 处方调配差错

▶ 技能点 ◀

辨识处方调配
差错

（1）处方差错的类别

① 药品名称出现差错；

② 药品剂量或数量差错；

③ 药品与其适应证不符；

④ 剂型或给药途径差错；

⑤ 给药时间差错；

⑥ 疗程差错；

⑦ 药物配伍有禁忌；

⑧ 药品标识差错如贴错瓶签、错写药袋及其他。

（2）处方差错的程度

① 客观环境或条件可能引起的差错，但差错未发生；

② 差错发生但未发给患者；

③ 发给患者但未造成伤害；

④ 需监测差错对患者的后果，并根据后果判断是否需要采取措施；

⑤ 差错造成患者暂时性伤害；

⑥ 差错导致患者住院或住院时间延长；

⑦ 差错导致患者永久性伤害；

⑧ 差错导致患者生命垂危；

⑨ 差错导致患者死亡。

（3）出现差错的原因

① 调配时精神不集中或业务不熟练；

② 选择药品错误；

③ 处方辨认不清；

④ 缩写不规范；

⑤ 药品名称相似；

⑥ 药品外观形似；

⑦ 分装；

⑧ 稀释；

⑨ 标签；

⑩ 其他。

2. 避免和减少差错的预防措施

为减少和预防调配错误的发生，需制定明确的防范措施：

① 制定并公示标准的药品调配操作规程，工作人员严格执行有关处方调配各项工作制度，熟知工作程序及工作职责。

② 及时让工作人员掌握药房中的信息。

③ 保证轮流值班人员的数量，减少由于疲劳而导致的调配差错。

④ 合理安排人力资源，调配高峰时间适当增加调配人员。管理和辅助工作可安排在非调配高峰时间。

⑤ 定期召开工作人员会议，接受关于差错隐患的反馈意见，讨论并提出改进建议。

⑥ 发生差错后，及时召开讨论会，分析和检查出现差错的原因、后果和杜绝措施，及时让所有的工作人员了解如何规避类似差错的发生。

3. 调配差错的应对措施

（1）建立首问负责制。无论所发生的事故是否与己有关，第一个接到患者询问、投诉的药师必须负责接待患者或其家属的询问和投诉，以免事态的进一步扩大。

▶ 技能点 ◀

调配差错处理

（2）所有调配差错必须及时向部门负责人报告，进行登记，明确责任，并由部门负责人向药房主任或药店值班经理报告，及时与患者的家属联系更正错误，并致歉，如发生严重的不良反应或事故，应及时通报医院主管领导并采取相应措施。部门负责人应调查差错发生的经过、原因、责任人，分析出现差错的危害程度和处理结果。

（3）处理差错的步骤

① 建立本单位的差错处理预案。

② 当患者或护士反映药品差错时，必须立即核对相关的处方和药品；如果是发错了药品或发错患者，药师应立即按照本单位的差错预案迅速处理并上报部门负责人。

③ 根据差错后果的严重程度，分别采取补救措施，如请相关的医师帮助救治或治疗，到病房或患者家中更换药品，致歉、随访，取得谅解。

④ 若遇到患者自己用药不当、请求帮助，应积极提供救助及用药指导。

（4）进行彻底调查并向药房主任或药店经理提交一份"药品调配差错报告"，报告应涵盖以下内容：

① 差错的事实。

② 发现差错的经过。

③ 确认差错发生的过程细节。

④ 经调查确认导致差错发生的原因。

⑤ 事后对患者的安抚与差错处理。

⑥ 保存处方的复印件。

（5）改进措施

① 为杜绝再次发生类似差错提出建议。

② 药房主任或药店经理应修订处方调配工作流程，以利于防止或减少类似差错的发生。

③ 药房主任或药店经理应将发生的重大差错向医疗机构、药政管理部门报告，由医疗机构管理部门协同相关科室，共同杜绝重大差错的发生。

二、同步案例

（一）抛砖引玉

1. 处方

××××××医院处方

（自费药品专用）

姓名　××　　　男□女☑　　　年龄 25 岁　　　科别　血液科

病案号　　　　单位或联系电话

病情及诊断： 缺铁性贫血	药师提示： 1. 处方项目填写完整，注意合理用药。 2. 多科就诊可能造成重复用药。 3. 如有任何用药问题请拨打临床药师 　咨询电话××××××
Rp: 　　1. 硫酸亚铁片　0.3g×1 瓶 　　　　　　Sig.　　0.3g　t. i. d. 　　2. Tab. Vit C　100mg×1 瓶 　　　　　　Sig.　　100mg　t. i. d. 医师×××　　　　　　　　　　×年×月×日	

药费　　　自费标准　　　注射费　　　计价员

调配　　　　　　　　核对/发药

2. 处方调配

处方经药师审核签字后，调配人员阅读处方后按处方中药品顺序逐一调配：

先取规格为 0.3g 硫酸亚铁片 1 瓶，然后取规格为 100mg 维生素 C 片 1 瓶，并检查药品有无批准文号，是否在有效期内，药品有否变质，包括变色、风化、潮解、破碎等；调配完毕后再与处方核对药品名称、剂型、规格、数量、用法用量等内容，合格后签名。处方调配完成后，将药品和处方交给发药人员，发药人员呼叫处方患者姓名，确认患者年龄、性别无误后，按处方顺序将药品逐个交予取药者，同时核对所取药品名称、剂型、剂量、数量与处方所载是否一致。并检查可打开的最小包装是否完整，数量是否准确，药品有否过期或变质。无误后向患者交代用法：硫酸亚铁片每天 3 次，每次 1 片；维生素 C 片每天 3 次，每次 1 片。交代用药注意事项：服用硫酸亚铁片需要和维生素 C 同服，并在饭后服用，以减少对胃肠道的刺激，在服药时不得和牛奶、蛋类、钙剂、茶水、咖啡同服，服用铁剂可能使大便颜色变黑，请勿担心。发药完毕后，告诉取药者药已配齐，可以装袋。

（二）小试牛刀

请叙述下述处方的调配过程。

××××××医院处方

（自费药品专用）

姓名　××　　　男□女☑　　年龄 57 岁　　科别　内科
病案号　　　　单位或联系电话

病情及诊断：	药师提示：
原发性高血压	1. 外方项目填写完整，注意合理用药。 2. 多科就诊可能造成重复用药。 3. 如有任何用药问题请拨打临床药师咨询电话××××××

Rp：
　　　　1. 普萘洛尔片　　10mg×30 片
　　　　　　　　　　　　Sig.　10mg　t.i.d.　p.o.
　　　　2. 卡托普利片　　25mg×60 片
　　　　　　　　　　　　Sig.　50mg　t.i.d.　p.o.
　　　　3. 氢氯噻嗪片　　50mg×30 片
　　　　　　　　　　　　Sig.　50mg　t.i.d.　p.o.

医师×××　　　　　　　　　　　　　　　×年×月×日

药费　　　自费标准　　　注射费　　　计价员
调配　　　　　　　　　核对/发药

小试牛刀提示

一、呼吸系统疾病处方分析

（一）抛砖引玉

【案例一】

1. 处方

×××××医院处方

（自费药品专用）

姓名　××　　　男□女☑　　　年龄 27 岁　　　科别　呼吸内科

病案号　　　单位或联系电话

病情及诊断：	药师提示：
上呼吸道感染	1. 处方项目填写完整，注意合理用药。 2. 多科就诊可能造成重复用药。 3. 如有任何用药问题请拨打临床药师咨询电话××××××

Rp：

    1. 白加黑片　　　24 片

         Sig.　依照说明书使用

    2. 抗病毒冲剂　　10 袋

         Sig.　1 袋　t. i. d.　冲服

    3. 泰诺感冒片　　10 片

         Sig.　2 片　t. i. d.　p. o.

医师×××　　　　　　　　　　　　　　　×年×月×日

药费　　　自费标准　　　注射费　　　计价员

调配　　　　　　　　　核对/发药

2. 依据上述处方，请选出正确选项

A. 对乙酰氨基酚　　　B. 伪麻黄碱　　　C. 右美沙芬

D. 氯苯那敏　　　　　E. 苯海拉明

（1）泰诺的主要成分有（　　）。

（2）白加黑和泰诺中都含（　　）成分。

（3）白加黑的白片与黑片成分中不同的成分是（　　）。

3. 案例解析

（1）ABCD

（2）ABCD

（3）E

4. 结果判断

泰诺和白加黑有效成分一样，两药合用属重复用药，可因用药剂量过大引起中毒。

【案例二】

1. 处方

××××××医院处方

（自费药品专用）

姓名　××　　　男☑女□　　　年龄 24 岁　　　科别　呼吸内科

病案号　　　　单位或联系电话

病情及诊断： 上呼吸道感染	药师提示： 1. 处方项目填写完整，注意合理用药。 2. 多科就诊可能造成重复用约。 3. 如有任何用药问题请拨打临床药师 咨询电话××××××
Rp: 　　　1. 抗病毒口服液　　2 盒 　　　　　Sig.　1 支　p.o.　t.i.d. 　　　2. 日夜百服宁　　1 盒 　　　　　Sig.　1 片　p.o.　t.i.d. 医师×××　　　　　　　　　　　　　　　　×年×月×日	

药费　　　　自费标准　　　　注射费　　　　计价员

调配　　　　　　　　　　　核对/发药

2. 处方分析

感冒一般由病毒感染引起，主要包括鼻部症状和全身症状，其中鼻部症状明显，如鼻塞、流鼻涕、打喷嚏、流眼泪，而全身症状相对较轻，如发热、头痛、咽喉痛、肌肉关节痛。抗病毒口服液可以起到抗病毒作用，而日夜百服宁则起到改善感冒出现的局部和全身症状的作用，因此两种药物联合用药属于合理用药。

【案例三】

1. 案例

患者由于受凉后出现剧烈咳嗽，并有较多白色黏痰，医生开出了下述处方，请分析是否合理，为什么？

×××××××医院处方

（自费药品专用）

姓名×× 　男☑女□ 　　　年龄30岁 　科别 呼吸内科
病案号 　　单位或联系电话

病情及诊断：	药师提示：
上呼吸道感染	1. 处方项目填写完整，注意合理用药。 2. 多科就诊可能造成重复用药。 3. 如有任何用药问题请拨打临床药师 　咨询电话××××××

Rp:

  1. 喷托维林片 　25mg×12 片

    Sig. 　25mg 　t. i. d. 　p. o.

  2. 氯化铵片 　0.3g×12 片

    Sig. 　0.3g 　t. i. d. 　p. o.

医师××× 　　　　　　　　　　　　　　×年×月×日

药费 　　　自费标准 　　　注射费 　　　计价员
调配 　　　　　　　　　核对/发药

2. 案例解析

属不合理用药处方。咳嗽是一种保护性反射活动，可清除痰液，保持气道通畅。氯化铵为刺激性祛痰药，可稀化白色黏痰，使白色黏痰易于排出，适用于该病人。喷托维林（咳必清）属于镇咳药，只适用于各种情况引起的干咳，对于痰液较多且黏稠的咳嗽病人不适宜，因抑制咳嗽反射后可影响排痰，导致通气障碍。

【案例四】

1. 处方

××××××医院处方

（自费药品专用）

姓名 ×× 　　男 ☑ 女 □ 　　年龄 29 岁 　　科别　呼吸内科

病案号 　　单位或联系电话

病情及诊断：	药师提示：
流行性感冒	1. 处方项目填写完整，注意合理用药。 2. 多科就诊可能造成重复用药。 3. 如有任何用药问题请拨打临床药师咨询电话××××××

Rp:

　　1. 利巴韦林注射液　　100mg×6 支

　　　　　　　　　　　　Sig.　100mg　b.i.d.　i.m.

　　2. 抗病毒冲剂　　　　1 盒

　　　　　　　　　　　　Sig.　1 袋　t.i.d.　冲服

　　3. 快克胶囊　　　　　1 盒

　　　　　　　　　　　　Sig.　1 粒　b.i.d.　p.o.

医师 ×××　　　　　　　　　　　　　　　×年×月×日

药费　　　自费标准　　　注射费　　　计价员

调配　　　　　　　　核对/发药

2. 问题

（1）病毒唑又名（　　　）。

A. 金刚烷胺　　　B. 阿昔洛韦　　　C. 利巴韦林　　　D. 更昔洛韦

（2）快克的主要成分有（　　　）。

A. 对乙酰氨基酚　B. 复方氨酚烷胺　C. 马来酸氯苯那敏　D. 人工牛黄

（3）抗病毒冲剂中（　　　）对乙酰氨基酚。

A. 含有　　　　　B. 不含有

3. 案例解析

（1）C

（2）ABCD

（3）B

（二）小试牛刀

1. 患儿，男，3 岁 3 个月，感冒，流鼻涕两天，家长给其服用感冒药后仍不见好转，现又伴有剧烈咳嗽，来医院诊治，医生开出下列处方，请分析是否合理，为什么？

小试牛刀提示

××××××医院处方

(自费药品专用)

姓名×× 　　　男☑女☐ 　　　年龄 3 岁 3 个月 　　　科别　呼吸内科

病案号 　　　单位或联系电话

病情及诊断：	药师提示：
感冒	1. 处方项目填写完整，注意合理用药。 2. 多科就诊可能造成重复用药。 3. 如有任何用药问题请拨打临床药师 　咨询电话××××××

Rp:　　1. 氧氟沙星胶囊　　　0.1g×12 粒

　　　　　　　　　　　　　Sig.　0.1g　b.i.d.　p.o.

　　　　2. 小儿速效感冒片　2g×12 片

　　　　　　　　　　　　　Sig.　2g　　t.i.d. 温水冲服

　　　　3. 小儿百部止咳糖浆　100ml

　　　　　　　　　　　　　Sig.　10ml　t.i.d.　p.o.

医师×××　　　　　　　　　　　　　　　　　　×年×月×日

药费　　　自费标准　　　注射费　　　计价员

调配　　　　　　　　　核对/发药

2. 处方

××××××医院处方

(自费药品专用)

姓名×× 　　　男☑女☐ 　　　年龄 59 岁 　　　科别　呼吸内科

病案号 　　　单位或联系电话

病情及诊断：	药师提示：
支气管哮喘	1. 处方项目填写完整，注意合理用药。 2. 多科就诊可能造成重复用药。 3. 如有任何用药问题请拨打临床药师 　咨询电话××××××

Rp:

　　　　1. 沙丁胺醇片　2mg×12 片

　　　　　　　　　　　　Sig.　2mg　t.i.d.　p.o.

　　　　2. 博利康尼片　2.5mg×12 片

　　　　　　　　　　　　Sig.　2.5mg　t.i.d.　p.o.

　　　　3. 普萘洛尔片　20mg×12 片

　　　　　　　　　　　　Sig.　20mg　t.i.d.　p.o.

医师×××　　　　　　　　　　　　　　　　　　×年×月×日

药费　　　自费标准　　　注射费　　　计价员

调配　　　　　　　　　核对/发药

问题：

（1）处方中属于病人禁用的药是（　　　）。

A. 沙丁胺醇　　　B. 博利康尼　　　C. 普萘洛尔

（2）处方中属重复使用的药是（　　　）。

A. 沙丁胺醇　　　B. 博利康尼　　　C. 普萘洛尔

（3）上述处方中沙丁胺醇的用药目的是（　　　）。

A. 预防发作　　　B. 制止发作

二、消化系统疾病处方分析

（一）抛砖引玉

【案例一】

1. 处方

×××××医院处方

（自费药品专用）

姓名×× 　　男☑女☐ 　　年龄 34 岁 　　科别　呼吸内科

病案号 　　单位或联系电话

病情及诊断：	药师提示：
胃溃疡	1. 处方项目填写完整，注意合理用药。 2. 多科就诊可能造成重复用药。 3. 如有任何用药问题请拨打临床药师 　　咨询电话××××××

Rp:

　　1. 法莫替丁胶囊　　　20mg×24 片

　　　　　Sig.　20mg　b. i. d.　p. o.

　　2. 乳酶生片　　　　　1盒

　　　　　Sig.　3 片　t. i. d.　p. o.

　　3. 复合维生素 B 注射液　2ml×7

　　　　　Sig.　2ml　q. d.　i. m.

医师×××　　　　　　　　　　　　　×年×月×日

药费　　　　自费标准　　　　注射费　　　　计价员

调配　　　　　　　　　　核对/发药

2. 处方分析

上述处方不合理。

① 法莫替丁可减低酸度，而乳酶生增高酸度，法莫替丁抑制胃酸分泌的作用为乳酶生所对抗。因此，使用法莫替丁时，可改用其他助消化药，如胰酶、十酵母或中药麦芽、六曲等。

② 复合维生素 B 注射液含有乙醇会引起乳酶生的蛋白质变性，使酶失效，因此，使用乳酶生时，可将复合维生素 B 注射液改为复合维生素 B 片。

【案例二】

1. 处方

××××××医院处方

（自费药品专用）

姓名××   男☑女☐   年龄 42 岁   科别   消化内科

病案号   单位或联系电话

病情及诊断：	药师提示：
	1. 处方项目填写完整，注意合理用药。
	2. 多科就诊可能造成重复用药。
胃溃疡	3. 如有任何用药问题请拨打临床药师 咨询电话××××××

Rp:

1. 奥美拉唑胶囊   20mg×10 粒

         Sig.   20mg   b. i. d.   p. o.

2. 普鲁本辛片   15mg×15 片

         Sig.   15mg   t. i. d.   p. o.

3. 多潘立酮片   10mg×15 片

         Sig.   10mg   t. i. d.   p. o.

医师×××   ×年×月×日

药费   自费标准   注射费   计价员

调配   核对/发药

2. 处方分析

上述处方不合理。普鲁本辛为抗胆碱药，能松弛胃肠道平滑肌，延长胃排空时间。而多潘立酮（吗丁啉）能促进胃运动功能，加速胃内容物通过。二者合用时，因药理作用拮抗，疗效均受影响。

【案例三】

1. 处方

×××××医院处方

（自费药品专用）

姓名×× 　　男☑女☐ 　　年龄 32 岁 　　科别 消化内科
病案号 　　单位或联系电话

病情及诊断：	药师提示：
    消化性溃疡	1. 处方项目填写完整，注意合理用药。 2. 多科就诊可能造成重复用药。 3. 如有任何用药问题请拨打临床药师 咨询电话××××××

Rp：

　　1. 奥美拉唑胶囊　　20mg×20 粒

　　　　Sig.　20mg　b.i.d.　p.o.

　　2. 枸橼酸铋钾颗粒　1.2g×10 袋

　　　　Sig.　1.2g　t.i.d.　冲服

　　3. 阿莫西林胶囊　　250mg×20 粒

　　　　Sig.　500mg　t.i.d.　p.o.

医师××× 　　　　　　　　　　　　　×年×月×日

药费　　　　自费标准　　　　注射费　　　　计价员
调配　　　　　　　　　　核对/发药

2. 处方分析

上述处方合理。奥美拉唑是通过作用于胃壁细胞 H^+，K^+-ATP 酶而抑制胃酸分泌，促进溃疡愈合，并且有抑制幽门螺杆菌作用；枸橼酸铋钾具有保护胃黏膜、抗幽门螺杆菌双重作用；阿莫西林主要是杀灭幽门螺杆菌。但若按幽门螺杆菌三联疗法规则应该是质子泵抑制剂（奥美拉唑）和铋剂（枸橼酸铋钾）任选一种，再合用两种抗菌药（阿莫西林等）。

【案例四】

1. 案例

某女，24岁，因天气热连吃3根雪糕后出现上腹部痉挛性疼痛、恶心呕吐、伴轻度腹泻等症状，入院检查后确诊为慢性浅表性胃炎，医生开出以下处方，请分析是否合理，为什么？

××××××医院处方
（自费药品专用）

姓名××　　　男□女☑　　　年龄24岁　　　科别　消化内科
病案号　　　单位或联系电话

病情及诊断：	药师提示：
	1. 处方项目填写完整，注意合理用药。
	2. 多科就诊可能造成重复用药。
慢性浅表性胃炎	3. 如有任何用药问题请拨打临床药师
	咨询电话××××××

Rp:

1. 雷尼替丁胶囊　　　　150mg×30粒
　　　　　　　　　　　Sig.　150mg　b.i.d.　p.o.

2. 硫酸庆大霉素缓释片　40mg×60片
　　　　　　　　　　　Sig.　80mg　b.i.d.　p.o.

3. 硝苯地平片　　　　　10mg×100片
　　　　　　　　　　　Sig.　10mg　q.i.d.　舌下含服

医师×××　　　　　　　　　　　　　　　　×年×月×日

药费　　　　自费标准　　　　注射费　　　　计价员
调配　　　　　　　　　　核对/发药

2. 案例解析

上述处方合理可以用，但用药不太规范。慢性浅表性胃炎多有幽门螺杆菌感染，若幽门螺杆菌为阳性，应该用"三联疗法"；若为阴性，用庆大霉素的意义不大。若患者上腹痉挛性疼痛明显，可加服山莨菪碱或硝苯地平（心痛定）等解痉药，舒张胃肠道平滑肌，待疼痛缓解后停用，因硝苯地平既能松弛平滑肌，又能降低胃肠内压，故有较好的解痉止痛作用。

（二）小试牛刀

1. 分析处方1

××××××医院处方

（自费药品专用）

姓名×× 　男□女☑　年龄 34 岁　科别　消化内科
病案号　　单位或联系电话

病情及诊断：	药师提示：
消化不良	1. 处方项目填写完整，注意合理用药。 2. 多科就诊可能造成重复用药。 3. 如有任何用药问题请拨打临床药师 咨询电话××××××

Rp:

1. 胃蛋白酶合剂　　100ml
　　Sig.　10ml　t.i.d.　p.o.

2. 复合维生素B片　30 片
　　Sig.　2 片　t.i.d.　p.o.

3. 多潘立酮片　　30 片
　　Sig.　2 片　t.i.d.　p.o.

医师×××　　　　　　　　　　　　　　×年×月×日

药费　　自费标准　　注射费　　计价员
调配　　　　　　核对/发药

2. 分析处方2

患者，男，34 岁。因发作性上腹痛 2 个月就诊。胃镜示胃溃疡。初步诊断：胃溃疡。给予西咪替丁、甲氧氯普胺（胃复安）口服。

××××××医院处方

（自费药品专用）

姓名×× 　男☑女□　年龄 34 岁　科别　消化内科
病案号　　单位或联系电话

病情及诊断：	药师提示：
胃溃疡	1. 处方项目填写完整，注意合理用药。 2. 多科就诊可能造成重复用药。 3. 如有任何用药问题请拨打临床药师 咨询电话××××××

Rp:

1. 西咪替丁片　　0.2g×30 片
　　Sig.　0.2g　t.i.d.　p.o.

2. 甲氧氯普胺片　10mg×30 片
　　Sig.　10mg　t.i.d.　p.o.

医师×××　　　　　　　　　　　　　　×年×月×日

药费　　自费标准　　注射费　　计价员
调配　　　　　　核对/发药

3. 分析处方 3

×××××× 医院处方

（自费药品专用）

姓名×× 　男□女☑ 　　年龄 17 岁 　　科别　消化内科

病案号 　　单位或联系电话

病情及诊断：	药师提示：
急性肠炎	1. 处方项目填写完整，注意合理用药。 2. 多科就诊可能造成重复用药。 3. 如有任何用药问题请拨打临床药师 　咨询电话××××××

Rp:

　　1. 诺氟沙星胶囊 　0.1g×20 粒

　　　　Sig. 　2 粒 　一日 3 次 　口服

　　2. 蒙脱石散 　　3.0g×9 袋

　　　　Sig. 　1 袋 　一日 3 次 　冲服

　　3. 乳酸菌素片 　0.3g×50 片

　　　　Sig. 　3 片 　一日 3 次 　口服

医师×××　　　　　　　　　　　　　　　　　×年×月×日

药费 　　自费标准 　　注射费 　　计价员

调配 　　　　　　　核对/发药

三、心血管系统疾病处方分析

（一）抛砖引玉

1. 处方

×××××× 医院处方

（自费药品专用）

姓名×× 　男□女☑ 　　年龄 47 岁 　　科别　心血管内科

病案号 　　单位或联系电话

病情及诊断：	药师提示：
高血压	1. 处方项目填写完整，注意合理用药。 2. 多科就诊可能造成重复用药。 3. 如有任何用药问题请拨打临床药师 　咨询电话××××××

Rp:

　　1. 普萘洛尔片 　10mg×30 片

　　　　Sig. 　10mg 　　t. i. d. 　p. o.

　　2. 卡托普利片 　25mg×60 片

　　　　Sig. 　50mg 　　t. i. d. 　p. o.

　　3. 氢氯噻嗪片 　50mg×30 片

　　　　Sig. 　50mg 　　t. i. d. 　p. o.

医师×××　　　　　　　　　　　　　　　　　×年×月×日

药费 　　自费标准 　　注射费 　　计价员

调配 　　　　　　　核对/发药

2. 处方分析

上述处方配伍合理，可增强疗效。

（二）小试牛刀

分析处方

×××××医院处方
（自费药品专用）

姓名×× 　　男☑女□ 　　年龄 67 岁 　　科别　心血管内科

病案号 　　单位或联系电话

小试牛刀提示

病情及诊断：	药师提示：
冠心病	1. 处方项目填写完整，注意合理用药。 2. 多科就诊可能造成重复用药。 3. 如有任何用药问题请拨打临床药师咨询电话××××××

R_p:

　　1. 硝苯地平片　　10mg×30 片
　　　　　　　　　　Sig.　10mg　　　舌下含化
　　2. 普萘洛尔片　　10mg×30 片
　　　　　　　　　　Sig.　10mg　　t. i. d.　p. o.

医师×××　　　　　　　　　　　　　　　×年×月×日

药费　　　自费标准　　　注射费　　　计价员

调配　　　　　　　　　核对/发药

四、糖尿病处方分析

（一）抛砖引玉

【案例一】

1. 案例

　　患者，女，56 岁，四肢关节疼痛 12 年，多饮、多尿、多食及消瘦 6 个月而到医院，被诊断为类风湿关节炎和糖尿病。按医生给予下列处方用药后 1h 即出现头晕、心悸、出汗，30min 后昏迷不醒。经查为低血糖昏迷。经静脉注射高渗葡萄糖后症状缓解，30min 后恢复正常。请分析患者发生低血糖昏迷的原因。

××××××医院处方

（自费药品专用）

姓名×× 　　男□女☑ 　　年龄56岁 　　科别　内分泌科
病案号 　　单位或联系电话

病情及诊断：	药师提示：
1. 糖尿病； 2. 类风湿关节炎	1. 处方项目填写完整，注意合理用药。 2. 多科就诊可能造成重复用药。 3. 如有任何用药问题请拨打临床药师 　咨询电话××××××

Rp:

　　　　1. 格列齐特片　　80mg×30 片

　　　　　　　Sig.　80mg　b.i.d.　p.o.

　　　　2. 保泰松片　　　0.2g×45 片

　　　　　　　Sig.　0.2g　t.i.d.　p.o.

医师××× 　　　　　　　　　　　　　　　×年×月×日

药费　　　　自费标准　　　　注射费　　　　计价员
调配　　　　　　　　　　　　核对/发药

2. 案例解析

格列齐特为第二代磺酰脲类降糖药，口服吸收快，3～4h 血药浓度达高峰，血浆蛋白结合率高（92%），半衰期约 10～12h，主要在肝脏代谢，代谢后大部分从肾脏排出。保泰松的血浆蛋白结合率达 98%，与格列齐特合用后可与其竞争和血浆蛋白结合，使游离型格列齐特浓度增高，降血糖作用增强，导致低血糖。若两药合用时应减少格列齐特用量，则可避免发生低血糖。

【案例二】

1. 案例

李某，女，43 岁。一年以来多饮、多尿、乏力，近日症状加重，来院就诊。检查：体重超重12%，空腹血糖和餐后血糖均高于正常，结合临床表现，诊断为非胰岛素依赖型糖尿病（2 型糖尿病）。根据上述情况，医生建议口服二甲双胍，饭后服用，并进行健康教育，注重合理膳食，多吃粗粮，降低体重，定期检测血糖，每年至少一次全面复查。

2. 案例解析

合理。上述患者被临床诊断为非胰岛素依赖型糖尿病，且体重超重，适合用口服降糖药治疗，二甲双胍属双胍类口服降糖药。

（二）小试牛刀

患者，女，42 岁。因两手指间关节肿痛 2 个月就诊。既往有 2 型糖尿病病史 9 个月，正在服甲苯磺丁脲。初步诊断：①类风湿关节炎；②2 型糖尿病。医生为其开具以下处方，请分析该处方是否合理。

×××××医院处方

（自费药品专用）

姓名×× 　男□女☑　年龄42岁　科别　内分泌
病案号　　单位或联系电话

病情及诊断：	药师提示：
1. 2型糖尿病； 2. 类风湿关节炎	1. 处方项目填写完整，注意合理用药。 2. 多科就诊可能造成重复用药。 3. 如有任何用药问题请拨打临床药师 　咨询电话××××××
Rp: 　　1. 甲苯磺丁脲片　　0.5g×30 片 　　　Sig.　0.5g　t.i.d.　p.o. 　　2. 泼尼松片　　　　5mg×30 片 　　　Sig.　5mg　t.i.d.　p.o.	

医师×××　　　　　　　　　　　　　　　　×年×月×日

药费　　　自费标准　　　　注射费　　　　计价员
调配　　　　　　　　　　　核对/发药

小试牛刀提示

五、感染性疾病的处方分析

（一）抛砖引玉

【案例一】

1. 案例

某女，60岁，被诊断为急性盆腔炎，医生开出下列处方，请分析处方是否合理。

×××××医院处方

（自费药品专用）

姓名×× 　男□女☑　年龄60岁　科别　感染内科
病案号　　单位或联系电话

病情及诊断：	药师提示：
急性盆腔炎	1. 处方项目填写完整，注意合理用药。 2. 多科就诊可能造成重复用药。 3. 如有任何用药问题请拨打临床药师 　咨询电话××××××
Rp: 　　1. 庆大霉素注射液　　8 万单位 　　2. 头孢拉定注射液　　1.0g　　　×5 　　3. 5%葡萄糖注射液　　500ml 　　　Sig.　i.v.gtt.　q.d.	

医师×××　　　　　　　　　　　　　　　　×年×月×日

药费　　　自费标准　　　　注射费　　　　计价员
调配　　　　　　　　　　　核对/发药

2. 案例解析

该处方不合理。①庆大霉素、头孢拉定均需做过敏试验，处方未标明。②庆大霉素、头孢拉定不能置于同一注射器皿内。

【案例二】

1. 案例

某女，19岁，发热1天，体温39.3℃，头痛，两侧扁桃体肿大，见有脓苔，诊断为化脓性扁桃体炎。医生给患者开出了下列处方。请分析处方是否合理。

××××××医院处方

（自费药品专用）

姓名××　　　　男□女☑　　　　年龄19岁　　科别　感染内科
病案号　　　单位或联系电话

病情及诊断： 化脓性扁桃体炎	药师提示： 1. 处方项目填写完整，注意合理用药。 2. 多科就诊可能造成重复用药。 3. 如有任何用药问题请拨打临床药师 　　咨询电话××××××

Rp：

　　1. 青霉素注射液　　80万单位×6支

　　　　Sig.　皮试后　80万单位　b.i.d.　i.m.

　　2. 对乙酰氨基酚片　0.5g×9片

　　　　Sig.　0.5g　b.i.d.　p.o.

医师×××　　　　　　　　　　　　　　　×年×月×日

药费　　　　自费标准　　　　注射费　　　　计价员
调配　　　　　　　　　　核对/发药

2. 案例解析

上述处方合理。化脓性扁桃体炎常见的是革兰阳性球菌感染，首选青霉素。对乙酰氨基酚为常用解热镇痛药，用于解除高热头痛症状。

【案例三】

1. 处方

×××××医院处方

（自费药品专用）

姓名×× 　男☑女☐ 　年龄 75 岁 　科别 感染内科

病案号 　单位或联系电话

病情及诊断：	药师提示：
慢性支气管炎发作 合并肺部感染	1. 处方项目填写完整，注意合理用药。 2. 多科就诊可能造成重复用药。 3. 如有任何用药问题请拨打临床药师 　咨询电话××××××

Rp：

1. 四坏素片　　　0.25g×12 片

　　　　　　　　Sig. 　2 片，一日 3 次，口服

2. 甲氧苄啶片　　0.1g×12 片

　　　　　　　　Sig. 　2 片，一日 3 次，口服

3. 阿莫西林胶囊　0.25g×12 粒

　　　　　　　　Sig. 　2 粒，一日 3 次，口服

医师××× 　　　　　　　　　　　　　×年×月×日

药费 　自费标准 　注射费 　计价员

调配 　　　　核对/发药

2. 处方分析

该处方不合理。四环素为广谱速效抑菌药，甲氧苄啶（TMP）为慢效抑菌药，两药合用可使抗菌作用增强，但阿莫西林为繁殖期杀菌剂，与四环素合用，因四环素迅速抑制蛋白质合成，使细胞处于静止状态，不利于繁殖期杀菌的阿莫西林充分发挥干扰细胞壁合成的作用，因而使抗菌效能降低。因此，四环素不与阿莫西林配伍，不能按此处方调配药品。

(二) 小试牛刀

1. 分析处方 1

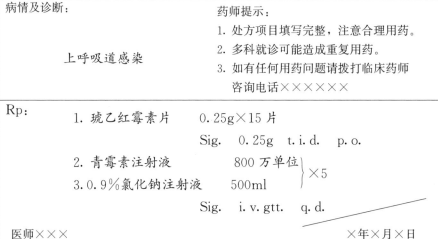

××××××医院处方

（自费药品专用）

姓名×× 　男☑女□ 　年龄 65 岁 　科别　感染内科

病案号 　单位或联系电话

病情及诊断：	药师提示：
上呼吸道感染	1. 处方项目填写完整，注意合理用药。 2. 多科就诊可能造成重复用药。 3. 如有任何用药问题请拨打临床药师咨询电话××××××

Rp:

1. 琥乙红霉素片 　0.25g×15 片

　　Sig. 　0.25g 　t. i. d. 　p. o.

2. 青霉素注射液 　800 万单位

3. 0.9%氯化钠注射液 　500ml 　}×5

　　Sig. 　i. v. gtt. 　q. d.

医师×××　　　　　　　　　　　　　　　×年×月×日

药费 　　自费标准 　　　注射费 　　　计价员

调配 　　　　　　　　　核对/发药

2. 分析处方 2

××××××医院处方

（自费药品专用）

姓名×× 　男☑女□ 　年龄 35 岁 　科别　感染内科

病案号 　单位或联系电话

病情及诊断：	药师提示：
烫伤感染	1. 处方项目填写完整，注意合理用药。 2. 多科就诊可能造成重复用药。 3. 如有任何用药问题请拨打临床药师咨询电话××××××

Rp:

1. 5%葡萄糖注射液 　250ml

2. 阿米卡星注射液 　0.4g 　}×5

　　Sig. 　i. v. gtt. 　q. d.

3. 呋塞米注射液 　40mg×5

　　Sig. 　i. v. 　q. d.

医师×××　　　　　　　　　　　　　　　×年×月×日

药费 　　自费标准 　　　注射费 　　　计价员

调配 　　　　　　　　　核对/发药

缩　写　词	意　　义	缩　写　词	意　　义
q. d.	每日 1 次	s. o. s.	需要时(只用一次;短期医嘱)
b. i. d.	每日 2 次	p. r. n.	必要时(可重复数次;长期医嘱)
t. i. d.	每日 3 次	stat! 或 st!	立即
q. i. d.	每日 4 次	Cito!	急! 急速地!
q. 2d. 或 q. o. d.	隔日 1 次	Lent!	慢慢地!
q. h.	每小时 1 次	i. d.	皮内注射
q. 4h.	每 4h 1 次	sc. 或 i. h.	皮下注射
q4~6h	每 4~6h 1 次	i. m.	肌内注射
q. m.	每晨	i. v.	静脉注射
q. n.	每晚	i. v. gtt	静脉滴注
h. s.	睡前	A. S. T.	皮试后
a. c.	饭前	g	克
p. c.	饭后	kg	千克
a. m.	上午(午前)	mg	毫克
p. m.	下午(午后)	μg	微克
A	动脉	L	升
V	静脉	c. c	毫升
aa(ana)	各	Aq. Dest.	蒸馏水
ad.	加至	q. s.	适量
Co. 或 Comp.	复方的	p. o.	口服
Inj.	注射的	p. t.	灌肠
Amp.	安瓿	us int.	内服
Sol. 或 liq.	溶液剂	us ext.	外用
Syr.	糖浆剂	I. U.	国际单位
Mist. 或 M.	合剂	U	单位
Tinct 或 Tr.	酊剂	pr. ocul.	眼用
Tab.	片剂	pr. aur.	耳用
Caps.	胶囊剂	pr. nar.	鼻用
Ung 或 Oint	软膏剂	Sig.	用法
Ocul.	眼膏剂	Rp	取、请取
Gtt.	滴眼剂	G. S.	葡萄糖
Aur.	滴耳剂	N. S.	生理盐水
Nar.	滴鼻剂	G⁺	革兰阳性
O. D.	右眼	G⁻	革兰阴性
O. S.	左眼	ss.	一半
O. U.	双眼	H 或 hr	小时
Dil.	稀释的,稀释	min	分钟

阿拉明(间羟胺,抗休克的血管活性药)与**可拉明**(尼可刹米,中枢神经兴奋药)

安妥明(氯贝丁酯,血脂调节药)与**安妥碘**(普罗碘铵,眼科用药)

普鲁卡因(局麻药)与**普鲁卡因胺**(抗心律失常药)

他巴唑(甲巯咪唑,抗甲状腺药)与**地巴唑**(抗高血压药)

消心痛(硝酸异山梨酯,抗心绞痛药)与**消炎痛**(吲哚美辛,非甾体抗炎药)

止血芳酸(氨甲苯酸;止血药)与**止血环酸**(氨甲环酸止血药)

异丙嗪(抗组胺药)与**氯丙嗪**(抗精神病药)

潘生丁(双嘧达莫,抗心绞痛药)与**潘特生**(泛硫乙胺,血脂调节药)

乙酰胺(有机磷中毒解毒药)与**乙琥胺**(抗癫痫药)

安定(地西泮,抗焦虑药)与**安坦**(盐酸苯海索,抗帕金森病药)与**安宁**(甲丙氨酯,抗焦虑药)

氟尿嘧啶(抗肿瘤药)与**氟胞嘧啶**(抗真菌药)

阿糖腺苷(抗病毒药)与**阿糖胞苷**(抗肿瘤药)

舒必利(抗精神病药)与**泰必利**(硫必利,抗精神病药)

泰能(亚胺培南/西司他丁,抗菌药)与**泰宁**(卡比多巴/左旋多巴,抗帕金森病药)

培洛克(培氟沙星,氟喹诺酮抗菌药)与**倍他乐克**(美托洛尔,β受体阻滞药)

易善力(磷脂、复合维生素,肝胆疾病辅助用药)与**易善复**(必需磷脂,肝胆疾病辅助用药)

卫非宁(内含利福平、异烟肼,抗结核药)与**卫非特**(内含利福平、异烟肼、吡嗪酰胺,抗结核药)

舒血宁(银杏叶制剂,脑血液循环改善药)与**舒脑宁**(属二氢麦角生物碱复合物,脑功能改善药)

安可欣(头孢呋辛,头孢菌素类抗生素)与**安可来**(扎鲁司特,白三烯受体阻断药)

克林霉素(抗菌药)与**克拉霉素**(大环内酯类抗生素)

邦迪(创可贴)与**邦备**(班布特罗,肾上腺素 β_2 受体激动药)与**邦达**(哌拉西林/三唑巴坦,抗菌药)

泰诺(对乙酰氨基酚复方制剂,非甾体解热镇痛药)与**泰素**(紫杉醇,抗肿瘤药)与**泰特**(谷胱甘肽,肝胆疾病辅助用药)

倍美安(结合雌激素)与**倍美盈**(雌激素、结合雌激素等)与**倍美力**(结合雌激素)

立复欣(利福霉素,抗结核药)与**立复丁**(法莫替丁,组胺 H_2 受体阻断药)与**立复宁**(抗人胸腺细胞球蛋白,免疫抑制药)

特美肤(丙酸氯倍他松,糖皮质激素)与**特美力**(环丙沙星,氟喹诺酮抗菌药)与**特美汀**(替卡西林/克拉维酸钾,青霉素类与β-内酰胺酶抑制药)

赛福隆(头孢噻肟钠,头孢菌素类抗生素)与**赛福宁**(头孢唑林,头孢菌素类抗生素)与**赛福定**(头孢拉定,头孢菌素类抗生素)

氟嗪酸(氧氟沙星,氟喹诺酮类抗菌药)与**氟哌酸**(诺氟沙星,氟喹诺酮类抗菌药)与**氟哌啶醇**(抗精神病药)与**氟灭酸**(氟芬那酸,非甾体抗炎药)

雅施达(培哚普利,血管紧张素转换酶抑制药)与**雅司达**(对乙酰氨基酚,非甾体解热镇痛药)与**亚思达**(阿奇霉素,大环内酯类抗生素)与**压氏达**(氨氯地平,钙通道阻滞药)

一、单项选择

1. 处方中药品用量的书写应当（　　）

A. 以罗马数字书写药品剂量　　　B. 使用统一单位书写药品用量

C. 以阿拉伯数字书写药品剂量　　D. 饮片以盒为单位

E. 注射剂以袋为单位

2. 以下项目与内容中，属于完整处方的是（　　）

A. 患者姓名、年龄、科别、临床诊断

B. 医师、配方人、核对人签名

C. 药品名称、剂型、规格、数量和用法

D. 处方前记、处方正文、处方后记

E. 医院名称、费别、开具日期

3. 以下属于不规范处方的是（　　）

A. 无适应证用药　　　　　　　　B. 联合用药不适宜

C. 重复用药　　　　　　　　　　D. 无正当理由不首选国家基本药物

E. 无特殊情况门诊处方超过 7 日用量

4. 口服黄连素用于降血糖属于（　　）

A. 无适应证用药　　　　　　　　B. 超适应证用药

C. 有禁忌证用药　　　　　　　　D. 过度治疗用药

E. 盲目联合用药

5. 给咳嗽但无感染诊断患者使用阿奇霉素（　　）

A. 无适应证用药　　　　　　　　B. 超适应证用药

C. 有禁忌证用药　　　　　　　　D. 过度治疗用药

E. 盲目联合用药

6. 属于药理作用拮抗的联合用药为（　　）

A. 肝素联用阿司匹林　　　　　　B. 庆大霉素联用呋塞米

C. 青蒿素联用乙胺嘧啶　　　　　D. 甲苯磺丁脲联用氢氯噻嗪

E. 硫酸亚铁联用维生素 C

7. 依据"作用相加或疗效增加"联合用药的是（　　）

A. 阿托品联用吗啡　　　　　　　B. 阿托品联用氯解磷定

C. 硝苯地平联用普萘洛尔　　　　D. 阿托品联用普萘洛尔

E. 卡托普利联用普萘洛尔

8. 阿莫西林/克拉维酸钾组方依据的原理是（　　）

A. 竞争性拮抗　　　　　　　　　B. 作用靶点不同

C. 促进机体的利用　　　　　　　D. 保护药品免受破坏

E. 延缓耐药性

9. 联合用药使异烟肼失去抗菌作用的是（　　）

A. 昆布片　　　　　　　　　　　B. 蛇胆川贝液

C. 丹参片　　　　　　　D. 放风通胜丸　　　　E. 麝香保心丸

10. 下列中药与化学药联用，可以降低药品毒副作用的是（　　　）

A. 金银花与青霉素联用　　　　　　　B. 大蒜素与链霉素联用

C. 甘草与氢化可的松联用

D. 丙谷胺与甘草、白芍一起治疗消化性溃疡

E. 甘草酸与链霉素联用

11. 下列药物联用，可以促进前者吸收以增加疗效的是（　　　）

A. 硫酸阿托品与氯解磷定联用　　　　B. 肝素与阿司匹林联用

C. 呋塞米与强心苷联用　　　　　　　D. 铁剂与维生素 C 联用

E. 阿托品与吗啡联用

12. 下列由于药物相互作用影响药物分布的是（　　　）

A. 抗酸类药物合用四环素　　　　　　B. 磺胺类药物与青霉素合用

C. 甲氧氯普胺和溴丙胺太林合用　　　D. 西咪替丁合用普伐他汀

E. 阿司匹林合用磺酰脲类降糖药

13. 调配处方时，对需要特殊保存如冷藏的药品应该（　　　）

A. 分别包装　　　　　　　　　　　　B. 加贴标签

C. 加贴醒目标签　　　　　　　　　　D. 采用特殊包装

E. 分别发放

14. 有关用药差错的叙述，正确的是（　　　）

A. 用药差错是指用药过程中出现的任何不可预防事件

B. 用药差错的人员因素只涉及医师和药师

C. 用药差错等同于药物不良反应

D. 用药差错可出现于处方、医嘱、药品标签与包装、药品名称、配方、发药、用药指导等整个用药过程

E. 用药差错一般不会导致患者受损

15. 关于处方调配的叙述，不正确的是（　　　）

A. 调配药品时要注意药品的有效期，以确保用药安全

B. 拒绝调配有配伍禁忌的处方

C. 必要时经处方医师更正或重新签字，方可调配

D. 对处方所列药品不得擅自更改或代用

E. 必须详细询问患者的病史和用药史

16. 下列药物属于肝药酶诱导剂的是（　　　）

A. 环丙沙星　　B. 利福平　　C. 胺碘酮　　D. 氟康唑　　　　E. 西咪替丁

17. 可与茶叶中的鞣酸结合产生沉淀而影响吸收的药物是（　　　）

A. 地西泮　　B. 二甲双胍　　C. 硫酸亚铁　　D. 对乙酰氨基酚　　E. 硝苯地平

18. 下列表示饭前的是（　　　）

A. a. h.　　　　B. a. j.　　　　C. a. c.　　　　D. a. m　　　　E. a. p.

19. 下列表示一天 4 次的是（　　　）

A. q. d.　　　　B. q. i. d.　　　　C. q. h.　　　　D. q. n.　　　　E. q. l.

20. 下列哪个是表示静脉注射（　　　）

A. i. h.　　　　B. i. v.　　　　C. i. m.　　　　D. in d.　　　　E. inf.

二、配伍选择

1. A. 非适应证用药　　　　B. 过度治疗用药　　　　C. 超适应证用药

　　D. 超剂量用药　　　　　　E. 适当的联合用药

（1）流感患者应用抗病毒药＋抗生素属于（　　　）

（2）食管癌患者应用顺铂＋氟尿嘧啶＋多柔比星＋依托泊苷属于（　　　）

（3）老年骨质疏松症患者应用钙制剂＋维生素D＋阿仑膦酸钠属于（　　　）

2. A. 保护药物免受破坏　　　　B. 促进机体利用　　　　C. 敏感化作用

　　D. 拮抗作用　　　　　　　　E. 增加毒性作用

（1）铁剂与维生素C合用属于（　　　）

（2）排钾利尿剂可使血浆钾离子浓度降低，此时应用强心苷类药物，容易发生心律失常属于（　　　）

（3）纳洛酮与吗啡合用属于（　　　）

（4）氨基糖苷类抗生素与万古霉素合用属于（　　　）

3. A. 阿司匹林与抗凝血药合用　　B. 亨代他汀与环孢素合用

　　C. 丙磺舒与青霉素合用　　　　D. 碳酸氢钠与氢化可的松合用

　　E. 含有金属离子的抗酸药与四环素合用

（1）影响药物吸收的合用为（　　　）

（2）影响药物分布的合用为（　　　）

（3）影响药物代谢的合用为（　　　）

（4）影响药物排泄的合用为（　　　）

4. A. 作用相反，互相降低药效　　B. 抑制呼吸，易致呼吸衰竭

　　C. 抑制后者吸收，降低疗效　　D. 增加毒性，出现药物中毒

　　E. 发生中和反应，降低疗效

（1）氢氧化铝与山楂合用（　　　）

（2）复方氢氧化铝与丹参片合用（　　　）

（3）阿托品与小活络丹合用（　　　）

（4）舒肝丸与甲氧氯普胺合用（　　　）

5. A. 外敷　　B. 口服　　　　C. 注射　　D. 吸入给药　　E. 直肠给药

（1）硫酸镁可以消肿的给药途径是（　　　）

（2）硫酸镁可以降压和抗惊厥的给药途径是（　　　）

（3）硫酸镁可以导泻（50%）或解除胆管痉挛的给药途径是（　　　）

6. A. 临睡时　B. 睡觉时服用　　C. 饭后　　D. 口服　　　　E. 睡觉时

（1）处方中 h. s. 是指（　　　）

（2）处方中 p. o. 是指（　　　）

（3）处方中 p. c. 是指（　　　）

三、多项选择

1. 处方的用药适宜性的审核包括（　　　）

A. 审核药物的剂量、用法　　　B. 审核药物的剂型和给药途径

C. 审核处方用药与临床诊断的相符性

D. 审核处方是否有重复给药现象

E. 审核处方中对规定必须做皮试的药物，处方医师是否注明过敏试验及结果的判定

2. 以下必须做皮试的药物是（　　　）

A. 精制破伤风抗毒素注射剂　　　B. 细胞色素

C. 青霉素（钠）钾口服制剂　　　D. 头孢菌素口服制剂

E. 盐酸普鲁卡因注射剂

3. 药剂人员处方调配的原则是（　　　）

A. 必须经过核对

B. 对处方所列的药品不得擅自更改或者代用

C. 对有配伍禁忌或者超剂量的处方，应当拒绝调配

D. 处方修改时需经处方医师更正或者重新签字，方可调配

E. 药师在必要适应情况下修改处方

4. 属于重复用药的是（　　　）

A. 消渴丸与格列苯脲　　　B. 谷海生与格列齐特

C. 三黄片与硝苯地平　　　D. 维 C 银翘片与对乙酰氨基酚

E. 活胃散与法莫替丁

5. 下列中西药合用具有协同作用，使疗效增强的是（　　　）

A. 碳酸锂与白及、姜半夏等合用　　B. 链霉素与大蒜素合用

C. 磺胺甲噁唑与黄连、黄柏合用　　D. 青霉素与金银花合用

E. 链霉素与甘草酸合用

6. 处方管理办法中处方书写规则有（　　　）

A. 患者一般情况、临床诊断填写应清晰完整并与病历记载一致

B. 西药、中成药可以分别开具处方，也可以开具一张处方

C. 患者为新生儿、婴幼儿时写日月龄

D. 特殊情况需要超剂量用药时，应当注明原因，由药师签名

E. 开具处方后的空白处画一斜线，以示处方完毕

7. 有关重复用药的叙述，不正确的是（　　　）

A. 重复用药指两种或以上同类药物，同时或序贯应用，导致药物作用重复

B. 重复用药易发生药品不良反应和药品过量

C. 一药多名现象是导致重复用药的原因之一

D. 西药与中成药合用不会发生重复用药现象

E. 西药与中成药合用会发生重复用药现象

8. 联合用药使药物作用相加或增加疗效的机制是（　　　）

A. 促进吸收　　　　　　　B. 保护药品免受破坏

C. 减少不良反应　　　　　D. 作用于不同的靶点

E. 延缓或降低抗药性

9. 不宜与苯巴比妥同时服用的中成药是（　　　）

A. 散痰宁糖浆　　　B. 蛇胆川贝液　　　　C. 虎骨酒

D. 舒筋活络酒　　　E. 甘草止咳糖浆

10. 与普伐他汀合用，可能使其代谢减少或减慢，以致出现肌肉疼痛等严重不良反应的药品是（　　　）

A. 红霉素　　　　　B. 利福平　　　　　　C. 环丙沙星

D. 依曲康唑　　　　E. 西咪替丁

学以致用

1. 分析处方

×××××医院处方

（自费药品专用）

姓名×× 　　男□女☑ 　　年龄53岁 　　科别　呼吸内科

病案号 　　　　单位或联系电话

病情及诊断：	药师提示：
支气管哮喘	1. 处方项目填写完整，注意合理用药。 2. 多科就诊可能造成重复用药。 3. 如有任何用药问题请拨打临床药师咨询电话××××××

Rp:

　　　　1. 5％葡萄糖注射液　　500ml

　　　　2. 氨茶碱注射液　　　　0.25g

　　　　3. 维生素C注射液　　　3.0g

　　　　　　　　　　i. v. gtt.　　q. d.

医师×××　　　　　　　　　　　　　　　　×年×月×日

药费　　　自费标准　　　注射费　　　计价员

调配　　　　　　　　　核对/发药

2. 医生给一位患有缺铁性贫血的尿路感染患者开具了下列处方，请分析处方是否合理。

××××××医院处方

（自费药品专用）

姓名×× 　　男□女☑ 　　年龄 20 岁 　科别　内科
病案号 　　　　单位或联系电话

病情及诊断：	药师提示：
1. 缺铁性贫血； 　2. 尿路感染	1. 处方项目填写完整，注意合理用药。 2. 多科就诊可能造成重复用药。 3. 如有任何用药问题请拨打临床药师 　咨询电话××××××

Rp：

    1. 硫酸亚铁片　　0.3g×100 片

                Sig.　0.3g　t. i. d.　p. o.

    2. Tab Vit C　　100mg×100 片

                Sig.　100mg　t. i. d.　p. o.

    3. 四环素片　　0.25mg×100 片

                Sig.　0.25mg　q. i. d.　p. o.

医师×××　　　　　　　　　　　　　　　　×年×月×日

药费　　　　自费标准　　　　注射费　　　　计价员
调配　　　　　　　　　　　　核对/发药

3. 分析处方

××××××医院处方

（自费药品专用）

姓名×× 　　男☑女□ 　　年龄 61 岁 　科别　感染内科
病案号 　　　　单位或联系电话

病情及诊断：	药师提示：
支气管炎	1. 处方项目填写完整，注意合理用药。 2. 多科就诊可能造成重复用药。 3. 如有任何用药问题请拨打临床药师 　咨询电话××××××

Rp：

    1. 环丙沙星胶囊　　0.2g×10 粒

                Sig.　0.2g　b. i. d.　p. o.

    2. 氨茶碱片　　0.1g×30 片

                Sig.　0.1g　t. i. d.　p. o.

医师×××　　　　　　　　　　　　　　　　×年×月×日

药费　　　　自费标准　　　　注射费　　　　计价员
调配　　　　　　　　　　　　核对/发药

专业能力测评表

(在□中打√，A具备，B基本具备，C未具备)

专业能力	评价标准	评价结果
认知处方	1. 熟悉处方的性质及分类 2. 熟悉处方的格式及内容 3. 能辨识处方书写的规范性	□A □B □C □A □B □C □A □B □C
审核处方	1. 能进行处方的形式审核 2. 能辨识处方用药与临床诊断的相符性 3. 能辨识处方用药与临床诊断的合理性	□A □B □C □A □B □C □A □B □C
处方调配	1. 熟悉处方调配的方法、步骤 2. 能够判断药品外观质量是否合格 3. 能够核查处方内容与调剂药品是否一致 4. 能准确发药并进行用药指导	□A □B □C □A □B □C □A □B □C □A □B □C

职业核心能力与道德素质测评表

(在□中打√，A良好，B一般，C较差)

职业核心能力与道德素质	评价标准	评价结果
自我学习	1. 有学习计划 2. 会管理时间 3. 关注相关课程知识的关联 4. 有适合自己的学习方式和方法	□A □B □C □A □B □C □A □B □C □A □B □C
与人交流	1. 会选择交流的时机、方式 2. 能把握交流的主题 3. 能准确理解对方的意思,会表达自己的观点	□A □B □C □A □B □C □A □B □C
与人合作	1. 善于寻找和把握合作的契机 2. 明白各自在合作中的作用和优势 3. 会换位思考,能接受不同的意见和观点 4. 能控制自己的情绪	□A □B □C □A □B □C □A □B □C □A □B □C
信息处理	1. 有多种获取信息的途径和方法 2. 会进行信息的梳理、筛选、分析 3. 能使用多媒体手段展示信息	□A □B □C □A □B □C □A □B □C
解决问题	1. 能纵观全局,抓住问题的关键 2. 能做出解决问题的方案,并组织实施 3. 分析问题解决的效果,及时改进不足之处	□A □B □C □A □B □C □A □B □C
革新创新	1. 关注新技术、新方法以及课程领域内的问题 2. 能提出创新的想法和见解 3. 改进方案实施效果好	□A □B □C □A □B □C □A □B □C
职业道德素质	1. 熟悉相关法规、行业公约、职业道德标准等 2. 能辨析是非,有良好行为习惯 3. 自我控制能力强	□A □B □C □A □B □C □A □B □C

参考答案

模块一　药学服务与咨询

稳扎稳打

一、单项选择

1. D　2. D　3. E　4. D　5. C　6. A　7. E　8. D　9. B　10. E

二、多项选择

1. ABCDE　2. ABCDE　3. ABCDE　4. AB　5. DE　6. ABCDE　7. ABCE
8. ABCDE　9. ABCDE　10. ACDE

模块二　常见疾病的用药指导

项目一　急性上呼吸道感染的用药指导

三、稳扎稳打

（一）单项选择

1. E　2. D　3. D　4. E　5. B　6. D　7. A　8. A　9. E　10. B

（二）配伍选择

1. DABC　2. CD　3. DCA　4. CBA　5. ABE

（三）多项选择

1. CDE　2. BCDE　3. ABCDE　4. ABDE　5. CDE　6. ABCD　7. AB　8. BCD
9. ADE　10. ABDE

四、学以致用

1.（1）E　（2）B　（3）D

2. 患者全身症状重，为流感，尽早服用抗流感病毒的药物如奥司他韦，18岁，可按成人剂量给药；针对高热，布洛芬解热效果更好；脓性黏痰，为继发细菌感染，针对性使用抗生素控制感染。

项目二　复发性口腔溃疡的用药指导

三、稳扎稳打

（一）单项选择

1. A　2. B　3. C　4. D　5. D

（二）配伍选择

1. ACED　2. EAB

（三）多项选择

1. ABCE　2. ABCE　3. ABC　4. BCDE　5. BCE

项目三　慢性咽炎的用药指导

三、稳扎稳打

（一）单项选择

1. C　2. E　3. E　4. C　5. B

（二）多项选择

1. ABCDE　2. ABDE　3. ABCE　4. BCDE　5. BC

四、学以致用

反流性咽炎，可用奥美拉唑等抑酸药以及枸橼酸莫沙必利等促胃动力药治疗，不要滥用抗生素和口含片。

项目四　牙周炎的用药指导

三、稳扎稳打

（一）单项选择

1. E　2. A　3. C　4. C　5. E

（二）多项选择

1. ABC　2. ABCDE　3. ABCDE　4. ABCDE　5. ABCDE

项目五　消化性溃疡的用药指导

三、稳扎稳打

（一）单项选择

1. D　2. C　3. C　4. E　5. A　6. C　7. B　8. B　9. E　10. C

（二）配伍选择

1. BAD　2. ADBEC　3. CBD　4. ABCE　5. ABD

（三）多项选择

1. BC　2. ABDE　3. ABE　4. ABCE　5. ABDE　6. ABDE　7. ABC　8. AB

9. ABCDE　10. ABC

四、学以致用

1. AEDCB　2. CE

3. 根据疼痛节律性，为胃溃疡。采用胃黏膜保护剂铋剂促进溃疡面愈合，促胃动力药缓解饱胀、嗳气、反酸，注意口服药物疗程。需戒烟、戒酒、戒咖啡（促使胃酸分泌)。

项目六　急性胃肠炎的用药指导

三、稳扎稳打
（一）单项选择
1.D　2.E　3.D　4.A　5.C　6.A　7.B　8.B　9.B　10.C
（二）多项选择
1.ABDE　2.BDE　3.ABCDE　4.ACDE　5.ABCE

四、学以致用
AEEDB

项目七　便秘的用药指导

三、稳扎稳打
（一）单项选择
1.C　2.D　3.E　4.A　5.B　6.E　7.B　8.E　9.B　10.C
（二）配伍选择
1.EBD　2.DAC　3.DAB　4.CD
（三）多项选择
1.BDE　2.ACE　3.ABC　4.ADE　5.ABDE

项目八　糖尿病的用药指导

三、稳扎稳打
（一）单项选择
1.A　2.C　3.B　4.C　5.D　6.A　7.B　8.C　9.B　10.D　11.D　12.A
13.D　14.B　15.E
（二）配伍选择
1.DCA　2.CAD　3.DAB　4.BCADE　5.EDB
（三）多项选择
1.ABCDE　2.BCDE　3.ABCDE　4.ABCDE　5.ABD　6ACDE　7.ABD
8.ABC　9.ABCDE　10.ABE

四、学以致用
1.AADE　2.CDCE　3.DEE

项目九　高血压病的用药指导

三、稳扎稳打
（一）单项选择
1.B　2.C　3.E　4.A　5.A　6.A　7.B　8.C　9.A　10.D　11.E　12.E
13.D　14.C　15.A　16.C　17.B　18.C　19.B　20.C
（二）多项选择
1.AC　2.ABE　3.ABCD　4.ABCE　5.CDE　6.ABCDE　7.ACDE　8.BCE

9. ABD   10. ABCE

四、学以致用

1. BD   2. BBC   3. 为高危，可采用培哚普利联合吲达帕胺治疗。

项目十   冠心病的用药指导

三、稳扎稳打

（一）单项选择

1. C   2. E   3. D   4. C   5. C   6. E   7. E   8. C   9. D   10. E

（二）多项选择

1. ABCDE   2. ABCD   3. ABCDE   4. ABD   5. ACDE   6. ABCD   7. ABCDE

8. BE   9. BCDE   10. ABDE

四、学以致用

1. BAE   2. CD

项目十一   骨质疏松症的用药指导

三、稳扎稳打

（一）单项选择

1. B   2. C   3. A   4. A   5. B   6. C   7. D   8. A   9. A   10. C   11. E   12. D

13. A   14. D   15. A

（二）配伍选择

1. ACED   2. AABE

（三）多项选择

1. ABCDE   2. ABCE   3. ABCE   4. ABCD   5. CDE

四、学以致用

老年骨质疏松症，要三联用药，钙制剂＋活性维生素 D＋阿仑膦酸钠。针对疼痛，可用鲑鱼降钙素等缓解。积极改变生活方式，预防骨折。

项目十二   缺铁性贫血的用药指导

三、稳扎稳打

单项选择

1. E   2. B   3. B   4. A   5. A   6. D   7. A   8. C   9. E   10. E

四、学以致用

1. BCA

2. 针对铁剂吸收障碍，可根据病情考虑注射给药，及时纠正缺铁，以免影响智力发育。配合进行日常食疗（肝泥等）以及中药健脾治疗。

项目十三   失眠的用药指导

三、稳扎稳打

（一）单项选择

1. E   2. C   3. B   4. B   5. A   6. B   7. C   8. E   9. C   10. D

（二）多项选择

1. ACD　2. ABCDE　3. ACD

项目十四　手足癣的用药指导

三、稳扎稳打

（一）单项选择

1. C　2. A　3. A　4. D　5. C　6. D　7. C　8. C　9. D　10. D

（二）配伍选择

1. D　2. A　3. C　4. B

（三）多项选择

1. ABDE　2. ABCE

项目十五　痤疮的用药指导

三、稳扎稳打

（一）单项选择

1. D　2. B　3. C　4. D　5. A　6. A　7. E　8. C　9. E　10. E

（二）配伍选择

1. BACED　2. DCBEA　3. DBEAC

（三）多项选择

1. ABCD　2. ACDE　3. BCDE　4. ABE　5. ACD

项目十六　痛经的用药指导

三、稳扎稳打

单项选择

1. D　2. C　3. D　4. C　5. D

项目十七　慢性乙型肝炎的用药指导

三、稳扎稳打

（一）单项选择

1. B　2. C　3. A　4. D　5. D

（二）多项选择

1. ABC　2. ACD　3. ABCDE　4. ABCDE　5. AB

四、学以致用

（1）B　（2）E　（3）A　（4）D　（5）C

项目十八　急性结膜炎及沙眼的用药指导

三、稳扎稳打

（一）单项选择

1. B　2. A　3. C　4. C　5. A　6. C　7. A　8. C　9. A　10. C

（二）多项选择

1．ABC　2．BCDE　3．ACD　4．ABCE　5．BCDE

项目十九　慢性支气管炎的用药指导

三、稳扎稳打

（一）单项选择

1．E　2．B　3．E　4．C　5．A

（二）多项选择

1．AE　2．ABC　3．ABC　4．ABCE　5．ABCD

项目二十　风湿性关节炎的用药指导

三、稳扎稳打

单项选择

1．A　2．E　3．E　4．B　5．D

模块三　特殊人群的用药指导

稳扎稳打

一、单项选择

1．D　2．B　3．B　4．E　5．B　6．A　7．D　8．D　9．D　10．A

二、配伍选择

1．DABE　2．ACBD　3．CBA　4．BAC　5．AEDC

三、多项选择

1．ABCDE　2．ABDE　3．ABCDE　4．ABDE　5．BCD　6．AB　7．BCE

8．ABCDE　9．BD　10．ABCDE　11．BCDE　12．ABC　13．AE　14．BCD　15．ACE

学以致用

1. 从患者症状及检查结果诊断为疱疹性咽峡炎。

推荐用药：

（1）抗病毒药物：利巴韦林（病毒唑），每日 10～15mg/kg，疗程为 3～5 日；阿昔洛韦 200mg/次，5 次/日，3～5 口为一个疗程。

（2）抗生素：病情重、有继发细菌感染者可选用敏感抗生素，如复方新诺明、青霉素。

（3）对症治疗：高热可口服对乙酰氨基酚或尼美舒利等小儿退热药，也可物理降温。咳嗽可用羚贝止咳糖浆，小儿伤风止咳糖浆，如伴有痰液，可加复方甘草合剂。咽痛可局部使用锡类散。

2. 从患者发病情况来看，应该是老年骨质疏松症因摔倒引发的并发症——骨折。

推荐用药：

该患者出现骨折后，应使用促进骨折愈合的药物，由于缺钙所致的老年骨质疏松症是其主要病因，应指导老人适当补钙，并适当使用止痛药等缓解症状。

3. 从患者症状及检查结果诊断为乳房深部脓肿。

推荐用药

（1）抗菌药：首选青霉素、头孢菌素。

（2）解热药：可选用扑热息痛、布洛芬等药物。

（3）用药期间可以哺乳。

4. 该患者有慢性、周期性、节律性上腹痛临床表现，初步诊断为消化性溃疡，结合疼痛为空腹痛、进食缓解可判断为十二指肠溃疡；昨起出现黑便，初步诊断为十二指肠溃疡合并上消化道出血。

推荐用药：

针对溃疡出血症状可选用去甲肾上腺素口服；针对病因可使用质子泵阻滞药或胶体铋剂加两种抗生素，如奥美拉唑或枸橼酸铋加上阿莫西林和甲硝唑。注意奥美拉唑可引起头痛、头晕；甲硝唑可引起眩晕、共济失调等不良反应。应对司机注意指导，开车前4h慎用上述药物，或服后休息6h再开车。

模块四　处方调配与处方分析

稳扎稳打

一、单项选择

1. C　2. D　3. E　4. B　5. A　6. D　7. B　8. D　9. A　10. E　11. D　12. E
13. C　14. D　15. E　16. B　17. C　18. C　19. B　20. B

二、配伍选择

1. ABE　2. BCDE　3. EABC　4. ECDA　5. ACB　6. ADC

三、多项选择

1. ABCDE　2. ABCDE　3. ABCD　4. AD　5. BCD　6. ABCE　7. AD
8. ABDE　9. CD　10. ACDE

学以致用

1. 氨茶碱注射液 pH9.0～9.5，在 pH8 以下时氨茶碱不稳定，易变色，甚至形成结晶。维生素 C 注射液 pH5.0～6.0，与氨茶碱混合后，一方面析出氨茶碱，另一方面又促使维生素 C 被氧化而破坏，同时还可使氨茶碱的解离度增大，不易被肾小管重吸收，导致排泄增加，血药浓度降低。氨茶碱与维生素 C 在同一容器中混合静脉滴注，将促使两药效价均下降。氨茶碱与维生素 C 不可置于同一容器中混合静脉滴注，处方中应注明。

2. 处方配伍不合理。四环素与铁剂同服，会形成大的络合物分子，相互影响吸收。

3. 环丙沙星可抑制肝脏微粒体酶，从而使茶碱代谢降低，总清除率下降，血药浓度升高。若二者合用应减少氨茶碱用量。

参 考 文 献

[1] 王卫平．儿科学［M］.北京：人民卫生出版社，2018.

[2] 王建业．老年医学［M］.北京：人民卫生出版社，2017.

[3] 谢幸．妇产科学［M］.北京：人民卫生出版社，2019.

[4] 刘华钢．临床实用药物手册［M］.北京：人民卫生出版社，2014.

[5] 侯志飞．药学综合知识与技能［M］.北京：中国医药科技出版社，2018.

[6] 中国执业药师协会．国家执业药师资格考试指南：药学综合知识与技能［M］.北京：中国医药科技出版社，2018.

[7] 韦翠萍．药理学及用药指导［M］.北京：化学工业出版社，2014.

[8] 葛均波．内科学［M］.第8版.北京：化学工业出版社，2018.

[9] 管怀进．眼科学［M］.第2版.北京：科学出版社，2018.

[10] 杨宝峰．药理学［M］.第9版.北京：人民卫生出版社，2018.

[11] 张学军．皮肤性病学［M］.第9版.北京：人民卫生出版社，2018.

[12] 杜明华．药理学［M］.北京：中国医药科技出版社，2013.